Heike Brandis ▲ Dagmar Teising

Neonatologische und pädiatrische Intensivpflege

Ein Praxisleitfaden für Schwestern und Pfleger

Springer

Berlin
Heidelberg
New York
Barcelona
Budapest
Hongkong
London
Mailand
Paris
Santa Clara
Singapur
Tokio

Heike Brandis ▲ Dagmar Teising

Neonatologische und pädiatrische Intensivpflege

Ein Praxisleitfaden für Schwestern und Pfleger

Mit einem Geleitwort von Christian Pörksen

Mit 31 Abbildungen und 6 Tabellen

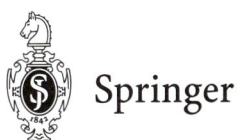 Springer

Heike Brandis
Dagmar Teising

Altonaer Kinderkrankenhaus v. 1859
Intensivstation
Bleickenallee 38
D-22763 Hamburg

Die Deutsche Bibliothek – CIP-Einheitsaufnahme

Brandis, Heike:
Neonatologische und pädiatrische Intensivpflege : ein Praxisleitfaden für Schwestern und
Pfleger / Heike Brandis ; Dagmar Teising. – Berlin ; Heidelberg ; New York ; Barcelona ;
Budapest ; Hongkong ; London ; Mailand ; Paris ; Santa Clara , Singapur ; Tokio ;
Springer, 1997
 ISBN 3-540-61935-6
NE: Teising, Dagmar:

ISBN 3-540-61935-6 Springer-Verlag Berlin Heidelberg New York

Herstellung: PRO EDIT GmbH, D-69126 Heidelberg
Umschlaggestaltung: de'blik, D-10999 Berlin
Satzherstellung: Hermann Hagedorn GmbH, D-68519 Viernheim

SPIN: 10539190   23/3134-5 4 3 2 1 0 - Gedruckt auf säurefreiem Papier

Zum Geleit

Lehrbücher für Ärzte in der Intensivmedizin gibt es schon seit vielen Jahren – das gilt auch für den Bereich der Neonatologie und der pädiatrischen Intensivmedizin. Versuche von Ärzten, auch den pflegerischen Bereich zu beschreiben, sind sicher verdienstvoll, haben aber zwangsweise vom Zugang zur Materie Grenzen.

Als mir deshalb die beiden Autorinnen von ihrem Plan erzählten, ein Buch zum Thema der Pflege in der Neonatologie und in der Intensivmedizin bei Kindern zu schreiben, war ich begeistert. Alle in der Neonatologie und pädiatrischen Intensivmedizin Tätigen können froh sein, daß zwei erfahrene Intensivschwestern und Praxisanleiterinnen es gewagt haben, sich der komplizierten Materie zu widmen, um ihren Kolleginnen und Kollegen ein Werk in die Hand zu geben, mit dem sie praktisch umgehen, das sie praktisch prüfen und mit dem sie dann ihr eigenes Schema für ihre Station zurechtlegen können, wann immer es ihnen nötig erscheint. Sehr häufig werden sie hoffentlich feststellen, daß man das Rad nicht ein zweites Mal zu erfinden braucht.

Qualitätsverbesserung können wir nur erreichen, wenn die Pflegestandards auf breiter Basis eingeübt und ausgeübt werden. Frau Dagmar Teising, die die Mainzer Intensivschule und Intensivausbildung durchlaufen hat, und Frau Heike Brandis, geb. Probst, die im Altonaer Kinderkrankenhaus ausgebildet wurde und an unserer Küstenländer-Weiterbildung teilgenommen hat, haben in mühseliger Kleinarbeit Thema um Thema bearbeitet und Blatt auf Blatt zusammengetragen, um für unsere Patienten für ihren Bereich das Beste zu erreichen: optimale Pflege und Versorgung.

Ich wünsche diesem Buch deshalb viel Erfolg. Es sollte auf keiner Intensivstation für Neonatologie oder für Kinder fehlen.

Den größten Nutzen aus diesem Buch werden unsere Patienten ziehen, und darüber freuen sich die Autorinnen mit Sicherheit am meisten.

Hamburg, im Frühjahr 1997   Dr. Christian Pörksen

Vorwort

Dieses Buch ist für Neueinsteiger auf pädiatrischen und neonatologischen Intensivstationen sowie für Teilnehmer der Fachweiterbildung „Pädiatrie und Intensivmedizin" gedacht. Es ist kein Lehrbuch, sondern aus der Praxis entstanden und für die praktische Arbeit auf den Intensivstationen geschrieben. Es stellt die allgemeinen und speziellen Pflegetechniken sowie die invasiven Maßnahmen dar. Daneben soll es einen Überblick über das Wesentliche der auf den Intensivstationen häufig vorkommenden Erkrankungen und die Grundzüge ihrer Therapie vermitteln. Um sich darüber ausführlich zu informieren, muß die jeweils weiterführende Literatur herangezogen werden.

Wir entschieden uns vorwiegend für eine Punktaufzählung, in der Hoffnung, so Übersichtlichkeit und schnelles Orientieren zu erreichen; allerdings sind die Aufzählungen keineswegs prioritätsbezogen. Therapie und Pflege sind weitgehend so dargestellt, wie sie in unserer Klinik durchgeführt werden; z. T. werden Alternativen angegeben, da es gerade im medizinischen und pflegerischen Bereich sehr unterschiedliche Möglichkeiten und Methoden gibt.

Bei den Medikamenten haben wir zu den Wirkstoffen jeweils einen Präparatnamen als Beispiel *(kursiv)* angegeben.

Dieses Buch entstand aus unserer Arbeit als Mentorinnen auf der pädiatrischen und der neonatologischen Intensivstation des Altonaer Kinderkrankenhauses in Hamburg. Im Rahmen dieser Tätigkeit entwickelten wir zu speziellen Pflegetechniken und Krankheitsbildern Texte für unsere neuen Mitarbeiter. Aufgrund der Anregung eines Arztes entstand die Idee, diesen umfangreichen Einarbeitungskatalog zu einem Buch umzuarbeiten. Nachdem der Springer-Verlag uns eine Veröffentlichung anbot, begannen wir, die Texte zu verbessern, umfassender und einheitlicher zu gestalten und noch Themen zu ergänzen. Das Ergebnis unserer Bemühungen liegt nun nach 3 Jahren intensiver Arbeit in Form dieses Buches vor. Wir hoffen, daß es Neueinsteigern hilft, sich schneller in die umfangreiche Tätigkeit auf den Intensivstationen einzuarbeiten, und Weiterbildungsteilnehmern andere Möglichkeiten und Methoden im Intensivbereich aufzeigt. Auf der ande-

ren Seite sind wir für Anregungen und Ergänzungen offen und
dankbar.

Dies Buch wäre nicht entstanden ohne die Unterstützung von
Herrn Dr. C. Pörksen, Chefarzt der Intensivabteilung, und ohne
die Mithilfe zahlreicher Personen. Wir danken besonders folgenden Ärzten des Altonaer Kinderkrankenhauses für ihre Anregungen und die Durchsicht der einzelnen Manuskripte:

Herrn Dr. M. Bentfeld, Oberarzt, Abteilung Pädiatrie; Frau
Priv.-Doz. Dr. E. Raedler, Oberärztin der neonatologischen Intensivstation; Herrn Dr. P. Reifferscheid, Chefarzt der chirurgischen
Abteilung; Herrn Dr. B. Schaarschmidt, Chefarzt der anästhesiolo-
gischen Abteilung; Herrn Dr. D. Schwarke, leitender Oberarzt der
nephrologischen Abteilung; Herrn W. Ziegenrücker, Oberarzt der
pädiatrischen Intensivstation.

Für die Bearbeitung der Abbildungen bedanken wir uns bei
Frau M. Hoppe, DTP Studio M. Hoppe GmbH, Frankfurt/M.

Bei Frau R. Schulz vom Springer-Verlag bedanken wir uns für
die gute Betreuung und die geduldige Beantwortung unserer Fragen.

Des weiteren danken wir allen, die uns sonst mit Rat und Tat
zur Seite standen.

Hamburg, im Frühjahr 1997   Heike Brandis
                                              Dagmar Teising

Inhaltsverzeichnis

KAPITEL 1

Allgemeine Pflege

1.1
Grundpflege

1.1.1
Körperwäsche

Ziel

▶ Reinigung der Haut,
▶ Erhaltung ihrer Schutzfunktion,
▶ Erkennen und Vermeiden von Infektionen,
▶ Förderung des Wohlbefindens des Patienten,
▶ Förderung der Durchblutung.

Die Durchführung einer Körperwäsche ist immer abhängig vom Zustand des Patienten. Instabile Patienten, z. B. Früh- und Neugeborene am Tag der Aufnahme oder Patienten mit Schädel-Hirn-Trauma unter Hirnödemprophylaxe, dürfen durch solche Maßnahmen nicht zusätzlich belastet werden.

Patienten mit Fieber und stark schwitzende Patienten müssen häufiger gewaschen und umgezogen werden. In der Regel werden alle Patienten einmal pro Tag gewaschen, Früh- und Neugeborene alle 2 Tage.

Eine gute Vorbereitung ist wichtig, um alle Maßnahmen zügig und damit weniger belastend für den Patienten durchzuführen. Lagerungsmittel sind vorher aus dem Bett zu räumen. Alle benötigten Materialien sollen griffbereit sein.

Zu Beginn der Körperwäsche ist dafür zu sorgen, daß Beatmungsschläuche, Tubus oder Trachealkanüle, alle Infusionszugänge, Drainagen, Sonden, Urinkatheter und ähnliches gesichert sind.

Allgemeines zur Durchführung

▶ Starke Verunreinigungen zuerst beseitigen, dazu Handschuhe anziehen.
▶ Waschen von oben nach unten, den Genitalbereich von vorn nach hinten. Patienten gut abtrocknen, besonders die Hautfalten, und nach Bedarf mit allgemeinen oder speziellen Pflegemitteln dünn eincremen.

▶ Patienten immer an der Überwachung lassen und gut beobachten. Bei Verschlechterung des Allgemeinzustands (AZ), z. B. mit Brady- oder Tachykardie, Blässe oder Zyanose, den Waschvorgang abbrechen und den zuständigen Arzt informieren.

▶ Auskühlen vermeiden, evtl. Wärmestrahler benutzen.

▶ Das Schamgefühl sollte altersentsprechend beachtet werden.

▶ Verbandwechsel und Erneuerung von Pflastern, z. B. Tubuspflaster, sollte erst nach der Erholungsphase des Patienten durchgeführt werden.

1.1.2
Wiegen des Patienten

Auch beim Wiegen muß der Patient an den ihn überwachenden Geräten verbleiben. Kabel und Zugänge sind zu sortieren und zu sichern, es muß genügend Spielraum vorhanden sein, so daß Zugwirkung während des Wiegens vermieden wird.

Bei Frühgeborenen ist die Gefahr der Auskühlung sehr groß, deswegen sollte man auf die Waage ein dickes angewärmtes Tuch legen und so schnell wie möglich vorgehen. Das Kind auf die Waage legen, dazu evtl. die maschinelle Beatmung kurz unterbrechen. Instabile Kinder sollte man lieber mit 2 Pflegekräften auf die Waage umlagern, wobei die eine Pflegekraft das Kind mit dem Beatmungsbeutel beatmen kann. Während das Kind auf der Waage liegt, das jeweilige Bett von innen putzen und neu beziehen.

Große Kinder muß man immer mit 2 Pflegekräften wiegen und auch zu zweit den Bettwäschewechsel vornehmen. Bei instabilen Patienten ist es sinnvoll, eine Bettenwaage zu verwenden.

1.1.3
Kopf- und Haarpflege

Ziel

▶ Reinigung,
▶ Inspektion,
▶ Förderung der Durchblutung und des Wohlbefindens.

Zur täglichen Haarpflege gehört das Bürsten und Kämmen der Haare. Lange Haare sollte man nicht aufstecken, keine Kämme und Spangen benutzen, lieber scheiteln und seitlich zusammenbinden oder zu Zöpfen flechten.

In der Akutphase wird auf das Waschen der Haare verzichtet, später wird dies vom AZ des Patienten abhängig gemacht. Eine Haarwäsche soll immer nur zu zweit vorgenommen werden. Während einer den Kopf hält, wäscht die zweite Pflegeperson die Haare. Den Kopf des Kindes hält man dabei über das Kopfende des Bettes hinaus, bei geteilten Matratzen kann man den oberen Teil zur Haarwäsche entfernen. Vereinfacht wird die Haarwäsche durch die Verwendung von speziellen Haarwaschbecken, bei denen das Wasser über einen Abflußschlauch in einen Eimer fließt.

1.1.4
Augenpflege

Ziel

▶ Schutz vor Austrocknung und Ulzeration,
▶ Vermeidung von Infektionen,
▶ Erhaltung des Sehvermögens.

Bei allen Patienten mit geringem oder fehlendem Lidschlag sowie mit nicht ausreichendem oder fehlendem Lidschluß wird das Auge nicht ausreichend befeuchtet und gereinigt, es fehlt die bakteriostatische Wirkung der Tränenflüssigkeit, so daß die Gefahr von Infektionen besteht.

Die Häufigkeit der Augenpflege hängt vom Krankheitsbild des Patienten ab, sollte aber mindestens einmal pro Schicht vorgenommen werden.

Material

▶ Sterile Mullkompressen, mindestens 2 für jedes Auge,
▶ NaCl 0,9 %ig,
▶ Augensalbe, z. B. *Bepanthen* Augen- und Nasensalbe oder Paraffinöl, bei Augeninfektionen antibiotikahaltige Salben oder Tropfen,
▶ Einmalhandschuhe.

Durchführung

▶ Alte Salbenreste entfernen:
Augenlider spreizen, etwas Kochsalz einträufeln; Augenlider schließen, die Augen vorsichtig vom äußeren zum inneren Augenwinkel mit angefeuchteten Kompressen auswischen.
Augenspülung mit Kochsalz, immer von außen nach innen,
bei Augeninfektionen immer von innen nach außen arbeiten.
▶ Nach Abschluß der Reinigung Einbringen von Augensalbe (Pupillen sind dann allerdings nicht so gut zu beurteilen) oder Paraffinöl in beide Augen; bei Verwendung von Augensalbe muß man den Salbenstrang (ca. 1 cm) in den Bindehautsack geben und das geschlossene Auge vorsichtig massieren; die Salbe muß glasig werden; die Tubenspitze darf das Auge nicht berühren.

1.1.5
Mund- und Lippenpflege

Ziel

▶ Reinigung (auch Beläge von den Zähnen entfernen),
▶ Inspektion der Mundhöhle,
▶ Sekretentfernung,
▶ Anfeuchten der Schleimhäute,

▶ Aspirationsprophylaxe,
▶ geschmeidige intakte Lippen,
▶ Vermeidung von Mundgeruch.

Veränderungen und Erkrankungen

▶ Soor: Candidainfektion vor allem bei geschwächter Abwehrkraft oder bei Antibiotikagabe: grau-weiße, haftende Beläge.
▶ Stomatitis: sehr schmerzhafte Entzündung der Mundschleimhaut mit starkem Mundgeruch.
▶ Aphten: Schleimhautdefekte, einzelne oder gehäufte kleine ovale Erosionen an der Zunge, dem Zahnfleisch, Gaumen und den Wangen.
▶ Parotitis: Entzündung der Ohrspeicheldrüse durch mangelnde Kautätigkeit und reduzierten Speichelfluß.
▶ Rhagaden: Hautschrunden, mikrotraumatische Risse, z. B. am Mundwinkel.
▶ Herpes labialis: durch Herpes-Viren hervorgerufene schmerzhafte Lippenbläschen.

Die Mundhöhle mindestens einmal pro Tag mit Lichtquelle und Spatel inspizieren. Die Mundpflege ist mehrmals pro Schicht durchzuführen.

Zur Mundpflege gehört das regelmäßige Zähneputzen (auch bei beatmeten Kindern). Die Eltern können Zahnbürste und Zahnpasta von zu Hause mitbringen. Um einer Aspiration beim Zähneputzen vorzubeugen, wird gleichzeitig dabei abgesaugt.

Um einer Parotitis vorzubeugen, wird die Kautätigkeit passiv angeregt, z. B. durch passives Bewegen des Unterkiefers oder Massage der Wangenmuskulatur.

Material

▶ Absaugkatheter,
▶ unsterile Handschuhe,
▶ Watteträger oder Kornzange mit Mullkompressen,
▶ Mullkompressen,
▶ Holzspatel, Lichtquelle,
▶ Gummikeil oder Güdeltubus,
▶ Lösung zum Reinigen, z. B. Panthenollösung, ungesüßter Tee,
▶ Panthenolsalbe, Lippenpflegestift.

Durchführung

▶ Rachenraum absaugen,
▶ Mund- und Rachenraum inspizieren,
▶ bei Bedarf Zahnpflege mit weicher Zahnbürste,
▶ Mundhöhle, Zunge, Zungenboden, Wangentaschen, harten und weichen Gaumen gründlich auswischen,
▶ evtl. erneut absaugen,
▶ Lippen eincremen.

Oral intubierte Kinder brauchen eine besonders intensive Mundpflege. Muß der Tubus neu fixiert werden, sollte dabei der Mundwinkel gewechselt werden, um Druckstellen und Einrisse zu vermeiden. Der liegende Güdeltubus ist mindestens einmal pro Tag zu wechseln, orales Absaugen ist hierdurch gut möglich.

1.1.6
Nasenpflege

Ziel

- ▶ Reinigung,
- ▶ Inspektion,
- ▶ Vermeidung von Druckulzera,
- ▶ Infektionsprophylaxe.

Fremdkörper, die in der Nase liegen, wie z. B. Magensonde oder Tubus, fördern die Schleimproduktion.

Tubus und Magensonde dürfen keinen Zug auf die Nase und keinen Druck auf die Nasenwand und das Septum ausüben und müssen so fixiert werden, daß sie als Verlängerung in der Linie des Nasenbeins verlaufen. Die Beatmungsschläuche müssen abgestützt werden. Die Nase wird durch Umkleben von Sonden- und Tubuspflaster druckentlastet.

Durch Verwendung von hautfreundlichen Pflastern wird die Haut, besonders der kleinen Frühgeborenen, geschont. Das Lösen des Pflasters wird durch alkoholhaltige Lösungen erleichtert (möglichst nicht bei Früh- und Neugeborenen, da sie eine sehr dünne Haut haben).

Material

- ▶ Absauggerät,
- ▶ Absaugkatheter,
- ▶ unsterile Handschuhe,
- ▶ NaCl 0,9 %ig,
- ▶ dünne Watteträger,
- ▶ Augen- und Nasensalbe (z. B. *Bepanthen*).

Durchführung

- ▶ Die Nase absaugen, dabei den Absaugkatheter vorsichtig drehen,
- ▶ Borken mit NaCl 0,9 %ig aufweichen,
- ▶ Schleimhaut mit Augen- und Nasensalbe (z. B. *Bepanthen*) pflegen.

Besonders empfindlich sind die Nasen der Kinder mit Nasen-CPAP. Die Häufigkeit der Nasenpflege sollte individuell dem Patienten angepaßt sein, mindestens aber einmal pro Schicht erfolgen.

1.1.7
Ohrenpflege

Ziel

▶ Reinigung der Ohrmuschel,
▶ Inspektion, besonders der Auflagefläche,
▶ Vermeidung einer Gehörgangsverstopfung.

Material

▶ Wattestäbchen,
▶ Mullkompressen,
▶ Panthenollösung,
▶ Creme oder Lotion.

Durchführung

▶ Nur den äußeren Gehörgang mit Mullkompressen oder Watteträgern reinigen,
▶ Ohrmuschel cremen,
▶ Ohr evtl. entlasten oder abpolstern.

Auf Flüssigkeitsaustritt (Blut, Liquor) ist zu achten, besonders bei Patienten, die am Kopf verletzt sind.

1.2
Prophylaxen

1.2.1
Dekubitusprophylaxe

Ein Dekubitus ist eine begrenzte Nekrose der Haut und des Unterhautfettgewebes, wobei durch Druck die kleinen Gefäße komprimiert werden, so daß es zu einer Minderdurchblutung und zu Gewebeschäden kommt.

Gradeinteilung

▶ Grad 1: umschriebene Hautrötung bei intakter Epidermis, die bei Druck blasser wird = weißer Auflagefleck.
▶ Grad 2: kleinste Hautdefekte ohne Beteiligung der Subkutis = Blasenbildung im Bereich der Epidermis; Gefahr der Bakterieneinschwemmung.
▶ Grad 3: Hautdefekte mit Tiefenausdehnung bis auf das Periost; neben allen Hautschichten sind auch Sehnen, Muskeln und Bänder zerstört = Nekrosen.
▶ Grad 4: wie Grad 3 mit zusätzlicher Knochenbeteiligung.

Risikofaktoren

▶ Sedierte und relaxierte Patienten,
▶ Kachexie,
▶ Adipositas,
▶ Ödeme,
▶ Durchblutungsstörungen,
▶ Inkontinenz,
▶ Paresen, Lähmungen,
▶ vorbestehende Hautschäden,
▶ mechanische Läsionen, z. B. durch Kabel, Schläuche, etc.,
▶ reduzierter Allgemeinzustand,
▶ schlechter Ernährungszustand,
▶ Immobilität.

Bevorzugte Stellen

▶ Ohrmuscheln,
▶ Hinterkopf,
▶ Wirbelsäule (Dornfortsätze),
▶ Schulterblätter,
▶ Ellenbogen,
▶ Brustbein,
▶ Rippen,
▶ Beckenkamm,
▶ Steißbein,
▶ Knie,
▶ Wadenbeinköpfchen,
▶ Knöchel,
▶ Ferse,
▶ Ränder von Gipsverbänden.

Vorbeugende Maßnahmen

▶ Durchblutung fördern,
▶ Druckentlastung,
▶ optimaler Hautschutz.

Möglichkeiten

▶ Regelmäßige Hautbeobachtung,
▶ Haut trocken und sauber halten, regelmäßig eincremen,
▶ für eine faltenfreie Unterlage sorgen,
▶ Haut darf nicht auf Haut liegen,
▶ direkten Hautkontakt mit Plastik oder Gummi vermeiden,
▶ Luftzutritt an alle Körperpartien gewährleisten,
▶ Einreiben mit durchblutungsfördernden Mitteln,

▶ kalte Waschungen und Frottieren (soweit es der Zustand des Patienten zuläßt),
▶ Druckentlastung der gefährdeten Stellen durch häufiges Umlagern (2- bis 4stündlich),
▶ Weichlagerung mit Hilfe von Kissen, Polstern, Antidekubitusmatratzen, Gelmatten und Fellen,
▶ Hohllagerung (ist besser als Weichlagerung),
▶ ausgewogene eiweiß- und vitaminreiche Ernährung.

1.2.2
Pneumonieprophylaxe

Es ist für eine ausreichende Belüftung beider Lungenseiten zu sorgen und ein Sekretstau sollte verhindert werden.

Risikofaktoren

▶ Intensivbehandlung,
▶ Intubation und Tracheotomie,
▶ künstliche Beatmung,
▶ Sedierung, Analgesierung und Relaxierung,
▶ Thoraxdrainagen,
▶ neurologische Grunderkrankungen,
▶ Aspiration,
▶ vorbelastete Lunge (bronchopulmonale Dysplasie, Asthma, Mukoviszidose),
▶ Operationen im Thorax- und Bauchbereich,
▶ Infektionen der oberen Luftwege,
▶ hohe Sauerstoffkonzentration,
▶ flache Atmung,
▶ Trachealschleimhautschäden durch endotracheales Absaugen.

Maßnahmen

▶ Verbesserung der Ventilation:
  nicht beatmete Patienten anregen, tief ein- und auszuatmen, z.B. einen Luftballon aufblasen oder Seifenblasen blasen lassen,
  Oberkörperhochlagerung,
  häufiges Umlagern,
  gezielte Atemtherapie durch Krankengymnasten,
  Rolle unter den Schultergürtel legen.
▶ Unterstützung der Sekretolyse:
  Vibrationsmassage (nicht über der Wirbelsäule und nicht in Höhe der Nieren),
  bei Früh- und Neugeborenen ist an das erhöhte Risiko von Hirnblutungen zu denken,
    Kontraindikation: nicht bei Patienten mit erhöhtem Hirndruck, Entmineralisierungsstörungen, Thoraxdrainagen und instabilem Thorax,
    Hilfsmittel: Vibrationsgerät, elektrische Zahnbürste,

Inhalationen mit NaCl 0,9 %ig, Sekretolytika oder Broncholytika,
Dauervernebelung,
Abhusten anregen,
Absaugen oral, nasal und endotracheal,
Anwärmen und Anfeuchten der Beatmungsluft,
häufiges Umlagern bzw. Drainagelagerungen,
ausreichende Flüssigkeitszufuhr.
▶ Vermeidung einer Aspiration:
Seitenlagerung,
regelmäßiges orales Absaugen bei gestörtem Schluckreflex,
Magensonde offen ableitend.
▶ Vermeidung von Keimübertragung:
regelmäßiges Auswechseln der Vernebler-, Inhalations- und Beatmungs-
systeme,
steriles endotracheales Absaugen,
sorgfältige Mundpflege.

1.2.3
Kontrakturenprophylaxe

Kontrakturen entstehen durch mangelnde Bewegung der Gelenke, da durch die
Ruhigstellung Bänder und Kapseln schrumpfen sowie Muskeln sich verkürzen
und atrophieren. Es kommt zu einer Zwangshaltung der Gelenke, Bewegungen
sind sehr schmerzhaft. Die Beugemuskulatur neigt schneller zur Kontraktur als
die Streckmuskulatur.

Risikofaktoren

▶ Bewußtseinsstörungen,
▶ Sedierung und Relaxierung,
▶ lange Bettruhe,
▶ Muskelerkrankungen,
▶ Erkrankungen des Nervensystems,
▶ lange Ruhigstellung (z. B. durch Gipsverbände),
▶ falsche oder unzureichende Lagerung.

Ziel

▶ Erhaltung der funktionellen Gelenkstellung,
▶ Erhaltung der Beweglichkeit,
▶ Vermeidung von Gelenkfehlstellungen.

Maßnahmen

▶ Regelmäßig umlagern, wenn es der Zustand des Patienten zuläßt.
▶ Gelenke nicht strecken, sondern leicht anwinkeln und in Mittelstellung lagern.

▶ Passive Bewegungsübungen: Sobald der Zustand des Patienten es zuläßt, alle Gelenke und Muskeln (besonders die Beugemuskulatur) durchbewegen; dies sollte ein- bis zweimal täglich durch ausgebildete Krankengymnasten geschehen, sonst bei jeder Pflegerunde durch das Krankenpflegepersonal.
▶ Aktive Bewegungsübungen: Mithilfe des Patienten sobald wie möglich.

1.2.4
Thromboseprophylaxe

Jeder bettlägerige Patient ist thrombosegefährdet, dies gilt im besonderen Maße für Intensivpatienten. Dabei handelt es sich um venöse Thromboseformen, meist sind die Extremitätengefäße betroffen.

Ursachen

▶ Verlangsamung der Blutströmung,
▶ gesteigerte Gerinnbarkeit des Blutes,
▶ Schädigung der Gefäßwand
  = Virchow-Trias.

Risikofaktoren

▶ Immobilität,
▶ Herzinsuffizienz,
▶ Flüssigkeitsverlust mit eingedicktem Blut,
▶ Schädigung der Gefäßwände,
▶ Gerinnungsstörungen,
▶ zentrale Venenkatheter,
▶ Thrombozytose,
▶ Adipositas,
▶ Operationen,
▶ Stoffwechselstörungen (z. B. Diabetes mellitus, Leberzirrhose, nephrotisches Syndrom, Fettstoffwechselstörungen).

Maßnahmen

Bei Kindern sollte man an eine Thromboseprophylaxe ab einem Alter von 15 Jahren oder einem Gewicht von über 50 kg denken.

▶ Low dose Heparinisierung über die Infusion,
▶ frühzeitige Mobilisation,
▶ beim Umlagern die Extremitäten durchbewegen,
▶ zur Verbesserung des Rückstroms aus der Peripherie die Beine hochlagern,
▶ Beine wickeln bzw. Antithrombosestrümpfe.

1.2.5
Soor- und Parotitisprophylaxe

Risikofaktoren

▹ Immunabwehrschwäche (auch Frühgeborene),
▹ parenterale Ernährung,
▹ Sondenernährung,
▹ gestörter Schluckreflex,
▹ langandauernde Antibiotikatherapie,
▹ Vitamin B- und Eisenmangel.

Eine gute Mundpflege ist bei allen Intensivpatienten notwendig, sonst kann es zu einer Stomatitis mit geröteten, geschwollenen bis zu geschwürigen (Aphten) Schleimhäuten kommen. Der Patient hat einen schlechten Geschmack im Mund, Mundgeruch, Schmerzen und ein Trockenheitsgefühl.
   Eine Soorinfektion kann man an festhaftenden, grauweiß-fleckigen Belägen erkennen. Komplikationen können der Befall des gesamten Magen-Darm-Traktes und evtl. der Lunge sein.
   Durch fehlenden Speichelfluß können leicht Bakterien in die Ohrspeicheldrüse gelangen und zu einer Parotitis führen, erkennbar am abstehenden Ohr und an Schmerzen.

Maßnahmen

▹ Bei jeder Pflegerunde den Nasen-Rachen-Raum absaugen.
▹ Anfeuchten der Schleimhäute, z. B. mit Panthenollösung oder ungesüßtem Tee.
▹ Nystatin (z. B. *Candio-Hermal Suspension*) oder Muconazol (z. B. *Daktar-Mundgel*) prophylaktisch bei Antibiotikatherapie oder bei Verdacht auf eine Soorinfektion.
▹ Hexiditin (z. B. *Hexoral*) oder z. B. *Thesitlösung* (Hexiditin und Panthenol) wirken schmerzstillend bei einer Stomatitis.
▹ Mit Zitronenstäbchen oder Sauerstoffperoxyd (H_2O_2) können Beläge und Borken entfernt werden.
▹ Möglichst frühe orale Ernährung, da die Saug- bzw. Kautätigkeit für einen ausreichenden Speichelfluß sorgt.

1.3
Lagerung

Intensivpatienten sind meist nicht fähig, sich selbständig umzulagern. Durch einseitige oder falsche Lagerung können jedoch Lagerungsschäden an Knochen, Gelenken, Muskeln, Sehnen, Haut und anderen Organen entstehen. Außerdem wird die Entstehung von Atelektasen und Pneumonien begünstigt, wenn ständig die gleichen Lungenpartien abhängig bleiben, da die untere Lunge vermehrt durchblutet aber weniger belüftet wird. Insgesamt ist eine leichte Oberkörperhochlagerung oder ein Schrägstellen des gesamten Bettes vorteilhaft für die Atmung und die Nahrungsaufnahme.

Ziel

- ▶ Dekubitusprophylaxe durch Druckentlastung,
- ▶ Pneumonieprophylaxe durch Drainagelagerungen und gleichmäßige Belüftung,
- ▶ Kontrakturenprophylaxe durch funktionelle Gelenkstellung,
- ▶ Thromboseprophylaxe durch Förderung des venösen Rückstroms,
- ▶ Wohlbefinden,
- ▶ Erweiterung und Veränderung des Gesichtsfelds,
- ▶ Schmerzlinderung,
- ▶ Unterstützung der Herz-Kreislauf-Funktion,
- ▶ Erleichterung der Essensaufnahme.

Ursachen der Immobilität

- ▶ Schmerzen durch Verletzungen und nach Operationen (Schonhaltung),
- ▶ Bewußtseinstrübung bis Koma,
- ▶ Sedierung und Relaxierung,
- ▶ Schock,
- ▶ schlechter Allgemeinzustand.

Allgemeine Regeln

- ▶ Umlagerung spätestens nach 4 h, bei Bedarf häufiger.
- ▶ Beim Umlagern die Extremitäten und Gelenke durchbewegen.
- ▶ Gelenke in Mittelstellung lagern.
- ▶ Nie Haut auf Haut lagern.
- ▶ Nicht auf Kabel, Schläuchen etc. lagern, sie sollen auch keinen Zug ausüben.
- ▶ Faltenfrei lagern.
- ▶ Extremitäten leicht erhöht lagern, damit der venöse Rückstrom verbessert wird.
- ▶ Hohllagerung ist besser als Weichlagerung.
- ▶ Nicht auf wasserdichten Unterlagen lagern.

Hilfsmittel

- ▶ Antidekubitusmatratze,
- ▶ Schaumstoff-Würfel-Matratze,
- ▶ Luft- und Watteringe,
- ▶ Felle,
- ▶ Gelmatten,
- ▶ verschiedene Kissen: Kopfkissen, Wattekissen, Wasserkissen, U-Kissen,
- ▶ Schaumstoffmatratzen mit individuell eingeschnittenen Löchern zur Hohllagerung.

Lagerungsarten

Rückenlage

- Kopf in Mittelstellung auf einem Kissen lagern,
- evtl. Nacken- oder Schulterrolle,
- Arme in Abduktion, die Unterarme leicht erhöht und Ellbogen frei lagern,
- Handgelenke in Mittelstellung, Finger mal strecken oder beugen (nicht bei Spastik),
- Beine in Hüftbreite auf ein Kissen lagern, so daß sie nicht zur Seite wegkippen können (Froschbeinstellung vermeiden), Fersen und Knie frei lagern, Knie leicht anwinkeln,
- Füße im 90°-Winkel lagern zur Spitzfußprophylaxe (nicht bei Spastik),
- bei männlichen Jugendlichen die Hoden hochlagern.

Seitenlage

Abwechselnd rechts und links lagern (richtige Seitenlage oder angekippte bzw. 30°-Lagerung), richtige Seitenlage (sollte bevorzugt werden):

- Rücken abstützen, Gesäß bleibt frei,
- Kopf achsengerecht auf ein Kissen lagern,
- untere Schulter nach vorn und unten ziehen,
- unteren Arm leicht abduzieren und beugen, auf ein Kissen lagern,
- beim oberen Arm den Ellbogen nach hinten ziehen und Unterarm auf ein Kissen lagern,
- unteres Bein gestreckt nach hinten lagern, evtl. den Knöchel mit Ring oder Wasserkissen abpolstern,
- oberes Bein angewinkelt nach vorn auf ein Kissen lagern,
- Beine hüftbreit auseinander lagern,
- Füße zur Spitzfußprophylaxe rechtwinklig lagern.
  Alternative:
    Kopf auf ein dickes Kissen lagern,
    Körper auf eine dicke Decke oder eine dünne Matratze lagern, so daß die untere Schulter frei hängt.

Bauchlage

- Kopf zur Seite, evtl. auf ein dünnes Kissen lagern,
- Arme leicht angewinkelt neben dem Kopf oder zur Seite lagern,
- Unterschenkel auf ein Kissen lagern, so daß die Füße frei nach unten hängen können,
- bei Tracheostomapatienten den Kopf auf ein dickes Kissen und den Körper auf eine dicke Decke oder dünne Matratze lagern, so daß im Halsbereich ein Zwischenraum frei bleibt und die Füße am Fußende frei nach unten hängen können.
  Alternative: angedeutete Bauchlage
    Lagerung wie bei der stabilen Seitenlage,
    Kopf auf einem dünnen Kissen lagern,
    unteren Arm angewinkelt nach hinten und unten lagern,
    oberen Arm angewinkelt nach vorn lagern,

unteres Bein gestreckt lagern,
oberes Bein angewinkelt nach vorn auf einem Kissen lagern.

Auch wenn das Umlagern schwierig ist, sollten Kinder regelmäßig in Bauchlage
gelagert werden, da viele es gewöhnt sind und sich wohler fühlen, außerdem
dient es der vollständigen Entlastung von Rücken, Hinterkopf und Steiß.

Nach jedem Umlagern ist eine Inspektion der Haut und vor allem der gefährdeten Stellen auf Rötung und Druckstellen notwendig, evtl. müssen die Lage-
rungsintervalle verkürzt werden. Entsprechend der Lagerung muß auf ein anspre-
chendes Gesichtsfeld geachtet werden, evtl. Bilderbücher, Spielzeug etc. umstellen
oder durch anderes ersetzen.

Spezielle Lagerung bei Frühgeborenen

Rückenlage
▶ Kopf in Mittelstellung oder 30° zur Seite lagern, um den langen schmalen
   Frühgeborenenschädel zu vermeiden (durch Muskelverspannungen im Nak-
   ken- und Halsbereich kann es auch zu Trinkschwierigkeiten, Gleichgewichts-
   störungen und Wirbelsäulenverkrümmungen kommen),
▶ Nestlagerung mit Handtuchrolle oder U-Kissen,
▶ evtl. kleine Nacken- oder Schulterrolle.

Seitenlage
Abwechselnd recht und links lagern (auch richtige Seitenlage):

▶ Nestlagerung (s. oben),
▶ Kopf ganz leicht erhöhen, so daß er achsengerecht liegt.

Bauchlage
▶ Das Becken leicht erhöhen,
▶ evtl. unter den oberen Brustbereich eine kleine Rolle legen, so daß der Bauch
   frei hängt.

1.4
Patientenplatz

Ein Patientenplatz wird aus hygienischen Gründen in eine reine und in eine
unreine Seite aufgeteilt.

Links = unreine Seite

▶ Monitor,
▶ Pflegetablett,
▶ Befestigungsklemme für Absaugschlauch,
▶ jegliche Auffangbehälter für Körperflüssigkeiten (Magensaft, Urin),

▶ Köcher für Absaugkatheter mit entsprechenden Kathetern (entsprechend dem Alter und der Größe des Kindes),
▶ Spender für alkoholisches Händedesinfektionsmittel,
▶ Abfalleimer (mit Deckel).

Rechts = reine Seite

▶ Respirator,
▶ Beatmungsbeutel,
▶ Infusionen,
▶ Blutdruckmeßgerät,
▶ Vernebler zur Inhalation,
▶ Stethoskop,
▶ Drainagen.

Alle Geräte müssen übersichtlich angeordnet sein. Es sollte möglich sein, von der linken Seite, d. h. von der Seite, von der wir arbeiten, alle Alarme zu quittieren. „Kabelsalat", auch im Bett des Patienten, sollte vermieden werden.

Der Schreibplatz ist von dem Platz zu trennen, an dem Injektionen oder Infusionen zubereitet werden. Ablageflächen für saubere Materialien (z. B. Laryngoskop) und Plätze, an denen Infusionen/Injektionen zubereitet werden, müssen regelmäßig z. B. mit *Buraton* 0,5 %ig desinfiziert werden.

Ausstattung des Platzes (Abb. 1)

▶ Bett je nach Alter und Größe des Kindes (Inkubator, offene Einheit, Säuglingsbett, Krabblerbett, großes Intensivbett); höhenverstellbar und mit Liegeflächenverstellung; im Bedarfsfall ausgerüstet mit Antidekubitusmatratze.

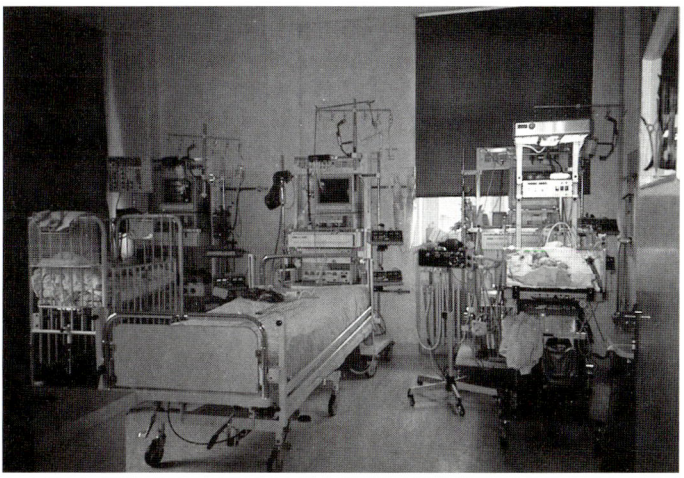

Abb. 1. Patientenplätze. *Links* für ein Kleinkind, *Mitte* für ein großes Kind, *rechts* für einen Säugling

▶ Beatmungsgerät mit komplettem System (z. B. *Stephan-*, *Servo*-Respirator), Aqua dest. zum Befeuchten.
▶ Sauerstoffinsufflation.
▶ Beatmungsbeutel und passende Maske, Absaugpumpe.
▶ Absaugkatheter in entsprechender Größe.
▶ NaCl 0,9 %ig und Spritzen zum Instillieren.
▶ Sterile Handschuhe.
▶ Stethoskop.
▶ Monitoring mit HF-, AF-, Druck-, NBP-, Kapnometrie-, Temperatur-, transkutane Sauerstoff- und Kohlendioxidüberwachung, Sauerstoffsättigung als Monitor mit Einschüben oder als Einzelgeräte; entsprechendes Zubehör (Elektroden, Temperatursonde, Sättigungsabnehmer, Kombisonde mit Kleberingen und Kontaktgel, Druckabnehmer, Tubusadapter für Kapnometrie, Blutdruckmanschetten).
▶ 2–3 Perfusoren, für größere Infusionsmengen Infusomaten.
▶ Alkoholisches Händedesinfektionsmittel.
▶ Unsterile Handschuhe.
▶ Magensekretablaufbeutel.
▶ Für Neugeborene und Säuglinge einen Urinbeutel zum Ankleben.
▶ Pflegetablett mit Watteträgern, Tupfern, Creme, Panthenolsalbe und -lösung, Öl, Digitalfieberthermometer und Hüllen, Haarbürste oder Kamm; zusätzlich: evtl. Maßband, Trachealsekretset mit Ampulle NaCl 0,9 %ig.
▶ Pflegekittel.
▶ Dokumentationsmaterial: Tageskurve, Pflegeplan.
▶ Eine Pleuradrainage sollte im Zimmer sein.

1.5
Routineversorgung

Routinekontrollen nach der Übergabe am Bett

▶ Aktuelle Beatmungsparameter mit dem Beatmungsprotokoll vergleichen und gegenzeichnen, Alarmgrenzen des Respirators überprüfen.
▶ Mit dem zuständigen Arzt absprechen, wann die nächste Blutgasanalyse (BGA) entnommen werden soll.
▶ Ist ein funktionstüchtiger Beatmungsbeutel und eine dem Kind angepaßte Maske am Platz?
▶ Ist ein Stethoskop, eine Sauerstoffinsufflation vorhanden?
▶ Überprüfen der Absaugpumpe: Sog auf –0,2 bar (1 bar = 100 000 Pa) eingestellt?
▶ Sind passende Absaugkatheter und Zubehör zum Absaugen vorhanden?
▶ Überprüfen der Perfusor- bzw. Infusomateinstellung; Zustand der i.v.-Zugänge; Kinder mit liegendem zentralen Venenkatheter (ZVK): Einstichstelle und Verlauf beurteilen.
▶ Alarmgrenzen am Monitor kontrollieren: Sie sollten dem Alter und Zustand des Kindes angepaßt sein.

▶ Temperatur des Inkubators, der offenen Einheit oder des Babytherms in der Kurve dokumentieren.

▶ Spätestens bei der ersten Versorgungsrunde des Kindes: Tubuslage, Tubusfixierung und Belüftung der Lunge kontrollieren.

▶ Allgemeine Krankenbeobachtung.

▶ Verordnungsbogen auf aktuelle Veränderungen durchsehen.

Kontinuierlich überwachte Parameter werden stündlich in der Kurve dokumentiert, alle weiteren Parameter werden je nach Allgemeinzustand und Verordnung überwacht (s. Pflegeplan).

Normaler Ablauf

▶ Überwachung (Ruheparameter),

▶ Wickeln, Messen der Körpertemperatur,

▶ je nach Verordnung Bilanzierung der Urinmenge,

▶ Umlagern,

▶ endotracheales Absaugen muß je nach Auskultation erfolgen, danach Rachen und Nase absaugen, dem Patienten Erholungspausen einräumen,

▶ Mund- und Nasenpflege,

▶ Medikamente laut Pflegeplan i.v. oder per os verabreichen,

▶ Magenrest bestimmen, Nahrung sondieren bzw. füttern.

Waschen und Wiegen

▶ Die Früh- und Neugeborenen werden nachts zwischen 22 und 24 Uhr gewaschen oder gebadet; Ausnahmen sind Kinder, die von ihren Eltern gebadet werden, und Kinder mit einem Tag-/Nachtrhythmus, der eingehalten werden soll.

▶ Ob ein Kind gewaschen oder gebadet wird, ist abhängig von seinem Gesamtzustand (Ausführliches s. Kap. 1.1 „Grundpflege").

▶ Während des Wiegens wird das entsprechende Bett von innen mit klarem Wasser geputzt und neu bezogen.

▶ Zum Abschluß der „Waschrunde" wird das Bett von außen geputzt,

▶ Pflegetablett abwischen und neu auffüllen.

▶ Die Magensonde soll alle 3 Tage (bei größeren Kindern einmal pro Woche) erneuert werden.

Eine sorgfältige und genaue Krankenbeobachtung ist notwendig, um den Patienten, besonders den belasteten Patienten, optimal zu versorgen. Alle Zwischenfälle wie Brady- oder Tachykardie, erhöhter Sauerstoffbedarf, Zyanose und Blässe müssen dem zuständigen Arzt mitgeteilt und in der Kurve dokumentiert werden.

Wöchentliche Kontrollen

▶ Multistix des Urins,
▶ bei Früh- und Neugeborenen eine Urinprobe auf Kalzium und Phosphor für das Labor abnehmen, wenn dieses substituiert wird,
▶ Trachealsekret steril für die Bakteriologie abnehmen,
▶ bei Neugeborenen und Säuglingen werden Kopfumfang und Körperlänge gemessen.

1.6
Absaugen

1.6.1
Endotracheales Absaugen

Das endotracheale Absaugen des Bronchialsekrets dient der Vermeidung von Infektionen und Atelektasen und dem Offenhalten des Tubus.

Voraussetzungen

▶ Immer unter sterilen Bedingungen arbeiten, auch in Notfallsituationen.
▶ Absaugen nur nach Auskultation der Lunge: bei unreinem, ungleichem Atemgeräusch wird abgesaugt, bei freiem Atemgeräusch trotzdem spätestens nach 6–8 h absaugen.
▶ Möglichst nur unter Monitorüberwachung.
▶ Genaue Beobachtung des Hautkolorits, der Thoraxexkursion und des Verhaltens des Kindes vor und nach dem Absaugen.
▶ Kinder, die beim Absaugen instabil sind und mit Bradykardien und Zyanosen reagieren, werden nach Absprache hyperventiliert oder mit zusätzlichem Sauerstoff versorgt (transkutane Sauerstoffüberwachung erforderlich).
▶ Möglichst immer zu zweit absaugen; bei einigen Patienten ist es sinnvoll, vor dem Absaugen das Sekret mit physiotherapeutischen Maßnahmen zu lösen.

Größe des Absaugkatheters

Die Größe des Absaugkatheters ist abhängig vom Durchmesser des Tubus (Tabelle 1).

Tabelle 1.
Größe des Absaugkatheters

Tubus	Absaugkatheter
ID 2,0	Charr 5
ID 2,5	Charr 6
ID 3,0	Charr 6 (nur in Ausnahmefällen Charr 8)
ID 3,5	Charr 8
ID 4,0	Charr 8
ID 4,5–5,0	Charr 10
ID > 5,0	Charr 12–14

Instillationsmenge pro Absaugvorgang

Die Installationsmenge ist vom Alter und Gewicht der Kinder abhängig:

- Frühgeborene 0,3–0,5 ml,
- Neugeborene 0,5–1,0 ml,
- Säuglinge 1,0–2,0 ml,
- Kleinkinder 2,0–3,0 ml,
- Schulkinder, Erwachsene 5,0–10 ml.

Instilliert wird üblicherweise mit 0,9 %igem NaCl.

Sekretlösende Medikamente

Zähes Sekret kann durch Instillation oder Inhalation folgender Medikamente vor dem Absaugen gelöst werden:

- Bromhexin (z. B. *Bisolvon*) 1:4 verdünnt mit NaCl 0,9 %ig,
- Acetylcystein (z. B. *Bromuc*) 1:9 verdünnt mit NaCl 0,9 %ig,
  cave: Bronchospasmus.

Durchführung

- Die Patienten dem Alter angepaßt vor dem Absaugen aufklären.
- Beatmungsbeutel und Maske müssen griffbereit, der Beatmungsbeutel mit dem Sauerstoffanschluß verbunden sein.
- Hygienische Händedesinfektion.
- Lunge des Kindes auskultieren: sind die Atemgeräusche unrein, muß das Kind abgesaugt werden.
- Sog an der Absaugpumpe einstellen (–0,2 bar).
- Betreffende Kinder hyperventilieren, präoxygenieren.
- Sterilen Handschuh vorbereiten, Innenseite der Verpackung als sterile Unterlage für die Beatmungsschläuche nutzen.
- Verpackung des Absaugkatheters öffnen.
- Instillationsflüssigkeit steril aufziehen.
- Anspülen mit der Instillationsflüssigkeit, das Kind wieder mit dem Beatmungsgerät verbinden oder mit dem Handbeatmungsbeutel durch eine zweite Person beatmen.
- Sterilen Handschuh über die Hand ziehen und Absaugkatheter steril aus der Verpackung in/um die Hand wickeln.
- Absaugkatheter mit dem Absaugschlauch verbinden.
- Beatmungsschläuche vom Tubus dekonnektieren und auf dem Handschuhpapier ablegen.
- Katheter abwickeln und ohne Sog vorsichtig, aber zügig in den Tubus einführen, bis ein Widerstand zu spüren ist, Katheter 1 cm zurückziehen, Sog aufbauen, unter drehenden Bewegungen den Katheter aus dem Tubus ziehen (Gefahr von Schleimhautschäden, Bronchospasmen und Bradykardien);

schonendere Methode: Absaugkatheter entsprechend dem am Patientenplatz hängenden Absaugmaß (Tubuslänge +0,5–1 cm) mit einem Fettstift markieren und bis zur Markierung einführen.

▶ Das Kind wieder mit dem Beatmungsgerät oder Beatmungsbeutel konnektieren.

Der Absaugvorgang soll nicht länger als 10(–15) s dauern.

▶ Material entsorgen, Handschuh über den Katheter ziehen, Absaugschlauch mit Wasser durchspülen.
▶ Erneute Händedesinfektion.
▶ Die Lunge auskultieren.
▶ Eventuell verstellte Beatmungsparameter wieder zurückstellen.

Tracheal sollte man nur einmal mit demselben Katheter absaugen. Muß ein zweites Mal abgesaugt werden, muß man einen neuen Handschuh und Katheter benutzen. Es ist in den meisten Fällen nicht notwendig, mehr als einmal anzuspülen, zum erneuten Anspülen sollte neue Spülflüssigkeit aufgezogen werden.

Da nur der Tubus und die Trachea vor der Bifurkation abgesaugt werden sollen, bringt das Drehen des Kopfes keine Vorteile.

Verschlechtert sich der Zustand des Kindes während des Absaugvorgangs, muß dieser unterbrochen und das Kind sofort wieder durch den Respirator oder mit dem Handbeatmungsbeutel beatmet werden.

Dokumentation in der Kurve und im Pflegebericht

▶ Menge, Konsistenz und Farbe des Trachealsekrets,
▶ Belastbarkeit des Patienten, Notwendigkeit der Veränderung der Beatmungsparameter,
▶ Auftreten außergewöhnlicher Komplikationen beim Absaugen.

Komplikationen

▶ Trachealverletzungen,
▶ Veränderungen der Kreislaufverhältnisse → Bradykardie,
▶ Schwankungen des pCO_2 pO_2 sind besonders bei kleinen Frühgeborenen auslösende Faktoren einer Hirnblutung,
▶ Dislokation des Tubus bis zur Extubation,
▶ Pneumonie,
▶ Atelektase,
▶ Pneumothorax,
▶ Tubusobstruktion = Verlegung des Tubus mit Sekret: Atemgeräusch ist sehr leise, der Thorax hebt sich kaum, das Kind ist zyanotisch und evtl. auch bradykard → eine erfahrene Pflegeperson und den Arzt rufen, mit Beatmungsbeutel und Sauerstoff beatmen, erneutes Absaugen (evtl. mit Sekretolytika) oder Tubus entfernen, Maskenbeatmung, Reintubation,
▶ Bronchospasmus = Beatmung kommt nicht mehr an, Thorax hebt sich nicht, kein Atemgeräusch zu auskultieren; Kind bietet Zyanose und Bradykardie

→ eine erfahrene Pflegeperson und den Arzt rufen, Versuch mit dem Beatmungsbeutel und Sauerstoff zu beatmen; Gabe von Bronchospasmolytika, z. B. Ipratropiumbromid (z. B. *Atrovent*) als Dosieraerosol oder Terbutalinsulfat (z. B. *Bricanyl*) s.c.; Sedierung der Kinder.

1.6.2
Orales und nasales Absaugen

Anschließend an das endotracheale Absaugen wird der Nasen-Rachen-Raum abgesaugt. Bei intubierten Patienten ist dies wegen des gestörten Schluckreflexes und der vermehrten Sekretion der Nasenschleimhäute nötig.

Indikation bei nicht intubierten Patienten

▶ Gestörter oder fehlender Schluckreflex,
▶ vermehrte Speichelproduktion,
▶ fehlende oder eingeschränkte Durchgängigkeit des Ösophagus (z. B. Ösophagusatresie),
▶ Verlegung der Nasenatmung durch vermehrte Schleimsekretion.

Wichtige Hinweise

▶ Immer erst oral und dann nasal absaugen.
▶ Die Größe des Absaugkatheters ist von der Größe der Nasenlöcher und der Menge und Konsistenz des Sekrets abhängig; es kann schonender sein, zähes Sekret einmal mit einem dicken Absaugkatheter abzusaugen als mehrere Male mit einem kleinen Katheter.
▶ Grundsätzlich sollte auch oral/nasal mit Handschuhen abgesaugt werden, es reichen unsterile.
▶ Katheter immer ohne Sog einführen, um die Schleimhäute nicht zu verletzen.
▶ Sog von –0,2 bar aufbauen und den Katheter unter drehenden Bewegungen herausziehen.
▶ Katheter am Ende des Absaugvorgangs in den Handschuh wickeln, diesen darüber ziehen und entsorgen.
▶ Absaugschlauch mit Wasser durchspülen.
▶ Kinder während des Absaugens genau beobachten; auf Bradykardien und Zyanosen achten.
▶ Den Kindern Erholungspausen einräumen.

1.7
Aufnahme und Betreuung von Früh- und Neugeborenen

1.7.1
Aufnahme eines Früh-/Neugeborenen

Die Aufnahme eines Frühgeborenen (FG) oder eines Neugeborenen (NG) sollte in Ruhe erfolgen und sich auf das Wesentliche beschränken. Dazu gehört eine optimale Vorbereitung und die Anwesenheit von 2 Pflegepersonen. Die Kinder sind nach der Geburt und dem Transport extrem gestreßt, deshalb muß für ausreichende Erholungsphasen gesorgt werden. Routinemaßnahmen, z. B. das Messen von Kopfumfang und Länge, sollten bei instabilen Patienten auf einen späteren Zeitpunkt verschoben werden.

Maßnahmen nach der Anmeldung

▶ Patientenplatz kontrollieren und evtl. fehlende Materialien ergänzen.
▶ Absaugung auf Funktion überprüfen, Behälter mit Wasser füllen.
▶ Doppelwandinkubator für FG <32. Schwangerschaftswoche (SSW), offene Einheit für Kinder >32. SSW.
▶ Waage vorbereiten.
▶ Transkutane Sonde anwärmen und kalibrieren.
▶ Röntgenplatte im Bett anwärmen.
▶ Vorbereitung und Überprüfung des Respirators durch den Arzt; bei Kindern in schlechtem Zustand und kleinen FG wird primär ein totraumreduziertes Beatmungssystem aufgebaut.

Maßnahmen nach Ankunft des Transportteams

▶ Informationsweitergabe durch das Transportteam.
▶ Übernahme des Kindes aus dem Transportinkubator, dazu das Kind von der Sättigung, dem Monitor und Perfusor dekonnektieren; Beatmungsschläuche erst lösen, wenn alle anderen Schläuche geordnet und gesichert sind.
▶ Kind wiegen; instabile Kinder müssen dazu mit dem Beatmungsbeutel beatmet werden, ggf. wird auf das Wiegen verzichtet.
▶ Kind mit dem Respirator konnektieren.
▶ Atemgeräusch auskultatorisch überprüfen.
▶ Überwachung anschließen.
▶ Perfusorspritze wieder einspannen und in verordneter Geschwindigkeit laufen lassen.
▶ Kleine FG und asphyktische Kinder zur Hirnblutungs- und Hirnödemprophylaxe möglichst achsengerecht (Kopf in Mittelstellung) lagern.

Um die Kinder nach dem Transport nicht noch mehr zu belasten, werden direkt bei Aufnahme nur folgende Maßnahmen durchgeführt:

▶ Einmal Blutdruck messen (in den ersten 24 h einmal an allen 4 Extremitäten).
▶ Körpertemperatur messen, evtl. ist eine kontinuierliche Temperaturüberwachung notwendig.
▶ Temperatur des Bettes an die des Kindes anpassen.
▶ Thoraxröntgen, Kopf in Mittelstellung, um die Tubus- und Magensondenlage zu überprüfen, Sonden und Elektroden aus dem Thoraxbereich entfernen → evtl. Tubus- und Magensondenlage korrigieren.
▶ Gonokokken-/Chlamydien-Augenprophylaxe, z. B. mit Erythromycin (z. B. *Ecolicin*) Augentropfen.
▶ Vitamin K-Gabe (z. B. *Konakion*).
▶ Magensonde offen ableiten, einmal aspirieren.
▶ Urinbeutel kleben (nicht bei sehr kleinen FG), um Urin genau zu bilanzieren und zu stixen.
▶ Verordnete Medikamente geben, Infusion ggf. ändern.
▶ BGA frühestens 1 h nach Beatmungsbeginn, gleichzeitig Blutzucker- und Hämatokritkontrolle.

Alle weiteren Maßnahmen erst nach ausreichender Ruhephase innerhalb der ersten 24 h ausführen:

▶ Erstuntersuchung.
▶ Aufnahmeblutentnahmen, sofern nicht schon bei der Erstversorgung abgenommen: Blutkultur bei Verdacht auf eine Infektion, Blutgruppe, großes Blutbild, Thrombozyten und Retikulozyten, Elektrolyte, Harnstoff, Kreatinin, Gesamteiweiß, C-reaktives Protein (CRP), Bilirubin, IgM.
▶ Kopfumfang und Länge messen.
▶ Trachealsekret steril abnehmen, besonders vor antibiotischer Behandlung oder Surfactantgabe.
▶ Weitere Maßnahmen hängen vom Zustand des Kindes ab (z. B. NAK, ZVK).
▶ Vitalzeichenkontrolle, angepaßt an den Zustand des Kindes, zu Beginn mindestens stündlich.

Dokumentation
▶ Alle Werte, Maßnahmen, Veränderungen und Krankenbeobachtungen in der Tageskurve und im Pflegebericht dokumentieren.
▶ Verordnungsbogen ausarbeiten.
▶ Wochenkurve und Pflegeplan anlegen.
▶ Das Kind in der Aufnahme anmelden, im Stationsbuch eintragen und eine Akte anlegen.

1.7.2
Betreuung von Früh- und Neugeborenen

Minimal-Handling

▶ Versorgungsrunden dem Rhythmus der Kinder entsprechend alle 3–4 h (nachts evtl. auch alle 6 h),

▸ Tag-Nacht-Rhythmus ermöglichen durch längere Ruhephasen nachts,
▸ Vermeidung von Licht und Lärm durch Abdecken des Inkubators mit rosa Tüchern,
▸ Absaugen nach Bedarf, immer zu zweit,
▸ Kombinieren von ärztlichen und pflegerischen Maßnahmen,
▸ koordiniertes und prioritätsbezogenes Arbeiten,
▸ Schmerzen vermeiden bzw. lindern (Schnuller anbieten, durch Streicheln beruhigen),
▸ BGA arteriell nur bei Sauerstoffbedarf abnehmen, sonst kapillär; möglichst gut anzeigende transkutane pCO_2- und pO_2-Sonden,
▸ engmaschige Blutzuckerkontrollen nur bei großen Schwankungen.

Lagerung (s. auch Kap. 1.3)

▸ Regelmäßig umlagern,
▸ enge Begrenzung schaffen durch Nestlagerung und Zudecken → Förderung der Abstoß- und Stützaktivität, Gefühl der Geborgenheit,
▸ mit warmem Wasser gefüllte Handschuhe zu den Frühgeborenen legen → direkter Hautkontakt.

Ernährung

▸ Während des Sondierens die Frühgeborenen an Saugern oder Wattestäbchen saugen lassen, Kinder wenn möglich auf den Arm nehmen,
▸ frühe Trinkversuche und früh kleine Mengen füttern,
▸ frühes Anlegen an die Brust, auch wenn die Frühgeborenen noch nicht trinken können,
▸ möglichst Muttermilch füttern.

Stimulation

▸ Eigene Hand-Mund-Stimulation durch entsprechende Lagerung ermöglichen → Anregung der Gesichtsmimik, Koordinationsübung zwischen Saugen, Schlucken, Lutschen und der Atmung.
▸ „Känguruhen" mindestens von 1 h Dauer, bei sehr kleinen Frühgeborenen ist dabei evtl. eine Mütze und Zusatzwärme erforderlich.
▸ „Kontaktatmen" zur Atemstimulation durch Krankengymnasten üben.
▸ Frühgeborene möglichst baden.
▸ Taktile Stimulation 3mal 10 min/Tag durch Streicheln, Schaukeln, Bürsten mit Pinsel oder weicher Bürste, Fußmassage mit Öl, Überstimulation vermeiden; die Mütter darin anleiten und von ihnen durchführen lassen.
▸ Krankengymnastik zur Förderung der Körperwahrnehmung.
▸ Auditive Stimulation: leises Sprechen, leise Musik oder Stimme der Mutter vorspielen, evtl. über Walkman.

Eltern (s. Kap. 13 „Betreuung der Eltern")

KAPITEL 2

Spezielle Pflege

2.1
Pflege beatmeter Patienten

Die Pflege des beatmeten Patienten teilt sich in mehrere Bereiche auf. Da ist zum einen die besondere Behandlung des Respirationstraktes, die Wichtigkeit der Lagerung, der Physiotherapie und die psychische Betreuung des Patienten. Zum anderen ist die Überwachung des Beatmungsgeräts und sämtlicher Kontrollparameter wichtig.

Durch die Beatmung über einen Endotrachealtubus oder eine Trachealkanüle wird der obere Respirationstrakt ausgeschaltet. Somit entfallen die Anfeuchtung, Reinigung und Erwärmung der Atemluft.

Folgen

▸ Zunahme der Zähigkeit des Bronchialsekrets,
▸ Abnahme der Zilientätigkeit; der Selbstreinigungsmechanismus ist gestört,
▸ Sekretstau in den Atemwegen → Verschluß der Bronchien → Atelektasenbildung → pulmonaler Gasaustausch gestört,
▸ Zunahme der Infektanfälligkeit der Lunge.

Aufgaben

Anfeuchten der Atemluft über Vernebler oder Verdampfer
Beim beatmeten Patienten erfolgt die Anfeuchtung der Atemluft direkt über das Beatmungsgerät; durch Erwärmung verdampft das Wasser. Beim intubierten oder tracheotomierten spontanatmenden Patienten gibt es die Möglichkeit einen speziellen Filter, der direkt auf die Trachealkanüle oder den Tubus gesetzt wird, zu benutzen, der die eigene Feuchtigkeit der Atemluft speichert und filtert (= „Feuchte Nase").

Der Wasserstand (Aqua dest.) und die Temperatur (FG und NG: 35–37°C, Kinder: 34–35 °C) müssen regelmäßig kontrolliert werden. Ein leerer Behälter überhitzt sich schnell und führt zur Austrocknung der Atemwege bis hin zu Verbrennungen.

Kondenswasser in den Schläuchen darf niemals in den Befeuchtertopf zurückgegeben werden, gerade in der Exspiration ist es häufig kontaminiert.

Die warme Feuchtigkeit der Schläuche begünstigt das Bakterienwachstum, deshalb müssen diese regelmäßig gewechselt werden.

Absaugen

Zur Verminderung des Sekretstaus muß der Patient regelmäßig endotracheal abgesaugt werden. Dies sollte immer unter sterilen Bedingungen und nach Auskultation durchgeführt werden (genaue Ausführung s. Kap. 1.6.1).

Die genaue Beobachtung des Trachealsekrets ist wichtig, besonderes Augenmerk sollte der Konsistenz, der Farbe und der Menge gelten, so kann gelbliches Sekret auf eine Infektion hinweisen. Es werden einmal wöchentlich bakteriologische Trachealsekretkontrollen durchgeführt.

Sehr zähes Sekret kann man auf verschiedene Weise verflüssigen:

▶ die Befeuchtung des Atemgases erhöhen, indem die Temperatur erhöht wird,
▶ für einen ausgeglichenen Flüssigkeitshaushalt sorgen, Kontrolle über Bilanzierung und Körpergewicht,
▶ medikamentös mit Sekretolytika (z. B. Acetylcystein),
▶ Inhalationen über das Beatmungsgerät.

Lagerung

Als günstige Lagerung hat sich die Oberkörperhochlagerung erwiesen. Diese führt zur Verbesserung der Perfusions-Ventilations-Verhältnisse.

Allgemein sollte häufig umgelagert werden, sofern dies die Grunderkrankung ermöglicht und der Patient die entsprechende Lagerung toleriert. Das Umlagern ist für eine gleichmäßige Belüftung und Sekretdrainage nötig (s. auch Kap. 1.3 „Lagerung").

Physiotherapie

Gezielte Physiotherapie sollte bei allen beatmeten Patienten regelmäßig von geschultem Personal (Krankengymnasten) durchgeführt werden. Aber auch vom Pflegepersonal sollte die Vibrationsmassage beherrscht werden, um sie öfter durchführen zu können.

Das Vibrieren dient der Mobilisierung des Sekrets. Es ist darauf zu achten, daß das Vibrieren unter leichtem Druck nur während der Exspiration durchgeführt wird. Bei den hohen Atemfrequenzen der Früh- und Neugeborenen ist dies jedoch schwer ausführbar, daher erfolgt eine ständige Vibration ohne Druck. Als Hilfsmittel dient die elektrische Zahnbürste, die bei Frühgeborenen, Neugeborenen und Säuglingen angewandt wird; für die größeren Kinder gibt es ein Vibrationsgerät.

Ernährung

Bis zur vollständigen oralen Ernährung ist eine medikamentöse Magenulkusprophylaxe evtl. notwendig.

Die Ernährung des intubierten Patienten erfolgt in der Regel über eine Magensonde. Aus psychischen Gründen kann bei einem gut abdichtenden Tubus Nahrung auch oral angeboten werden. Gerade bei größeren Kindern ist darauf zu achten, daß die Nahrung ausgeglichen und der Kalorienbedarf angepaßt ist. Bei langzeitbeatmeten Patienten sollte ein Ökotrophologe zu Rate gezogen werden.

Betreuung

Soweit die Grunderkrankung und die Kooperation des Patienten es zulassen, verzichten wir in unserer Klinik weitgehend auf Sedativa und Fixierung, so daß das Kind wach ist und seine Umgebung wahrnimmt.

Die Beschäftigung liegt zum größten Teil in der Hand des Pflegepersonals. Ergotherapeuten und Erzieher unterstützen uns vor allem bei den Langzeitpatienten. Eine wichtige Rolle spielen die Eltern. Diese sollten soweit wie möglich in die Pflege und Betreuung ihres Kindes mit einbezogen werden. Dazu ist es nötig, zunächst den Eltern die Angst vor den Geräten zu nehmen. Nur dann können sie hilfreich auf das Kind einwirken.

Das Gesichtsfeld des Kindes sollte abwechslungsreich gestaltet werden durch Bilderbücher, Kuscheltiere usw., die in das Blickfeld des Kindes gestellt werden sollten. Besonders beim Umlagern ist daran zu denken, die Spielsachen ebenfalls umzustellen und durch andere zu ersetzen. Bei den Kindern ist auch das Hören von Kassetten und das Vorlesen von Geschichten beliebt.

Es sollte viel Wert auf einen regelmäßigen Tagesablauf gelegt werden. Ein Tag-Nacht-Rhythmus sollte soweit wie möglich eingehalten werden, d. h., die Kinder werden nachts mehr in Ruhe gelassen, die Zimmer sollen dunkel gehalten und Lärm vermieden werden.

Durch die Intubation ist die verbale Kommunikation nicht mehr möglich. Von Anfang an muß darauf hingewiesen werden, daß das nur für den Zeitraum der Beatmung der Fall ist. Zur besseren Verständigung mit dem Kind sind, dem Alter angepaßt, Bildtafeln oder Schreibtafeln zu empfehlen, über die sich das Kind äußern kann. Der Patient sollte auch eine Möglichkeit haben, sich bemerkbar zu machen. Hierzu dienen eine Klingel oder eine Glocke am Bett.

Auch wenn die Patienten bewußtlos sind oder durch Sedativa ruhiggestellt werden, weiß man nie, ob sie nicht doch die Umwelt wahrnehmen und etwas verstehen. Daher sollte am Krankenbett nicht über den Krankheitsverlauf und die Prognose gesprochen werden. Zum anderen sollten sich die Ärzte und das Pflegepersonal wiederholt mit Namen vorstellen, alle Maßnahmen ankündigen und altersentsprechend erklären.

Beatmungsgerät

Das Beatmungsgerät wird vom Pflegepersonal zu Schichtbeginn und bei jeder Veränderung kontrolliert. Die dazu nötigen Angaben stehen im Beatmungsprotokoll, welches von den Ärzten geführt wird. Zu überwachen sind der eingestellte Beatmungsdruck, die Frequenz, der Flow oder das Volumen (abhängig vom Respirator), der Sauerstoffgehalt, die Temperatur und die Beatmungsform. Die Alarmgrenzen richten sich nach der Grundeinstellung und sollten den Parametern möglichst nahe liegen. Der Wasserstand im Verdampfertopf ist stündlich zu kontrollieren.

Monitoring

Bei jedem beatmeten Patienten wird die Herzfrequenz, die Atemfrequenz und die Sauerstoffsättigung über Monitor kontinuierlich überwacht. Weitere Möglichkeiten sind transkutane Sonden zur pO_2- und pCO_2-Bestimmung und die Kapnometrie zur CO_2-Bestimmung in der Exspiration (Ausführliches s. Kap. 11 „Apparative Überwachung").

Zur Anpassung der Beatmung an den Patienten dient nicht nur die Kontrolle der Monitore, sondern auch als wichtiger Bestandteil die regelmäßige Blutgasanalyse (kapillär oder arteriell).

Das ganze umfangreiche Monitoring gibt nur über einen Teil des Patienten Auskunft. Wichtig ist die genaue Beobachtung des Patienten durch das Pflegepersonal. Nur so bekommt man eine Aussage über die Toleranz des Patienten gegenüber der Beatmung.

2.2
Pflege relaxierter Patienten

Muskelrelaxanzien sind Substanzen, die eine reversible schlaffe Lähmung der quergestreiften Muskulatur hervorrufen. Sie haben keine Wirkung auf das zentrale Nervensystem, weil sie die Blut-Hirn-Schranke nicht überwinden können. Sie wirken an der motorischen Endplatte des Muskels durch Hemmung der Acetylcholindiffusion.

Indikation

▶ Intubation,
▶ Unterdrückung der Eigenatmung,
▶ Verbesserung der Elastizität des Thorax,
▶ Entspannung des gesamten Venentonus:
  schweres RDS oder ARDS,
  Mekoniumaspiration,
  Zwerchfellhernie,
  postoperativ, z. B. Blasenextrophie, Omphalozele (Bauchpresse ausschalten).

Wir verwenden hauptsächlich Vecuronium (z. B. *Norcuron*) in Einzeldosierung oder als Dauerinfusion (muß allein laufen).

Vecuronium

Vecuronium wirkt als nicht depolarisierendes Relaxans:

▶ Wirkstoff besetzt den Zielrezeptor (cholinerger Rezeptor), so daß keine Erregung mehr an den Muskel weitergeleitet wird, er bleibt schlaff.
▶ Bei Gabe von Einzeldosen Wirkungseintritt nach 90–120 s, Wirkungsdauer 20–30 min.

▶ Keine kardiovaskulären Nebenwirkungen.
▶ Wird in der Leber abgebaut und über die Niere ausgeschieden.

Neostigmin (z. B. *Prostigmin*) ist ein Cholinesterasehemmer und wirkt antagonistisch. Es sollte immer in Verbindung mit Atropin verabreicht werden. Bei alleiniger Gabe von Neostigmin können Bradykardien und Magen-/Darmspasmen als Nebenwirkungen auftreten.

Succinylcholin z. B. *Succinyl Astra, Pantolax*

Dabei handelt es sich um depolarisierende Relaxanzien. Sie

▶ ersetzen das Acetylcholin,
▶ erregen den Muskel und halten ihn in dieser Erregung → Muskelkater,
▶ können nicht medikamentös unterbrochen werden.

Die Wirkungszeit von Relaxanzien ist verlängert bei Leber- und Gallenerkrankungen, Hypothermie, Niereninsuffizienz und gleichzeitiger Gabe von Aminoglykosiden. Nebenwirkung: Atemlähmung.

Keine Relaxierung ohne Sedierung (und Analgesierung).

Bewährt hat sich bei relaxierten Kindern eine Midazolam-Dauerinfusion (z. B. *Dormicum*) zur Sedierung, bzw. z. B. eine *Fentanyl-Dormicum*-Dauerinfusion zur Analgosedierung.

Spezielle Pflege

▶ Konsequente Grundpflege.
▶ Dekubitus- und Pneumonieprophylaxe.
▶ Lagerung:
  häufig umlagern,
  Gelenke in physiologischer Mittelstellung,
  Extremitäten leicht erhöht,
  nie Haut auf Haut,
  Extremitäten durchbewegen.
▶ Mundpflege:
  häufiges Absaugen oral/nasal, da der Schluckreflex fehlt.
▶ Augenpflege:
  sorgfältige Augenpflege, um fehlenden Lidschlag auszugleichen.
▶ Ernährung:
  parenteral, die Darmfunktion ist indirekt von der Lähmung der quergestreiften Muskulatur mitbetroffen,
  Ulkusprophylaxe mit Sucralfat (z. B. *Ulcogant*) oral oder Ranitidin (z. B. *Zantic*) i.v.,
  Magen-pH regelmäßig kontrollieren,
  evtl. Magenspülungen mit Tee.

▶ Darm:
Darmgeräusche überprüfen,
regelmäßige Einläufe oder Klysma.
▶ Blase:
spontane Blasenentleerung ist nicht mehr möglich → Blasenkatheter,
genaue Flüssigkeitsbilanz,
einmal pro Schicht spezifisches Gewicht des Urins bestimmen.

Monitorüberwachung mit eng eingestellten Alarmgrenzen und gute optische
Überwachung sowie Beobachtung des Hautkolorits sind notwendig.

Trotz der Wichtigkeit von Prophylaxen und Pflegemaßnahmen sind diese
abhängig zu machen vom Zustand des Kindes. Relaxierte Patienten sind meist
sehr krank und instabil, so daß Maßnahmen wie Vibrieren, Waschen oder häufiges Umlagern zu belastend sein können. Hier ist das Nutzen/Schaden-Risiko
abzuwägen.

Überprüfung des Wachzustands der Kinder

▶ Pupillen sind eng bei guter Sedierung.
▶ Ansteigen von Herzfrequenz/Blutdruck sind Symptome, die für ein Nachlassen
oder eine nicht ausreichende Sedierung sprechen.
▶ Symptome, die die abnehmende Wirkung der Relaxierung zeigen:
Zucken der Augenlider und des Zungengrunds,
Zwerchfellkontraktionen,
Anstieg des tcpCO$_2$ oder des endexspiratorischen CO$_2$,
Schwitzen,
Bauchdecke zieht sich bei Berührung zusammen,
Zuckungen der Finger.

Die Pflege eines relaxierten Kindes sollte in einer möglichst leisen Umgebung
erfolgen: laute Geräusche, geräuschvolles, hektisches Hantieren im Zimmer vermeiden.

2.3
Pflege bei Blasenkatheter

Es besteht die Möglichkeit, je nach Indikationsstellung die Blase einmal zu katheterisieren oder einen Dauerkatheter zu legen. Muß ein Patient regelmäßig einmal
katheterisiert werden, übernimmt das Pflegepersonal im allgemeinen diese Auf-
gabe, sonst ist der Arzt dafür zuständig.

2.3.1
Einmalkatheter

Indikation

▶ Harnverhalten, z. B. postoperativ,
▶ intermittierendes Katheterisieren bei z. B. neurologischen Erkrankungen mit Miktionsstörungen (MMC, Querschnittslähmungen, Reflux etc.),
▶ sterile Gewinnung von Urin für bakteriologische Untersuchungen,
▶ Restharnbestimmung (bis 20 % der Blasenkapazität normal),
▶ Nierenfunktionsprüfung,
▶ Blasenspülung,
▶ Medikamenteninstillation.

Material

▶ 4 sterile Tupfer,
▶ Polyvidon-Jod-Lösung (z. B. *Betaisodona*)/Aqua 1:1,
▶ 3 sterile Handschuhe,
▶ evtl. Nierenschale zum Auffangen des Urins,
▶ Frauenkatheter (der Größe des Patienten entsprechend),
▶ z. B. *Instillagel* oder Aqua (bei *LoFric*-Kathetern) als Gleitmittel,
▶ evtl. Urinröhrchen, Medikamente oder weiteres Material je nach Untersuchung.

Vorbereitung des Patienten

▶ Altersentsprechende Aufklärung,
▶ für Sichtschutz sorgen,
▶ Genitalbereich säubern, vor allem von Stuhlresten,
▶ Patienten lagern: Rückenlage, Beine leicht angewinkelt und gespreizt,
▶ für gutes Licht sorgen.

Vorgehen

▶ Katheter bereitlegen (bei *LoFric*-Kathetern Aqua in die Packung geben).
▶ Tupfer mit Desinfektionsmittel tränken.
▶ 2 sterile Handschuhe anziehen.
▶ Desinfektion bei Mädchen sollte von vorn nach hinten erfolgen:
   1. Tupfer für die großen Schamlippen,
   2. Tupfer für die kleinen Schamlippen,
   3. Tupfer für die Harnröhrenmündung,
   4. Tupfer als Schutz zwischen die kleinen Schamlippen legen.
▶ zur Desinfektion bei Jungen die Vorhaut zurückziehen:
   1. und 2. Tupfer für Harnröhrenmündung und Vorhautrand (von innen nach außen),
   3. Tupfer für die Harnröhrenmündung,
   4. Tupfer zum Ablegen des Penis.
▶ den Handschuh, mit dem desinfiziert wurde, wechseln.

▶ Katheter steril nehmen, evtl. z. B. mit *Instillagel* gleitfähig machen.
▶ Katheter ohne großen Druck steril einführen bis Urin kommt (bei Jungen Penis strecken und nach oben vorn halten, die physiologische Enge mit leichtem Druck und drehenden Bewegungen überwinden, anschließend Penis nach unten vorn halten; bei Mädchen Schamlippen spreizen, Tupfer entfernen).
▶ Urin in die Windel oder eine Nierenschale tropfen lassen, evtl. Urin für Untersuchungen abfüllen.
▶ Beobachtung des Urins: Aussehen, Farbe, Ausflockungen, Menge, Geruch.
▶ Kommt kein Urin mehr, zur vollständigen Entleerung vorsichtig mit einer Hand Druck oberhalb der Symphyse auf die Bauchdecke ausüben (cave: nicht bei Reflux).
▶ Entfernen des Katheters und Entsorgung, bei Jungen die Vorhaut wieder über die Eichel streifen.
▶ Genitalbereich von z. B. *Betaisodona* reinigen.
▶ beim nächsten Spontanurin auf Blutbeimengungen oder Veränderungen des Urins achten.
▶ bei regelmäßiger Einmalkatheterisierung erfolgen einmal pro Woche Urinkontrollen: auf Leukozyten und Bakterien, einmal pro Tag Multistix.

2.3.2
Dauerkatheter

Indikation

Strenge Indikationsstellung wegen der Gefahr aufsteigender Infektionen, evtl. ist das Einmalkatheterisieren dem Dauerkatheter vorzuziehen. Außerdem besteht die Möglichkeit, einen suprapubischen Katheter zu legen.

▶ Genaue Flüssigkeitsbilanzierung.
▶ Harnableitung bei tiefer Sedierung bzw. Relaxierung.
▶ Ruhigstellung der Blase nach operativen Eingriffen.
▶ Schienung der Urethra nach Operationen.
▶ Länger andauerndes Harnverhalten.

Material

▶ 4 sterile Tupfer,
▶ Operationshandschuhe,
▶ steriler Einmalhandschuh,
▶ Nelathon-Dauerkatheter, blockbar, Größe je nach Patient,
▶ Blockerspritze, Aqua zum Blocken,
▶ z. B. *Instillagel*,
▶ *Betaisodona*/Aqua 1:1 zum Desinfizieren,
▶ z. B. steriles *Ureofixsystem* (geschlossenes System mit Tropfkammer und Rücklaufventil),
▶ saubere Unterlage,
▶ steriles Vogelschälchen für Desinfektionsmittel.

Vorbereitung des Patienten (s. Kap. 2.3.1 „Einmalkatheter")

Vorgehen

▸ Der Arzt zieht sich die Operationshandschuhe an, über eine Hand wird der sterile Einmalhandschuh zum Desinfizieren gezogen.
▸ Desinfektion s. Einmalkatheter.
▸ Einmalhandschuh abziehen lassen.
▸ Überprüfen der Blockung (Flüssigkeit vollständig wieder abziehen).
▸ z. B. *Instillagel* auf die Katheterspitze bringen, bei Jungen evtl. Gleitmittel direkt in die Urethra einführen.
▸ Einführen des Katheters s. Einmalkatheter.
▸ Ziehen des Führungsfadens.
▸ Wenn Urin fließt, Blockung des Katheters mit der auf dem Katheter angegebenen Menge (bei Neugeborenen und kleinen Säuglingen wird der Katheter wegen der großen Verletzungsgefahr nicht geblockt).
▸ Zurückziehen des Katheters bis zum Anschlag.
▸ Anschließen z. B. des *Ureofixsystems*.
▸ Befestigung des Katheters zusätzlich mit einem Pflasterstreifen auf dem Unterbauch, um direkten Zug zu vermeiden (wegen der Zuggefahr bei Bewegungen nie am Oberschenkel); der Penis soll nach oben zeigen → Aufhebung der S-förmigen Krümmung zur Vermeidung von Dekubitus und Stenosen.

Pflege

▸ Beim Umgang mit einem Blasenkatheter sollten immer Handschuhe getragen und alle hygienischen Vorsichtsmaßnahmen beachtet werden.
▸ Mindestens einmal täglich Reinigung der Harnröhrenmündung und des Katheters an der Eintrittsstelle von Verkrustungen mit NaCl 0,9 %ig und sterilen Tupfern, evtl. auch mit z. B. *Betaisodona-Lösung*/Aqua 1:1; nach Stuhlgang und bei Bedarf zusätzlich; Harnröhrenmündung auf Rötung, Schwellung und Verletzungen kontrollieren, auf Sekret- und Eiteraustritt achten.
▸ Wechsel des *Ureofixsystems* einmal pro Woche, Diskonnektion vermeiden, System muß immer unter Niveau des Patienten hängen, damit kein Urin aus dem Schlauch in die Blase zurückläuft; Schlauch darf nicht durchhängen, da sonst Syphonwirkung entsteht, Schlangenbildung vermeiden, Zug auf den Katheter vermeiden.
▸ Urinkontrolle s. Einmalkatheter, Entnahme an der vorgesehenen Punktionsstelle am Schlauch nach vorheriger Desinfektion mit 17er Kanüle und Spritze; 1–3mal/Tag Multistix, Urinentnahme dann aus dem Sammelbehälter.
▸ Beobachtung des Urins s. Kap. 2.3.1 „Einmalkatheter".
▸ Bei Verstopfung des Katheters Spülung mit NaCl 0,9 %ig unter sterilen Bedingungen, evtl. neuen Katheter legen.
▸ Patienten zur Förderung der Selbstreinigung ausreichend Flüssigkeit zuführen.
▸ Häufiger Wechsel der Bettwäsche.
▸ Katheter nie abstöpseln.
▸ Nach chirurgischen Operationen ist bei Patienten häufig ein normaler Auffangbeutel an den Katheter angeschlossen wegen der einfacheren Handhabung

für die chirurgischen Stationen, wenn die Kinder mobilisiert werden. Diese
Beutel sollten nicht ausgewechselt werden, um Diskonnektionen zu vermeiden.

Ziehen des Katheters

▶ So früh wie möglich,
▶ Blockung vollständig entfernen,
▶ langsam und vorsichtig ziehen,
▶ auf die erste spontane Urinausscheidung achten,
▶ sorgfältige Beobachtung der ersten Urine.

Komplikationen

▶ Katheterverlegungen,
▶ Schleimhautläsionen der Urethra,
▶ Blutungen,
▶ lokale und aszendierende Infektionen,
▶ Blasenschrumpfung,
▶ Harninkontinenz,
▶ Harnröhrenstriktur beim Jungen,
▶ Verletzung der Urethra durch falsches Blocken oder Ziehen eines geblockten
  Katheters.

2.4
Probleme des Frühgeborenen

2.4.1
Hypothermie (< 36°C Rektaltemperatur)

Durch die im Verhältnis zur Körpermasse relativ große Körperoberfläche und
den Wärmeverlust durch Verdunstung ist die Gefahr einer Hypothermie groß.
Sinkt die Körpertemperatur um 1°C ab, bedeutet dies einen Energieverlust von
900 kcal/kg KG und eine Steigerung des Sauerstoffbedarfs um das Dreifache.
Die Sauerstoffabgabefähigkeit in das Gewebe ist vermindert. Die Thermoregula-
tion ist noch nicht ausgereift.

Die Wärme kann nicht durch Muskelzittern gebildet werden, sondern wird fast
ausschließlich über die Lipolyse im „braunen" Fettgewebe erzeugt. Diese Form
reicht oft nicht zum Ausgleich des postnatalen Wärmeverlustes aus.

Ursachen

▶ Asphyxie,
▶ Schock,
▶ Sepsis,
▶ mangelhafte Reanimation,
▶ Luftzug,
▶ zu kalte Umgebung.

Folgen

▶ Metabolische Azidose,
▶ gesteigerter Sauerstoffverbrauch,
▶ Hypoxämie,
▶ Hypoglykämie,
▶ Hirnschädigung,
▶ Surfactantinaktivierung,
▶ Gewichtsverlust,
▶ erhöhte Sterblichkeit.

Überwachung und Beobachtung

▶ Rektale Temperaturkontrolle 1- bis 4stündlich je nach Stabilität der Temperatur,
▶ bei starken Schwankungen kontinuierliche Überwachung mit Temperatursonde,
▶ regelmäßige Kontrolle der Temperatureinstellung des Bettes,
▶ Beobachtung der peripheren Durchblutung, Hautfarbe und Temperatur der Akren.

Maßnahmen

▶ Zugluft vermeiden,
▶ koordiniert und zügig arbeiten,
▶ Verdunstungskälte vermeiden, sorgfältiges Abtrocknen nach der Geburt und dem Baden,
▶ kleinen Frühgeborenen eine Mütze aufsetzen (auch im Inkubator),
▶ angewärmte Bett- und Patientenwäsche verwenden,
▶ Beatmungsluft anwärmen (36,5–37°C),
▶ <32. SSW: möglichst Pflege im Doppelwandinkubator mit einer Luftfeuchtigkeit von 70 % (bis sie angezogen werden).

2.4.2
Hyperthermie (> 37,5°C Rektaltemperatur)

Ursachen

▶ Zu große Wärmezufuhr (Inkubatortemperatur, Phototherapie),
▶ Sepsis oder Meningitis,
▶ Hirnschädigung,
▶ Dehydratation.

Folgen

▶ Erhöhter Flüssigkeitsverlust,
▶ Gewichtsverlust,
▶ Hyperbilirubinämie,

▶ Apnoe-Anfälle,
▶ erhöhter Sauerstoffbedarf.

Beobachtung

▶ Herzfrequenz erhöht,
▶ gerötete Haut.

Maßnahmen

▶ Regelmäßige Temperaturkontrollen,
▶ angepaßte Einstellung der jeweiligen Bettemperatur.

2.4.3
Instabilität der Atmung

Sie ist bedingt durch die Umstellung zur selbständigen Atmung. Atemstörungen sind bei allen Frühgeborenen zu erwarten.

Ursachen

▶ Unreife des Atemzentrums,
▶ Surfactantmangel,
▶ Infektionen,
▶ Krampfanfälle,
▶ Stoffwechselstörungen,
▶ Fehlbildungen der Atemwege,
▶ Hypothermie.

Unser Ziel ist es, eine ruhige und gleichmäßige Atmung mit einer Frequenz zwischen 30 und 60/min, ausgeglichene Blutgasanalysen und ein rosiges Aussehen zu erreichen.

Überwachung

▶ Hautfarbe: Zyanose, Munddreieck.
▶ Atmung: Nasenflügeln; Einziehungen sternal, interkostal, jugulär; Tachypnoe; Apnoe; exspiratorisches Stöhnen; Stridor; Schaukelatmung; Schnappatmung; periodische Atmung.
▶ Auskultation der Lunge.
▶ Blutgasanalysen möglichst kapillär, arteriell nur bei Sauerstoffbedarf: im Ruhezustand vor der Versorgung abnehmen; bei Verschlechterung des Allgemeinzustands; nach Veränderung der Beatmungseinstellung; zur Kontrolle der transkutanen Sonden.
▶ Transkutane Sonden ($tcpO_2$, $tcpCO_2$).
▶ Sauerstoffsättigung.

Maßnahmen

- Minimal-Handling,
- bei Apnoen vorsichtiges Anschubsen oder Schaukelmatratze als Apnoeschutz,
- Oberkörperhochlagerung, Thoraxdehnung durch Schulterrolle, unterstützte Bauchlage,
- Inhalationen,
- Theophyllin (z. B. *Euphyllin, Solosin*) s. l.,
- orales/nasales Absaugen,
- Nasen-CPAP (bei primärem Nasen-CPAP können höhere pCO_2-Werte toleriert werden, wenn pH >7,3),
- Intubation und maschinelle Beatmung (möglichst frühe Extubation, lieber Nasen-CPAP),
- ausreichende Anfeuchtung und Erwärmung der Atemluft,
- Surfactantgabe,
- endotracheales Absaugen nach Auskultation der Lunge,
- Diagnostik, um Ursache für Atemstörung zu finden.

Die Beatmung beeinflußt sehr stark den Verschluß des Ductus arteriosus Botalli. Durch die Vergrößerung des Links-rechts-Shunts kommt es zur vermehrten Durchblutung der Lunge, dadurch werden die Atemstörungen stärker.

2.4.4
Instabilität des Herz-Kreislauf-Systems

Ursachen

- Intrauterine Kurzschlüsse müssen sich verschließen,
- angeborene Herzfehler,
- Vagusreiz, z. B. ausgelöst durch Absaugen,
- Hypovolämie,
- Schock,
- schwere Anämie,
- durch den offenen Ductus arteriosus Botalli besteht ein Links-rechts-Shunt, dadurch besteht ein niedriger Blutdruck.

Ziel

- Herzfrequenz 100–160/min,
- stabiler Herzrhythmus,
- Blutdruck im Normbereich,
- gute periphere Durchblutung.

Überwachung

- EKG-Monitor,
- regelmäßige Kontrolle des Blutdrucks,

▶ Auskultation der Herztöne,
▶ Krankenbeobachtung, Hautdurchblutung: marmoriert, zentralisiert, Akrozyanose, Blässe.

Maßnahmen

▶ Bradykardie → Stimulation durch vorsichtiges Anstoßen, evtl. beatmen mit dem Beatmungsbeutel, Ursache klären.
▶ Tachykardie → Ursache klären: Körpertemperatur erhöht? Medikamentös bedingt? Schmerzen? Nachlassende Sedierung?
▶ Niedriger Blutdruck → Volumengabe oder medikamentöse Therapie.
▶ Hoher Blutdruck → medikamentöse Therapie, Ruhe, Analgetika bei Schmerzen, Sedativa bei starker Unruhe.

2.4.5
Infektionsgefahr

Ursachen

▶ Schwaches Immunsystem, Immunglobuline noch nicht vollständig ausgebildet (= eine Art Antikörpermangelsyndrom),
▶ sehr vulnerable und dünne Haut,
▶ Eintrittspforten über die invasiven Zugänge,
▶ nosokomiale Keime.

Ziel

▶ Sekundärinfektionen vermeiden,
▶ Infektionssymptome rechtzeitig erkennen.

Typische Erreger

▶ Konnatale Infektionen:
  Syphilis,
  Toxoplasmose,
  Röteln,
  Cytomegalie,
  Herpes simplex.
▶ Neugeborenensepsis:
  β-hämolysierende Streptokokken der Gruppe B,
  Escherichia coli,
  Staphylokokkus aureus,
  selten Pneumokokken, Listerien, β-hämolysierende Streptokokken der Gruppe A.
▶ Typische Hospitalkeime auf Intensivstationen:
  Staphylokokkus epidermidis,
  Pseudomonas aerugenosa,

Klebsiellen,
Enterobacter cloacae,
Serratien,
Proteus mirabilis,
Citrobacter.

Sepsis des Frühgeborenen

Die Erreger stammen in der Regel aus den Geburtswegen. Durch Infektionen der Feten kommt es häufig zum vorzeitigen Blasensprung und dadurch zur Frühgeburt. Primär infizierte Eihäute produzieren Arachidonsäure, dies regt die Prostaglandinproduktion an ($\rightarrow$ wehenauslösend).

Typische Symptome der Sepsis

Je kleiner die Frühgeborenen, desto geringer sind ihre Möglichkeiten, Symptome auszubilden.

- Temperaturimbalancen,
- Atemstörungen (Apnoen, Tachypnoe),
- Gedeihstörung – häufig Nahrungsunverträglichkeiten,
- aufgetriebenes Abdomen,
- blaßgraues-ikterisches Hautkolorit,
- Marmorierung, kalte Extremitäten,
- Hepatosplenomegalie,
- Hypotonie,
- zerebrale Anfälle,
- unter Intensivbehandlung oft schleichende und unspezifische Symptome,
- oft nur allgemeine Verschlechterung, Schlaffheit, Nahrungsunverträglichkeit, Anstieg des Beatmungsbedarfs, Spontanbradykardien, bei Belastung instabil,
- Blutbild:
  Linksverschiebung + Leukozytopenie (< 6000/ml),
  Thrombozytopenie (kein sicheres Frühzeichen),
  CRP-Anstieg.

Überwachung

- Routinemäßige bakterielle Untersuchung des Trachealsekrets, besonders bei Verschlechterung,
- bakterielle Kontrolle von Katheter- und Drainagespitzen,
- regelmäßig Blutbild und CRP kontrollieren,
- Blutkultur abnehmen bei Verdacht auf Sepsis,
- bakterielle Untersuchung der Muttermilch,
- sorgfältige Krankenbeobachtung.

Maßnahmen

▶ Sauberes Arbeiten, Händedesinfektion,
▶ Hautverletzungen vermeiden,
▶ sterile Handhabung von invasiven Zugängen und Kathetern,
▶ genaue Beobachtung von Katheter- und Drainageeinstichstellen,
▶ sterile Zubereitung von Infusions- und Injektionslösungen,
▶ regelmäßiges Wechseln von Absaugvorrichtung, Beatmungs-, Infusions-, Inhalations- und Verneblersystem, feuchter Sauerstoffinsufflation,
▶ steriles endotracheales Absaugen,
▶ gezielte Antibiotikabehandlung nach Antibiogramm,
▶ räumliche Trennung von Frühgeborenen und älteren Kindern.

2.4.6
Hypoglykämie

Der Blutzucker ist <40 mg/dl. Glukose ist die Hauptenergiequelle für das Wachstum und den Stoffwechsel des Gehirns.

Ursachen

▶ Unreife der Leber und hoher Energiebedarf,
▶ verminderter Glykogenspeicher,
▶ anaerobe Glykolyse (z. B. bei RDS, Sepsis),
▶ Stoffwechselerkrankung,
▶ Diabetes der Mutter,
▶ unzureichende Glukosezufuhr über die Infusionslösung.

Ziel

▶ Blutzuckerwerte 45–100 mg/dl.

Überwachung

▶ Blutzuckerkontrolle bei Neuaufnahmen stündlich, dann Intervalle strecken, abhängig von den Werten,
▶ Urinstix auf Glukose,
▶ Krankenbeobachtung: Tremor, Muskelhypotonie, Blässe, Hyperexitabilität, Konvulsionen, Brady-/Tachykardien; z. T. sind die Symptome unspezifisch.

Maßnahmen

▶ Konzentration der Infusionslösung nach den gemessenen Blutzuckerwerten richten.

▶ Bei Hypoglykämie Einzelgaben von Glukose 10 %ig (cave: hochkonzentrierte Bolusinjektionen vermeiden: Gefahr von Hyperglykämien mit anschließenden Rebound-Hypoglykämien).
▶ Bei anhaltenden Hypoglykämien Ernährung mit vielen kleinen Mahlzeiten.
▶ Ernährung zusätzlich mit Glukose oder z. B. *Dextroneonat.*

2.4.7
Hyperbilirubinämie

Ursachen

▶ Unreife der Leber → durch mangelnde Glukuronsäureaktivität wird das indirekte Bilirubin nicht gebunden und kann nicht ausgeschieden werden,
▶ Resorptionsikterus durch Geburtstraumata, Hämatome (Vermeidung durch schonende Geburt),
▶ verzögerte Mekoniumausscheidung und damit erhöhte enterohepatische Bilirubinzirkulation.

Ziel

Ein Kernikterus muß verhindert werden. Dieser wurde bei sehr unreifen Frühgeborenen schon bei 5–10 mg/dl indirektem Bilirubin festgestellt.

Überwachung

▶ Bilirubinbestimmung (indirektes),
▶ Hautfarbe und Skleren beobachten,
▶ Grenzen für Bestrahlung oder Austausch sind alters- und gewichtsabhängig.

Maßnahmen

▶ Phototherapie: kontinuierlich oder intermittierend (Augen- und Gonadenschutz),
▶ Diurese fördern, ausreichend Flüssigkeit anbieten,
▶ Glukoseeinläufe,
▶ gegebenenfalls Austauschtransfusion.

2.4.8
Elektrolytentgleisung, Flüssigkeitsverlust über die Haut

Ursachen

▶ Unreife der Nieren, die Niere hat noch nicht die volle Konzentrationsfähigkeit.
▶ Flüssigkeitsverlust über die dünne Haut, 75–80 % des Körpergewichts besteht aus Wasser.

▶ Insensibler Wasserverlust wird erhöht durch:
offenen Wärmestrahler 50–100 %,
Phototherapie 15–30 %,
erhöhte Körpertemperatur 30 %/1°C,
Aktivität, Nahrungszufuhr,
erhöhte Atemfrequenz,
Luftfeuchtigkeit <50 % 20–200 %.

▶ Insensibler Wasserverlust wird vermindert durch:
Intubation und Beatmung 30 %,
Relaxierung,
Luftfeuchtigkeit >80 % 30 %,
Pflege im Doppelwandinkubator oder unter Plastikfolie 30–50 %.

Ziel

▶ Ausgeglichene Elektrolyte,
▶ Flüssigkeitsverlust reduzieren,
▶ Urinausscheidung mindestens 1 ml/kg KG/h.

2.4.9
Akutes Nierenversagen in der Neonatalperiode

Symptome

▶ Diurese <1 ml/kg KG/h über 24 h nach dem 1. Lebenstag,
▶ Serumkreatinin >1,2 mg/dl nach dem 1. Lebenstag bzw. Anstieg des Serumkreatinins,
▶ fehlender kontinuierlicher Serumkreatininabfall (>50 % des Ausgangswertes) bei Früh-/Neugeborenen nach dem 1. Lebenstag.

Ursachen

▶ Hauptursache prärenal durch Hypovolämie oder renale Hypoperfusion,
▶ Hypotension,
▶ Herzinsuffizienz,
▶ Schock, auch bei Sepsis, Blutung, Ischämie,
▶ Dehydrierung (z. B. Flüssigkeitsrestriktion, Phototherapie),
▶ Hypoxie und Azidose.

Komplikationen

▶ Überwässerung bis Lungenödem,
▶ therapierefraktäre Entgleisungen des Elektrolyt- und Säure-Basen-Haushalts,
▶ urämisch bedingte Erscheinungen wie Tremor, vermehrte Myoklonien, Hypotonie, Apathie, Herzrhythmusstörungen,
▶ Hyperkaliämie 6–7 mmol/l,
▶ Anurie.

Überwachung

- Elektrolytkontrollen (anfangs 6stündlich),
- genaue Bilanzierung,
- Gewichtskontrollen,
- spezifisches Gewicht im Urin,
- EKG-Veränderungen erkennen,
- gute Krankenbeobachtung einschließlich Hautturgor, Ödeme, stehende Hautfalten, eingesunkene Fontanelle,
- Hämatokritkontrollen,
- Serumkreatinin täglich bestimmen.

Maßnahmen

- Verbesserung der Nierendurchblutung (Volumenversuch und Furosemidgaben),
- Katecholamingabe,
- Substitution von Kalium abbrechen,
- Infusion mit Glukose/Insulin (Kalium wird mit der Glukose in die Zelle aufgenommen),
- EKG-Veränderungen → Kalziumglukonat 10 % langsam intravenös (ärztliche Tätigkeit),
- Peritonealdialyse bei therapieresistenter Anurie.

2.4.10
Nahrungsunverträglichkeit bei hohem Energiebedarf

Verursacher

- Weniger Magensäure,
- nicht vollständig ausgebildete Dünndarmzotten,
- Mangel an Enzymen zur Spaltung von Eiweißen und Fetten.

Normaler Energiebedarf

- Frühgeborene 120 kcal/kg KG/Tag,
- Säuglinge 110–120 kcal/kg KG/Tag.

Gründe für erhöhten Energiebedarf

- Vermehrtes Wachstum,
- relativ größere stoffwechselaktive Organe (Leber, Gehirn),
- Wärmeregulation.

Ziel

▶ Kompletter Nahrungsaufbau,
▶ optimale Magen-Darm-Passage,
▶ gutes Gedeihen.

Überwachung

▶ Regelmäßige Magenrestbestimmung (Menge, Aussehen),
▶ gute Beobachtung des Abdomens (geblähtes Abdomen, stehende Darmschlingen, Darmgeräusche, Erbrechen, Stuhl: Qualität, Quantität, bakterielle Untersuchungen),
▶ bakterielle Untersuchungen der Muttermilch,
▶ Gewichtskontrolle.

Maßnahmen

▶ Vorsichtiger Nahrungsaufbau nach ca. 12 Lebensstunden.
▶ Zunächst mit 6 Mahlzeiten beginnen, dann langsam über 8 auf 12 steigern.
▶ Nahrungsbeginn mit Glukose 5 %ig, bei guter Verträglichkeit Muttermilch, bzw. z. B. *Alfaré* 13,5 %ig oder spezielle Frühgeborenennahrung; langsame Mengensteigerung.
▶ Geschwindigkeit der Steigerung der Mahlzeiten bzw. Änderung der Nahrungsart und der Nahrungsmenge richtet sich nach der Verträglichkeit.
▶ Bei akuten Problemen Rückgang auf kleinere Mengen oder weniger Mahlzeiten mit Unterstützung durch Infusion; wenn keine Besserung eintritt Nahrungskarenz und parenterale Ernährung.
▶ Streß vermeiden.
▶ Einläufe bei mangelnder Stuhlausscheidung maximal 1mal/Tag.

2.4.11
Hirnblutung und Leukomalazie

Periventrikuläre Leukomalazie

Infolge gestörter Autoregulation sowie Hypoxie/Ischämie kommt es zur Nekrose der weißen Marksubstanz um die Ventrikel herum. Hierbei werden häufig die Pyramidenbahnen besonders der Beine geschädigt. Es entsteht eine spastische Diplegie.

Durch die gestörte Autoregulation kann es um so leichter zu intrakraniellen Hämorrhagien (ICH) kommen, je unreifer das Frühgeborene ist.

Einteilung in 4 Grade

▶ Grad 1: subependymale ICH,
▶ Grad 2: subependymale ICH + Einbruch in normalgroße Ventrikel (oder weniger als 50 % Ventrikeleinblutung),

▶ Grad 3: subependymale ICH + Einbruch in erweiterte Ventrikel (oder mehr als 50 %),
▶ Grad 4: Grad 3 + Parenchymeinblutung.

Ein posthämorrhagischer Hydrozephalus kann shuntpflichtig werden. Durch tägliche Entlastungs-Lumbalpunktion kann dies unter Umständen umgangen werden.

Ursachen

▶ Unreife des Gerinnungssystems mit Blutungsneigung,
▶ erhöhte Gefäßpermeabilität,
▶ fehlende oder unzureichende Autoregulation, deshalb kommt es zu blutdruckabhängigen Schwankungen der Hirndurchblutung.

Überwachung

▶ Regelmäßige Schädelsonographien,
▶ Kontrolle von Hkt, Hb und BZ, bei Blutungsneigung Kontrolle der Gerinnung,
▶ Allgemeinzustand und Aussehen der Kinder beurteilen.

Maßnahmen

▶ Minimal-Handling (s. Kap. 1.7.2),
▶ Vermeiden von Infektionen, Azidose, Hyperkapnie, Hypoxie, rasche Veränderungen des CO_2, Blutdruckspitzen, Hypervolämie,
▶ Gabe von z. B. *Konakion* s.c., Fresh Frozen Plasma (FFP), Gerinnungsfaktoren,
▶ Kopf in Mittelstellung lagern bzw. achsengerechte Lagerung.

2.4.12
Persistierender Ductus arteriosus Botalli

Der Ductus schließt sich normalerweise reflektorisch nach Entfaltung der Lunge und Anstieg des Sauerstoffpartialdrucks im aortalen Blut.

Pathophysiologie

Der höhere Druck im Körperkreislauf führt dazu, daß Blut aus der Aorta über den Ductus in die A. pulmonalis und damit zurück in den Lungenkreislauf fließt (Links-rechts-Shunt), sobald der Strömungswiderstand im Lungenkreislauf nach Entfaltung der Lunge abgesunken ist. Dies führt zur Überflutung der Lunge mit Blut. Das rechte Herz wird mehr belastet, es muß einen höheren Druck aufbauen, um das Blut in die Pulmonalarterien zu pumpen. Zusätzliche respiratorische Schwierigkeiten sind möglich, weil durch kapilläre Lecks Flüssigkeit aus dem Kapillarnetz der Lunge in das Lungeninterstitium austreten kann und den Gasaustausch behindert.

Der schnelle Druckabfall in der Aorta führt zu niedrigen diastolischen Blutdruckwerten und einer großen Blutdruckamplitude. Der mittlere arterielle
Druck (MAD) ist niedrig, die Perfusion der Niere dadurch schlecht, es kommt
zu Ödemen. Im weiteren Verlauf ist die Volumenbelastung für das linke Herz
groß, dadurch kommt es zur Vergrößerung des linken Vorhofs und damit zum
Rückstau des Blutes in die Lunge. Besteht ein Ductus über längere Zeit, führt
dies zur Veränderung der Lungengefäße und zur Shunt-Umkehr (Rechts-links-
Shunt).

Ursachen

▶ Pathologische Wandstruktur des Ductus,
▶ Unreife,
▶ Hypoxie,
▶ Beatmung setzt Prostaglandine frei, die den Ductus offen halten.

Symptome

▶ Springende Pulse, Tachykardie,
▶ große Blutdruckamplitude,
▶ Systolikum,
▶ Kinder sind instabiler, z. B. beim Absaugen, bieten Bradykardien, werden wieder sauerstoffabhängig, bzw. der Sauerstoffbedarf steigt wieder an.

Überwachung

▶ Auskultation der Herzgeräusche,
▶ Urinausscheidung – Bilanz.

Diagnostik

▶ Kardiologisches Konsil,
▶ Thoraxröntgen → großes Herz, vermehrte Lungengefäßzeichnung, vermehrt
Flüssigkeit im Interstitium,
▶ EKG, evtl. Linksherzbelastung,
▶ Herzecho.

Maßnahmen

▶ Flüssigkeitsrestriktion,
▶ Hyperventilation,
▶ frühe Extubation,
▶ medikamentöse Behandlung mit Indometacin → hemmt die Prostaglandinsyn-
these,
▶ Ductusligatur.

Nekrotisierende Enterokolitis (s. Kap. 6.1)
Gestörter Eltern-Kind-Kontakt (s. Kap. 13 „Elternbetreuung").

2.5
Peritonealdialyse

Bei der Peritonealdialyse (PD) wird über einen Katheter das Dialysat in den Bauchraum gegeben. Das Peritoneum wird als semipermeable Membran genutzt, um vor allem Wasser, Kalium, Harnstoff, Kreatinin, Ammoniak und Laktat aus dem Körper zu entfernen. Die Oberfläche des Peritoneums ist im Verhältnis zur Körperoberfläche beim Kleinkind und Säugling sehr groß. Daher ist die PD in dieser Altersgruppe das bevorzugte Verfahren. Außerdem ist es ohne großen apparativen Aufwand überall durchführbar, z. B. auch zu Hause als CAPD (kontinuierliche ambulante PD).

Prinzipien der Peritonealdialyse

▶ Diffusion: Sie ist das Bestreben der Moleküle vom Ort der höheren zum Ort der niedrigeren Konzentration zu wandern, bis ein Konzentrationsausgleich geschaffen ist. Welche Moleküle die Membran passieren können, hängt von deren Porengröße ab.
▶ Osmose: Wasser hat das Bestreben von weniger konzentrierten zu konzentrierteren Lösungen zu wandern, um einen Ausgleich der Osmolarität zu schaffen (= Wasserverschiebung entsprechend dem osmotischen Gradienten).
▶ Konvektion: wandert Wasser, werden dabei auch darin gelöste Substanzen mitgeführt.

Indikation

▶ Akutes Nierenversagen mit Harnstoff >100 mg/dl, starke Überwässerung, metabolische Azidose,
▶ reversible urämische Zustände, z. B. Hämolytisch Urämisches Syndrom (HUS),
▶ exogene Vergiftungen mit dialysablen Substanzen, z. B. Barbiturate,
▶ bestimmte endogene Intoxikationen oder akute Krankheitsbilder, z. B. thyreotoxische Krise,
▶ Hyperkaliämie >7 mmol/l,
▶ chronisches Nierenversagen → CAPD.

Kontraindikation

▶ Peritonitis,
▶ Blutungsneigung.

Zusammensetzung des Dialysats

▶ Natrium, Chlor, Kalzium, Magnesium, Laktat (wird im Körper zu Bikarbonat umgewandelt und wirkt der meist vorhandenen Azidose entgegen, evtl. Alkalosegefahr) sind in physiologischen Mengen enthalten.
▶ Glukose: je höher der Glukoseanteil, desto größer ist die Osmolarität des Dialysats im Verhältnis zum Blut und um so mehr Wasser wird dem Blut entzogen; allerdings kann bei längerer Verweildauer Glukose ins Blut wandern → Hyperglykämiegefahr und Glukosemast.
▶ Kalium ist meist nicht enthalten, da es dem Körper entzogen werden soll.
▶ Heparin wird am Anfang meist hinzugefügt, damit Blutbeimengungen den Katheter nicht verstopfen.
▶ Antibiotika werden in den ersten Tagen nach Eröffnung der Bauchhöhle prophylaktisch, später nur bei evtl. Keimnachweis (Peritonitis) hinzugefügt.

Durchführung

Im Akutfall Durchführung mit einem Stilettkatheter, der auch auf Station gelegt werden kann, oder zur Langzeitdialyse über den chirurgisch eingelegten Tenckhoff-Katheter. Der Punktionsort befindet sich im oberen Drittel zwischen Nabel und Symphyse auf der linken Seite (rechts Leber) des Abdomens. Die Katheterspitze muß im Douglas-Raum liegen, dem tiefsten Punkt.

Der Tenckhoff-Katheter besteht aus weichem Material (Silikon) und kann bis zu einem Jahr liegen. Er verläuft in einem subkutanen Tunnel in den Bauchraum und wird an der Subkutis und in der Peritonealhöhle fixiert, so daß die Infektionsgefahr gering ist.

Vorbereitung des Patienten

▶ Einwilligung.
▶ Altersabhängige Aufklärung.
▶ Sicherer venöser Zugang, vorteilhaft wäre ein zentraler Venenkatheter (ZVK) wegen der flüssigkeitsrestriktiven parenteralen Ernährung.
▶ Offene Magensonde, nach Adaption an die Dialyse ist meist eine normale orale Ernährung möglich.
▶ Blasenkatheter zur genauen Bilanzierung, falls noch eine Restfunktion vorhanden ist, außerdem muß die Blase bei Punktion leer sein → Sonokontrolle.
▶ Intubationsbereitschaft falls die Kinder nicht beatmet sind.
▶ Darmentleerung zum Schutz vor Verletzungen bei der Punktion.
▶ Bettenwaage zur kontinuierlichen Gewichtskontrolle aufstellen.
▶ Weiche Lagerung zur Dekubitusprophylaxe, Oberkörperhochlagerung zur Hirnödemprophylaxe und zur Erleichterung der Atmung.

Material zur Akutdialyse über Stilettkatheter

▶ Steriler Kittel, Handschuhe,
▶ Mundschutz, Haube,

- farbiges Hautdesinfektionsmittel, sterile Kompressen,
- steriles Abdecktuch, Lochtuch,
- 1- und 2 ml-Spritzen, 17er und 1er Kanülen,
- 20 ml-Spritze und Straußkanüle,
- Lokalanästhetikum,
- vorgewärmtes NaCl 0,9 %ig,
- Dialysekatheter,
- Skalpell,
- Nahtmaterial, Nadelhalter, Pinzette,
- Verbandmaterial,
- Wärme- und Lichtquelle,
- unter dem Laminar Air Flow steril vorbereitetes Dialysesystem mit Zusätzen luftleer gefüllt,
- 4 anatomische Klemmen (bezogen),
- Wärmeplatte,
- 1–2 Digitalwaagen (bei Säuglingen und Kleinkindern) oder 1 Federwaage (größere Kinder),
- Infusionsständer,
- Wecker,
- Dialyseprotokoll.

Legen eines Stilettkatheters

- Aufklärung des Patienten,
- Ermittlung des Ausgangsgewichts,
- Sedierung und Analgesie (evtl. Narkose bei beatmeten Patienten),
- Entleeren der Blase über den Blasenkatheter → Sonokontrolle,
- Darmentleerung,
- Rückenlagerung, Oberkörperhochlagerung,
- Fixierung des Kindes, vor allem des Beckenkamms und der Beine,
- Desinfektion der Punktionsstelle,
- Lokalanästhesie bis in die untere Bauchmuskelschicht,
- nochmalige Desinfektion,
- Arzt kleidet sich steril an,
- Abdecken der Punktionsstelle,
- Punktion des Bauchraums mit einer dicken Kanüle (Straußkanüle), darüber wird vorgewärmtes NaCl 0,9 %ig gegeben (ca. 20–30 ml/kg) = Erzeugung einer künstlichen Aszites, Kanüle ziehen,
- Hautschnitt, Katheter kurz fassen und unter drehenden Bewegungen durch den Einstichkanal der Kanüle in den Bauchraum vorschieben,
- Trokar entfernen, im Katheter steigt Flüssigkeit auf, dann Vorschieben in den Douglas-Raum (Gefahr der Verletzung des Darms und der Blase),
- Katheter abklemmen und mit einer Naht fixieren,
- Einstichstelle verbinden,
- steriler Anschluß des Dialysesystems und erster Einlauf einer kleinen Menge des erwärmten Dialysats.

Durchführung

Man unterteilt die Dialyse in 3 Abschnitte.

▶ Einlaufzeit: Das auf 35–37°C angewärmte Dialysat (sonst Reizung des Peritoneums mit Schmerzen sowie Kontraktion der Gefäße bei zu kaltem Dialysat) läßt man über ca. 10 min einlaufen. Das Schlauchsystem muß luftleer sein (sonst Verkleinerung der Peritonealhöhle, schmerzhaft und Förderung des Wachstums aerober Keime), die Einlaufhöhe soll maximal 40 cm betragen.
▶ Verweildauer: Sehr individuell nach dem Krankheitsbild und den Parametern, die eliminiert werden sollen, zwischen 15–60 min bei der Akutdialyse und 4–6 h bei der CAPD (Verweildauer je nach Elimination: Wasser – kurz, Kalium – mittel, Harnstoff und Kreatinin – lang); nach ca. 30 min weitgehende Sättigung des Dialysats mit kleinen Molekülen (Kalium, Harnstoff), danach könnten Eiweißmoleküle ins Dialysat und Glukose ins Blut wandern.
▶ Auslaufzeit: Dauer ca. 20–30 min; es muß aber sicher gegangen werden, daß mindestens die Menge der Spüllösung wieder herausgekommen ist; der Auslaufbehälter sollte nicht tiefer als 10–15 cm unter Bauchniveau hängen, sonst können Gerinnsel und Netzpartikel angesaugt werden.

Dialysesystem als geschlossenes System (Abb. 2)

Zum Dialysesystem gehören:

▶ Einlaufbeutel, der mit Dialysat in verschiedenen Konzentrationen gefüllt ist,
▶ leerer Auslaufbeutel,
▶ Y-Stück mit Schlauch vom Dialysebeutel und Schlauch zum Auslaufbeutel,
▶ kleiner Vebindungsschlauch mit Rollerklemme vom Y-Stück zum Schraubverschluß, mit dem man das System an den PD-Katheter anschließen kann,

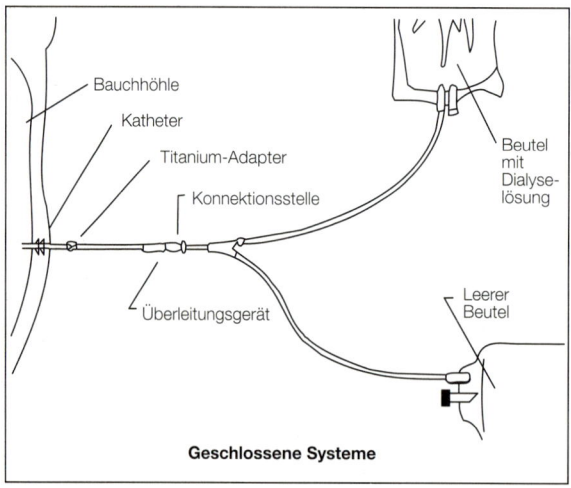

Abb. 2.
Peritonealdialysesystem
der Firma Baxter

Bauchhöhle

Katheter

Titanium-Adapter

Konnektionsstelle

Beutel
mit
Dialyselösung

Überleitungsgerät

Leerer
Beutel

Geschlossene Systeme

▶ über die Verbindungsstelle PD-Katheter und Dialysesystem wird z.B. eine *Betaisodona*-Manschette gestülpt, die das Eindringen von Keimen verhindern soll.

Auf der Seite, an der der PD-Katheter aus dem Körper tritt, muß die Wärmeplatte stehen, mit der der Dialysatbeutel erwärmt wird. Circa 40 cm über Patientenniveau steht die Digitalwaage bzw. ist die Federwaage für den Einlaufbeutel angebracht. Circa 10 cm unterhalb des Patienten steht die andere Waage zum Abwiegen des Auslaufbeutels. Steht keine zweite Waage zur Verfügung, hängt man den Auslaufbeutel unten an einen Infusionsständer und muß ihn vor und nach jedem Auslauf auf der Waage abwiegen. Mit je 2 Klemmen werden die Schläuche für Ein- und Auslauf abgeklemmt, der Zulauf zum Patienten ist durch eine Rollerklemme gesichert. Der Dialysebeutel liegt im allgemeinen auf der Wärmeplatte (Abb. 3).

Vor dem Einlauf wird das System gespült, damit der Einlaufschlauch mit angewärmtem Dialysat gefüllt wird und um evtl. Keime aus dem System in den Auslaufbeutel zu spülen. Diese Spülung erfolgt mit 100 ml. Dazu legt man den Beutel auf die Waage und öffnet die beiden Klemmen, so daß das Dialysat in den Auslaufbeutel fließen kann. Dann wird der Auslaufschlauch abgeklemmt und die Rollerklemme zum Patienten geöffnet, und man läßt die vorher definierte Dialysatmenge (10–30 ml/kg KG) in den Patienten einlaufen. Dabei ist eine gute Beobachtung des Patienten notwendig. Anschließend schließt man die Rollerklemme und klemmt den Einlaufschlauch ab. Der Dialysatbeutel wird wieder auf die Wärmeplatte gelegt. Es folgt nun die Verweildauer, der Wecker wird entsprechend eingestellt. Zum Auslauf werden die Rollerklemme und die Klemmen

Abb. 3.
Neugeborenes während einer Peritonealdialyse. *Oben rechts* Waage für den Einlauf; *darunter* der Dialysebeutel auf der Wärmeplatte; *vorn* der Auslaufbeutel auf der Waage

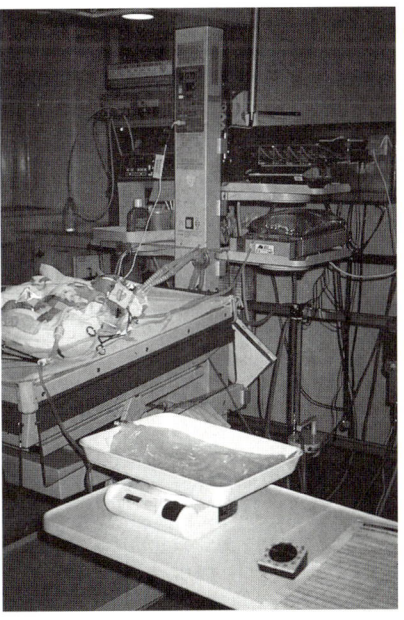

zum Auslaufbeutel geöffnet. Man muß sichergehen, daß mindestens die Einlaufmenge wieder abfließt. Nach der festgelegten Auslaufzeit beginnt der nächste
Einlauf. Alles muß auf dem Dialyseprotokoll dokumentiert werden.

Es gibt die Möglichkeit, die PD mit einer Peritonealdialyse-Maschine („Cyc-
ler") durchzuführen.

Systemwechsel

Ist der Dialysebeutel leer oder muß die Konzentration des Dialysats geändert
werden, muß das komplette System gewechselt werden.

Das System wird unter dem Laminar Air Flow mit den angeordneten Zusätzen
versehen, die gesamten Schläuche luftleer gefüllt und alle abgeklemmt. Die Pflegeperson trägt dazu Mundschutz, Haube und sterile Handschuhe. Das System
wird in ein steriles Tuch geschlagen und zum Patienten gebracht. Eine neue
z. B. *Betaisodona*-Manschette wird bereitgelegt. Die alte Manschette an der Verbindungsstelle wird entfernt, die Verbindungsstelle wird großzügig mit Desinfektionsmittel abgewischt und auf einer sterilen Unterlage gelagert. Mit neuen sterilen Handschuhen wird das neue System angeschlossen und die neue Manschette
um die Verbindungsstelle gelegt. Die Manschette sollte man etwas hin und her
drehen, damit sich das *Betaisodona* verteilt. Der Systemwechsel wird im Protokoll
dokumentiert.

Dialyseprotokoll

Zusätzlich zur normalen Intensivkurve wird ein spezielles Dialyseprotokoll
geführt:

- Name, Datum, Uhrzeit,
- Art des Dialysats und Zusätze,
- einzelne Einlaufmenge,
- Verweildauer,
- Auslaufmenge mit Bilanz pro Auslauf bzw. 6-/12-/18-/24-h-Bilanz,
- Beutelwechsel,
- Kontrollgewicht des Patienten,
- Probleme bei der Dialyse (Schmerzen, schlechtes Ein- bzw. Auslaufen des Dia-
  lysats, Aussehen etc.).

Überwachung

Zu Beginn der Dialyse erfolgt eine sehr engmaschige Überwachung aller Parameter, um zu sehen, wie der Patient reagiert:

- Herzfrequenz, EKG,
- Atmung (AF, Tiefe, Typ),
- Blutdruck, evtl. über arterielle Druckmessung,
- Temperatur (Sonde bei Säuglingen),
- zentraler Venendruck,
- Gewicht,

▶ Sauerstoffsättigung,
▶ Aussehen,
▶ Hautturgor, Ödeme, Schleimhäute,
▶ Schmerzen, Unruhe,
▶ Bewußtsein, Pupillenreaktion, Glasgow Coma Scale (GCS),
▶ Bilanz,
▶ Stuhl auf Blut untersuchen,
▶ Katheterlage, Einstichstellen (PD-Katheter, ZVK, Arterie),
▶ Bauchumfang nach Auslauf,
▶ Dialysat (Farbe, Blutbeimengungen, Konsistenz, Mikrobiologie, Leukozyten, Erythrozyten, Elektrolyte),
▶ Blutzucker zu Beginn alle 1–2 h,
▶ Blutgasanalyse, Elektrolyte, Harnstoff, Kreatinin alle 6–8 h.

Komplikationen

▶ Verletzungen von Darm, Blase, Bauchwandarterie, evtl. Leber (wenn Katheter von rechts),
▶ Reizungen des Peritoneums durch Luft oder kaltes/heißes Dialysat,
▶ Peritonitis (Fieber, trübes Dialysat, Schmerzen),
▶ Hyperglykämie,
▶ Auslaufstörungen (hoher Eiweißgehalt, Gerinnsel, Netzpartikel, Darmschlingen),
▶ Eiweißmangel,
▶ Störungen des Wasser- und Säure-Basen-Haushalts,
▶ Desäquilibriumsyndrom: durch zu schnellen Entzug von Harnstoff, Natrium und Kalium und zu schnellen Ausgleich des Wasserhaushalts wird Wasser in den Zellen zurückgehalten, und es kann zum Hirnödem kommen.
Symptome: Krämpfe, Bewußtseinsstörungen, Hypotonie, ventrikuläre Herzrhythmusstörungen.

Beenden der Dialyse

Nach Einsetzen der Diurese und Normalisierung der Blutwerte wird die Dialyse beendet.

▶ Verweildauer nach und nach verlängern und Einlaufmenge reduzieren,
▶ Ziehen des Katheters nach dem letzten Einlauf (halbe Menge im Bauchraum belassen, damit der Katheter schwimmt),
▶ vor dem Ziehen manuelles Freispülen, um das Netz wegzuschwemmen,
▶ Ziehen unter Sedierung und Analgesie,
▶ Einstichstelle bei Bedarf mit Tabaksbeutelnaht und Druckverband verschließen,
▶ Katheterspitze in die Bakteriologie schicken,
▶ auf Nachsickern achten.

2.6
Tracheotomie

Darunter versteht man die operative Eröffnung der Trachea unterhalb des Kehlkopfes mit anschließender Kanülierung.

Indikationen

- Mechanische Behinderung im Bereich des Larynx und der Trachea, z. B. durch Tumor, Schwellung, Tracheomalazie, Trachealstenosen, Lymphangiom,
- Verletzungen des Kehlkopfes,
- ausgedehnte Gesichtsverletzungen,
- Verätzungen,
- Langzeitintubation (Zeitraum sehr umstritten), z. B. bei zentraler Atemlähmung, Koma, Undine-Syndrom, Muskeldystrophien,
- Nottracheotomie bei unmöglicher trachealer Intubation (selten).

Durchführung

Die Durchführung erfolgt in Intubationsnarkose unter chirurgischen Bedingungen:

- Obere Tracheotomie: zwischen Ringknorpel und 1. Trachealring oder zwischen 1. und 2. Trachealring (seltene Methoden).
- Mittlere Tracheotomie: zwischen 3. und 4. Trachealring, häufigste Form, geringste Komplikationsrate; aber Nachblutungsgefahr, da das Gebiet sehr gefäßreich ist.
- Untere Tracheotomie: äußerst selten, größte Komplikationsrate.

Die Operation wird in Rückenlage durchgeführt, der Hals wird überstreckt, die Haut zwischen Ringknorpel und Jugulum gespalten. Bei Kindern wird das Trachealknorpel/-bindegewebe durch eine Inzision quer oder längs gespalten und der Knorpel verdrängt. Bei Erwachsenen und auch bei Kindern, die dauerhaft tracheotomiert bleiben, wird ein Fenster in das Trachealknorpel/-bindegewebe geschnitten.

Der Endotrachealtubus wird entfernt und die Kanüle eingeführt; meist entspricht die Kanülengröße der Größe des Trachealtubus, die Kanüle kann aber auch eine Nummer größer sein.

Die Kanülenlage 2–3 cm oberhalb der Bifurkation wird zunächst auskultatorisch und dann röntgenologisch überprüft. Haltefäden werden durch die nach der Längsinzision aufgeklappten Hautseiten nach außen geführt, um die Kanalisation zu sichern (Haut verschließt sich schneller als das Operationsgebiet darunter).

Kanülen

- Beschaffenheit: Kunststoff oder Metall, mit und ohne Cuff,
- Größe: (2,5) 3,0–14 mm Innendurchmesser,
- Länge: 4,5 bis ca. 10 cm.

Komplikationen

- Lokale Blutungen,
- Lageveränderungen der Kanüle: zu tief → einseitige Belüftung,
- spontane Dekanülierung, Verletzung der Trachea,
- Infektionen des Tracheostomas, der Trachea, Pneumonie,
- Hautemphysem, Mediastinalemphysem,
- Drucknekrosen, Stenosen,
- tracheoösophageale Fistel,
- Granulome.

Vorteile

- Der anatomische Totraum wird verkleinert, die Spontanatmung kann erleichtert werden.
- Die Verletzungsgefahr von Nase, Rachen, Kehlkopf und Stimmbändern wird reduziert.
- Orale Nahrungsaufnahme ist möglich: Schluckreflex überprüfen.
- Gesichtsfeld wird erweitert, mehr Bewegungsfreiheit, motorische und visuelle Entwicklung wird gefördert.
- Patient kann ohne große Schwierigkeiten jederzeit wieder beatmet werden.
- Bronchialtoilette wird erleichtert, Absaugvorgang ist kürzer.
- Sprachliche Kommunikation wird möglich.

Nachteile

- Nasen-Rachen-Raum wird umgangen, Erwärmung, Anfeuchtung und Reinigung der Atemluft entfällt,
- Veränderung der Viskosität des Trachealsekrets,
- Flimmerepitheltätigkeit ist vermindert,
- Infektionsgefahr ist erhöht, kurzer direkter Weg zur Lunge.

Material am Patientenplatz

- Beatmungsbeutel, Maske, Sauerstoffinsufflation,
- Absaugung und Zubehör, sterile Handschuhe,
- Stethoskop,
- Trachealkanüle in entsprechender Größe und eine Nummer kleiner,
- Tubus entsprechend der Kanüle und eine Nummer kleiner,
- Nasenspekulum,
- z. B. *Xylocaingel*,
- NaCl 0,9 %ig zum Reinigen,
- Verbandmaterial,
- Fixationsmaterial,
- Schere.

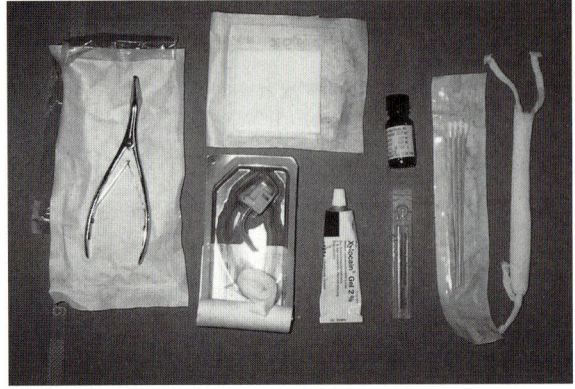

Abb. 4.
Material zum Tracheal-
kanülenwechsel und zur
Stomapflege

Pflegerische Versorgung

▶ Kanülenwechsel: erster Kanülenwechsel 1 Woche postoperativ durch den Operateur. Da der Kanal noch nicht gefestigt ist, kann eine erneute Kanülierung
erschwert sein. Mit einem Nasenspekulum kann das Stoma gespreizt werden,
oder die Kanüle kann über eine Magensonde aufgefädelt und darüber eingesetzt werden (Abb. 4).

▶ Routinewechsel mindestens 1mal/Woche, bei Bedarf häufiger, abhängig von
Menge und Beschaffenheit des Sekrets.

▶ Verbandwechsel (Bändchen und Kompresse) 1mal/Tag, bei Bedarf häufiger.

▶ Kanülen- und Verbandwechsel immer zu zweit, davon eine erfahrene Person,
vorher den Arzt informieren.

▶ Wechsel immer vor den Mahlzeiten und in Ruhe.

▶ Patient vorher altersentsprechend aufklären; evtl. sedieren; lagern (Rolle oder
Kissen in den Nacken legen – Hals überstrecken; Abb. 5) und fixieren; absaugen (oral, nasal, tracheal); Kompresse und Bändchen entfernen.

▶ Kanülenwechsel mit sterilem Handschuh durchführen: Die eine Hand (unste-
ril) entfernt die alte Kanüle, die andere Hand (steril) setzt die neue Kanüle

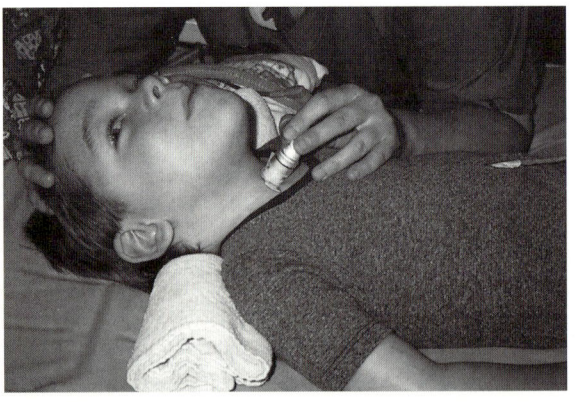

Abb. 5.
Lagerung zur Stomapflege

Abb. 6.
Tracheostoma nach der Versorgung

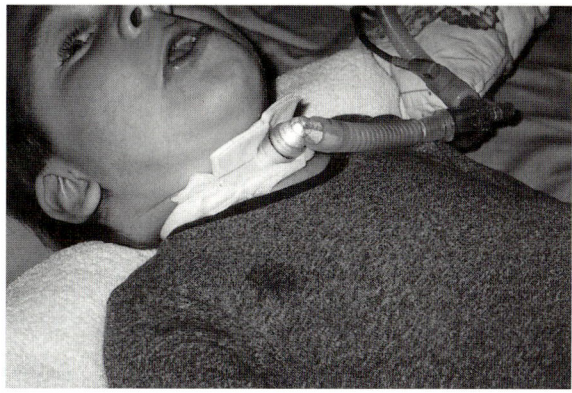

ein; oder derjenige, der das Kind fixiert, entfernt die alte Kanüle, und die zweite Person setzt die neue Kanüle steril ein.

▶ Bei unmöglicher Rekanülierung Versuch mit einer dünneren Kanüle oder einem Tubus bzw. Stoma mit dem Nasenspekulum spreizen und erneuter Versuch, ggf. Stoma steril abdecken und das Kind mit Maske und Beutel beatmen.

▶ Inspektion und Reinigung des Halses (mit Wasser und Seife) und des Stomas (NaCl 0,9 %ig); für das Tracheostoma keine Puder oder Salben verwenden; bei Hautreizungen und -defekten mit Nabelpflegelösung (Brillantgrün, Gentianaviolett, Riboflavin) pinseln, nur dünn auftragen und gut trocknen lassen (wirkt desinfizierend und gerbend).

▶ Stabile Kinder tracheal steril absaugen bevor die neue Kanüle eingesetzt wird.

▶ Tracheostoma wird mit Tracheometalline oder nicht fusselnden Kompressen verbunden (z. B. *Medicomp* Drainkompressen).

▶ Fixierung: Zwischen Hals und Bändchen soll genau 1 Finger passen (Abb. 6).

▶ Nach Kanülenwechsel auch Beatmungsschläuche, Beatmungsbeutel oder „Feuchte Nase" wechseln.

▶ Auskultation der Lunge nach Kanülenwechsel.

▶ Regelmäßiges tracheales Absaugen bei fehlendem oder unzureichendem Abhusten von Sekret.

▶ Erwärmung und Anfeuchten der Einatmungsluft (bei Spontanatmung über „Feuchte Nase").

▶ Trachealkanüle nie offen lassen.

Dekanülierung

Abhängig vom Allgemeinzustand und der Atemtechnik des Kindes und von der Grunderkrankung wird dekanüliert:

▶ Patienten altersentsprechend gut informieren und nicht allein lassen,

▶ Kanüle mit Cuff: Zeitintervall der Entblockung ausdehnen,

▶ immer kleinere Kanülen einsetzen,

▶ Sprechkanüle abstöpseln,

▶ Physiotherapie zur Unterstützung der Spontanatmung,
▶ nach Entfernen der Kanüle Tracheostoma mit sterilem Verband abdecken, Tracheostoma schließt sich in der Regel spontan,
▶ pflegerische Tätigkeit entspricht der nach Extubation, inklusive Verbandwechsel und Wundinspektion.

Dokumentation

▶ Zeitpunkt der Tracheotomie,
▶ Kanülengröße, Liegedauer, bei Tracheoflexkanülen: die Länge,
▶ Verbandwechsel, Haut und Stomazustand beschreiben,
▶ spezielle Pflegeanweisung,
▶ Kanülenwechsel,
▶ Dekanülierung; wie wird die Entwöhnung akzeptiert?
▶ Inhalation, Physiotherapie.

2.7
Pflege bei Enterostoma

Indikationen

▶ Nekrotisierende Enterokolitis,
▶ anorektale Agenesie,
▶ Morbus Hirschsprung,
▶ Tumore,
▶ Ileus.

Arten

▶ Doppelläufiges Stoma mit oralem (proximalen) und aboralem (distalen) Schenkel; dabei wird eine Darmschlinge über Hautnivaeu gelegt; ein Reiter verhindert ein Zurückrutschen; die Darmwand wird eröffnet, die Schleimhaut umgestülpt und mit der Haut vernäht.
▶ Einläufiges Stoma (kann endständig sein, wenn der untere Darmabschnitt vollkommen lahmgelegt oder entfernt wird).

Rektal kann anfangs Stuhl, später noch Schleim abgesetzt werden.

Lage (je nach Grunderkrankung)

▶ Dünndarm (Stuhl ist dünnflüssig und durch die Verdauungssekrete aggressiv) = Ileostomie – Lage am rechten Unterbauch.
▶ Dickdarm (Stuhl wird je nach Lage im Dickdarm immer fester), z. B. Zäkostomie (Lage am rechten Unterbauch), Kolostomie (Colon transversum – Lage am rechten oder linken Oberbauch, Sigma – Lage am linken Unterbauch).

Postoperative Versorgung

▶ Stoma feucht halten mit Vaseline und NaCl 0,9 %ig, evtl. z. B. *Grassolind*.
▶ Auf Durchblutung achten.
▶ Eröffnung des Stomas (falls es nicht primär eröffnet wurde) nach 24 h mittels Elektrokauter.
▶ Hautschutz mit ausgeschnittenen Tupfern, bei sehr empfindlicher Haut mit ausgeschnittener Hautschutzplatte (Gefahr, daß Teilfäden beim Entfernen der Platte gezogen werden); Ringplatte erst auf Anordnung des Chirurgen verwenden, da beim Anbringen des Beutels evtl. ein zu großer Druck auf den Bauch oder die Naht ausgeübt werden kann → Nahtinsuffizienz, Schmerzen.
▶ Eventuell ein- oder mehrmaliges Anspülen des Stomas mit Glukose 5 %ig, bis es ausreichend fördert.
▶ Entfernen des Reiters und der Fäden nach ca. 8–10 Tagen.

Material zum Wechseln der Platte

▶ Ringplatte in entsprechender Größe, evtl. zusätzlich eine spezielle atmungsaktive Hautschutzplatte bei defekter Haut,
▶ passender Beutel mit oder ohne Öffnung zum Entleeren,
▶ Tupfer,
▶ Wasser und Seife,
▶ Öl,
▶ unsterile Handschuhe,
▶ Schere,
▶ Stomahesivepaste,
▶ Wattestäbchen,
▶ Farblösung, z. B. Pyoktanin.

Vorgehen

▶ Klebende Platte anfeuchten, damit sie sich besser löst.
▶ Stoma während der Versorgung evtl. mit einem Watteträger verschließen, um ein Nachlaufen von Stuhl zu verhindern.
▶ Reinigen der Haut mit Wasser und Seife immer zum Stoma hin.
▶ Haut nochmals mit klarem Wasser von den Seifenresten reinigen.
▶ Inspektion der Haut und des Stomas.
▶ Hautdefekte mit Farblösung pinseln, evtl. trocken fönen.
▶ Ringplatte auf der Heizung oder in der Mikrowelle vorwärmen (läßt sich dann besser anpassen).
▶ Loch der Größe des Stomas entsprechend in die Platte schneiden (Schablonen helfen beim Anpassen); die Kante muß glatt sein, da sonst Verletzungsgefahr besteht.
▶ Bei defekter Haut spezielle Hautschutzplatte zuschneiden und auf die Haut kleben (die Haut muß sauber und trocken sein).
▶ Ringplatte auf die trockene und saubere Haut oder die Hautschutzplatte kleben.

▶ Freiräume zwischen der Stomaplatte und dem Stoma mit Stomahesivepaste ausfüllen (geht am besten mit feuchten Watteträgern).
▶ Beutel gut am Ring befestigen (geht leichter, wenn man einen Tropfen Öl auf den Ring gibt), dabei darauf achten, daß das Stoma nicht eingeklemmt wird.
▶ Bei sehr kleinen Kindern die Platte selbst zuschneiden und den Stuhl mit einem aufgeklebten Urinbeutel auffangen.

Allgemeine Pflege

▶ Beutelwechsel nach Bedarf,
▶ Stuhlmengen abwiegen,
▶ Stuhl auf Konsistenz, Aussehen und Geruch beurteilen,
▶ Stuhl auf Ausnutzung untersuchen,
▶ regelmäßige Gewichtskontrollen,
▶ Beurteilung des Stomas auf Durchblutung und Veränderungen,
▶ Plattenwechsel nur, wenn sie sich löst oder Stuhl darunter läuft,
▶ die Patienten können ohne Probleme gebadet werden (bei Hautproblemen, z. B. in Kamille oder Kaliumpermanganat),
▶ Bauchlage ist möglich,
▶ nicht zu enge Kleidung, Kinder nur locker wickeln,
▶ Eltern und Kinder altersentsprechend frühzeitig im Umgang mit dem Stoma anlernen.

Ernährung

▶ Auf Nahrungsunverträglichkeiten achten und entsprechend ernähren (säurearme und nicht blähende Nahrungsmittel).
▶ Bei sehr hochliegendem Stoma ist die Resorption unzureichend, und es ist evtl. eine zusätzliche parenterale Ernährung erforderlich.
▶ Bei unzureichender Resorption kann eine hohe Substitution von Elektrolyten und Spurenelementen, Vitaminen etc. notwendig sein.

Komplikationen

▶ Prolaps,
▶ Rausrutschen des Reiters und Verlagerung des Stomas unter Hautniveau,
▶ Nekrosen,
▶ Blutungen,
▶ Verletzungen der Darmschleimhaut,
▶ Kurzdarmsyndrom,
▶ Pilzinfektionen der Haut,
▶ Stenosen,
▶ parastomale Hernie,
▶ parastomaler Abzeß,
▶ Polypen.

2.8
Magenspülung

Im Kindesalter sind akzidentelle Ingestionen mit Arzneimitteln, Tabak, Haushalts- und Lösungsmitteln am häufigsten, seltener mit Pflanzenschutzmitteln oder Giftpflanzen. Bei Jugendlichen kommen Intoxikationen mit Tabletten in suizidaler Absicht vor, außerdem Alkoholintoxikationen.

▸ Ingestion: Einnahme eines potentiell gefährdenden Stoffes.
▸ Intoxikation: Vergiftungserscheinungen nach Aufnahme einer giftigen Substanz.

Eine Magenspülung ist 4 h nach der Giftaufnahme nur bei Vergiftungen, die zur Magenatonie führen (Schlafmittel, Anticholinergika, Psychopharmaka mit Retardwirkung) sinnvoll, im Zweifelsfall sollte sie immer durchgeführt werden. Ist die Substanz bekannt, muß immer bei einer der Giftzentralen die adäquate Therapie nachgefragt werden.

Primärmaßnahmen bei oralen Vergiftungen

▸ Induziertes Erbrechen nur bei wachen ansprechbaren Patienten:
durch Reizung der Rachenhinterwand,
Einnahme von warmem Salzwasser (1–2 Eßlöffel/Glas), *nicht* bei Kindern!,
Verabreichung von z. B. Ipecacuanha-Saft, da er eine bessere Wirkung bei vollem Magen hat, anschließend Wasser trinken lassen, die Wirkung tritt nach ca. 20 min ein;
Kontraindikation: Krampfanfälle, Aufnahme von Schaumbildnern, fettlöslichen Substanzen, Säuren und Laugen.
▸ Tabletten, Pflanzen, Substanzen etc. aufbewahren und zur Identifikation mit ins Krankenhaus nehmen.

Kurzanamnese

▸ Alter, Gewicht des Kindes.
▸ Was wurde eingenommen?
▸ Wieviel wurde ca. eingenommen?
▸ Wann erfolgte die Einnahme?
▸ Welche Symptome traten bisher auf?
▸ Welche Maßnahmen wurden schon ergriffen?

Kontraindikation

▸ Drohende oder bestehende Perforation von Ösophagus oder Magen,
▸ bestehende Herz- oder Ateminsuffizienz,
▸ Säure-, Laugenverätzung.

Vorbereitung der Magenspülung

▶ Möglichst dicke Magensonden bzw. rote Magenschläuche, damit festere Bestandteile die Sonde nicht verstopfen,
▶ Gleitmittel, z. B. *Xylocaingel*, auch zur Lokalanästhesie,
▶ Mundkeil, Güdeltubus,
▶ Blasenspritze oder Trichter,
▶ Eimer,
▶ NaCl 0,9 %ig, 500 ml-Flaschen auf 37 °C erwärmen,
▶ Plastikschürzen,
▶ Absaugung und Zubehör,
▶ Intubationsbesteck und -medikamente,
▶ Röhrchen für die Proben,
▶ Kohle (wirkt neutralisierend, zur Adsorption von fettlöslichen und wasserlöslichen Giften),
▶ Glaubersalz (Natriumsulfat) zur Beschleunigung der Magen-Darm-Passage,
▶ Monitoring: EKG, Atmung, Sauerstoffsättigung, Blutdruck.

Vorbereitung des Patienten

▶ Altersgerechte Aufklärung,
▶ venöser Zugang,
▶ evtl. Atropin-Gabe; nicht nach Ingestionen von Tollkirschen, Belladonna-Extrakten, Antihistaminika (Anticholinergika),
▶ Lagerung in stabiler Seitenlage rechts, Kopftieflagerung oder aufrechte Haltung,
▶ Abnahme von Blut, Urin, Stuhl für toxikologische Untersuchungen.

Ablauf

▶ Intubation bei Bewußtseinseintrübung oder komatösen Patienten.
▶ Magensonde oral schieben, dabei den Patienten zum aktiven Schlucken auffordern.
▶ Lagekontrolle durch Aspiration (Mageninhalt für Untersuchungen aufbewahren).
▶ Eventuell Mundkeil oder Güdeltubus als Beißschutz.
▶ Bei Intoxikation mit fettlöslichen Giften muß man Paraffin vor der Spülung geben, bei Schaumbildnern z. B. *Sab-Simplex*-Tropfen.
▶ Spülung mit ca. 400 ml bei Erwachsenen, 150 ml bei Kindern und 50 ml bei Säuglingen je Spülvorgang,
▶ Wiederholung der Spülung höchstens bis 20mal, der Mageninhalt muß klar sein.
▶ Je nach Vergiftung sollte Kohle zur Giftadsorption verabreicht werden, außer nach speziellen oralen Antidot-Gaben.
▶ Verabreichung von Glaubersalz.
▶ Magensonde nach vollständiger Entleerung des Magens ziehen.

Komplikationen

▶ Perforation von Ösophagus oder Magen,
▶ Aspiration.

KAPITEL 3

Pflege bei pulmonologischen Krankheitsbildern

3.1
Respiratory Distress Syndrome und Surfactantsubstitution

3.1.1
Respiratory Distress Syndrome

Das Respiratory Distress Syndrome (RDS) ist ein durch Surfactantmangel bedingtes Atemnotsyndrom, man bezeichnet es auch als Atemnotsyndrom des Neugeborenen (ANS).

Ursachen

▶ Unreife der Lunge, Mangel an Surfactant,
▶ Wirkungsverlust des Surfactant.

Pathogenese

Surfactant ist ein Phospholipid und reich an Lecithin. Der Surfactantfilm hat eine hohe Viskosität und wird von den Mitochondrien der granulierten Pneumozyten (Typ 2 Zellen) gebildet und wahrscheinlich auch gespeichert. Synthese und Speicherung werden vom Grad der Lungendehnung beeinflußt. Durch Flüssigkeitsverschiebung und Diffusion wird das Surfactant transportiert.

Der Surfactantstoffwechsel ist sehr schnell und hat eine kurze Halbwertszeit (2–24 h).

Wirkung

▶ Surfactant senkt die Oberflächenspannung an der Luft-Wasser-Grenzschicht.
▶ Während der Exspiration wird das Kollabieren der Alveolen verhindert (Anti-Atelektase-1-Faktor).
▶ Verbesserung des Gasaustausches.
▶ Schutz der Epitheloberfläche.
▶ Verbesserung des Sekrettransports.
▶ Stabilisierung der kleinen Bronchien.

Surfactant ist ab der 23. SSW im Fruchtwasser nachweisbar, die vollständige Aktivität ab der 34./35. SSW.

Faktoren für die Lungenreifung

- Begünstigend wirken:
  fetaler Streß durch vorzeitigen Blasensprung,
  Amnioninfektionssyndrom,
  Tokolyse.
- Hemmend wirken:
  mütterlicher Diabetes,
  Hypoxie während der Geburt,
  schwere Erythroblastose.

Prophylaktisch kann die Surfactantbildung durch Gabe von Dexa- oder Betamethason an Schwangere 24–72 h vor der Geburt gefördert werden. Dieses Verfahren ist ab der 24. SSW effektiv.

Schonende Geburtseinleitung bei drohender Frühgeburt mit primärer Reanimation durch ein erfahrenes neonatologisches Team verhindert die Geburtsasphyxie und verringert das Risiko eines ausgeprägten ANS.

Pathophysiologie (Abb. 7)

Ist die Oberflächenspannung zu gering, tritt nach der ersten Inspiration ein exspiratorischer Kollaps ein, so daß für die weitere Atmung ein hoher Druck nötig ist. Dies führt zu einer schnellen Erschöpfung. Das RDS entwickelt sich in den ersten Lebensstunden. Es kommt zu einer herabgesetzten Lungencompliance, zu eingeschränkter alveolärer Ventilation (Mikroatelektasen) und kardialem Rechts-links-Shunt (Foramen ovale und Ductus arteriosus Botalli bleiben offen). Dadurch kommt es zur Verminderung der Sauerstoffaufnahme, Hypoxie und Azidose folgen. Diese wiederum verschlechtern die Surfactantproduktion. Durch steigende Gefäßpermeabilität und andauernde Hypoperfusion der Lunge bildet sich in den Alveolaren eine proteinreiche Flüssigkeit, die die Ausbildung der hyalinen Membranen zur Folge hat.

Durch die hohe Oberflächenspannung der Alveolen kann es zur Überdehnung der Bronchiolen kommen, dadurch kann das Bronchialepithel beschädigt werden und einreißen.

Symptome in den ersten Lebensstunden

- Tachypnoe >60/min,
- Nasenflügeln,
- sternale-, interkostale Einziehungen,
- exspiratorisches Stöhnen,
- abgeschwächtes Atemgeräusch, Entfaltungsknistern (auskultatorisch),
- blaßgraues Hautkolorit,
- Zyanose,

Abb. 7.
Pathogenese des RDS

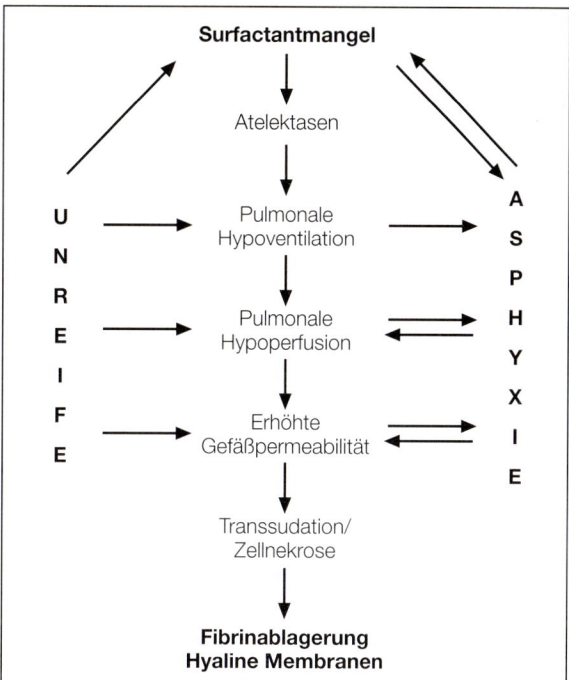

▶ Neigung zur Hyperbilirubinämie,
▶ Blutzuckerstörungen.

Diagnostik

Sie erfolgt durch Thoraxröntgen:

▶ Grad 1: feine retikulogranuläre Zeichnung,
▶ Grad 2: zusätzlich Pneumobronchogramm,
▶ Grad 3: Verschwimmen der Lungen-/Zwerchfell- und Lungen-/Herz-Grenze,
▶ Grad 4: weiße Lunge.

Die Hauptdifferentialdiagnose ist die Infektion (Streptokokken).

Therapie

▶ Pränatale Prävention,
▶ postnatale Prävention,
▶ Surfactantgabe.

Primärversorgung

▶ Absaugen des Nasen-Rachen-Raumes.

▶ Stabilisierung der Luftwege (Frühgeborene mit flüssigkeitsgefüllten Luftwegen und geringer Thoraxcompliance sind nicht in der Lage, die Lunge ausreichend zu entfalten).

▶ Maskenbeatmung und/oder Intubation (bei kleinen Frühgeborenen oder bei Verdacht auf RDS sollten die Kinder mit speziellen Tuben, die einen „Arbeitsgang" besitzen, intubiert werden, über die eine Surfactantapplikation ohne Diskonnektion der Beatmung möglich ist).

▶ Kontrollierte Beatmung über den Tubus.

▶ Sicherer Transport.

Versorgung auf Station

▶ Minimal-Handling oder variable angepaßte Intensivpflege = Pflegemaßnahmen prioritätsbezogen; Routinemaßnahmen wie Waschen, Betten, Wiegen und Blutentnahmen einschränken.

▶ Tracheales Absaugen nur nach Auskultation, bei Surfactantmangel ist die pulmonale Sekretion eingeschränkt.

▶ Orales Absaugen evtl. umgehen, Mundpflege mit Wattestäbchen, Mund mit Kompressen abwischen.

▶ Temperaturkontrolle über eine Temperatursonde.

▶ Sorgfältige Beobachtung des Patienten einschließlich Auskultation der Lunge,

▶ Regelmäßige Blutdruckkontrolle → evtl. Katecholamine.

▶ Blutgasanalysen können eingespart werden, wenn die gemessenen Werte mit der transkutanen Überwachung gut übereinstimmen.

▶ Sauerstoffzufuhr ist an den aktuellen Bedarf anzupassen.

▶ Antibiotikabehandlung, da eine Sepsis nie ausgeschlossen werden kann.

▶ Eiweißsubstitution.

▶ Sorgfältige Flüssigkeitsbilanz.

3.1.2
Surfactantsubstitution

Indikationen zur Surfactantgabe

▶ >30. SSW
  Alter bis 1 h   Alter bis 4 h
  Beatmung O_2 <30 %
  O_2 <40 %   Radiologisch RDS 2–3°
  Keine RDS-Prophylaxe   Keine RDS-Prophylaxe

▶ <30. SSW
  Alter bis 1 h   Alter über 1 h
  O_2-Abhängigkeit <40 % O_2-Abhängigkeit >21 %
  Beatmung   Beatmung
  Radiologisch RDS 2–3°   Radiologisch RDS 2–3°
  Keine RDS-Prophylaxe   Keine RDS-Prophylaxe.

Verabreichung von Surfactant auf der Station

Vorbereitung

▶ Anwesenheit der Pflegeperson und des Arztes, Veränderungen erkennen und entsprechend darauf reagieren.

▶ Monitoring mit gut übereinstimmender transkutaner Überwachung.

▶ Blutdrucküberwachung: die Öffnung der Alveolen und verbesserte Lungendurchblutung führt zur Veränderung der Druckverhältnisse im Körper → Hirnblutungsgefahr und Gefahr eines Blutdruckabfalls!

▶ Arterieller Zugang ist wünschenswert, um die Blutgase regelmäßig zu kontrollieren.

▶ Genaue Dokumentation der Beatmungs- und Kreislaufparameter.

▶ Vor Surfactantgabe die Kinder tracheal absaugen, nach der Surfactantgabe für mindestens 6–8 h nicht absaugen.

Verabreichung

▶ Surfactant wird im Kühlschrank gelagert und soll vor der Applikation Raumtemperatur haben.

▶ Die Ampulle zum Anwärmen vorsichtig schwenken oder in der Hand drehen, nicht schütteln, es bildet sich sonst zu viel Schaum.

▶ Arzt zieht Surfactant steril aus der Ampulle in eine Spritze, Dosierung: 80–100 mg/kg KG.

▶ Über die spezielle Zuleitung des Tubus (oder bei normalen Tuben über die Plastikkanüle einer Verweilkanüle 18 G) wird das Surfactant in den korrekt liegenden Tubus gegeben, der Kopf ist in Mittelstellung. Dabei das Kind genau beobachten, bei Bradykardie und Zyanose während der Surfactantgabe den Vorgang unterbrechen; wenn sich das Kind nicht wieder erholt, evtl. bereits gegebenes Surfactant wieder absaugen. Der Beatmungsdruck verteilt das Surfactant ausreichend. Bis zur endgültigen Verteilung des Surfactants sind grobe Rasselgeräusche der Lunge zu auskultieren. Meistens steigt der pCO_2 erst an, verursacht durch eine künstliche Obstruktion der Lunge, und fällt dann wieder auf seinen Ausgangswert ab. Der pO_2 steigt meist rasch an, so daß die Sauerstoffzufuhr reduziert werden kann und muß. Oft kann die Gesamtbeatmung zurückgenommen werden. Surfactant kann bis zu 3- bis 4mal wiederholt substituiert werden.

Konsequenzen für die Pflege

▶ Engmaschige klinische Überwachung,

▶ kontinuierliche Überwachung von Atemfrequenz, Herzfrequenz, $tcpO_2$, $tcpCO_2$ und Sauerstoffsättigung,

▶ engmaschige Überwachung des Blutdrucks und der Temperatur, Alarmgrenzen eng einstellen,

▶ Veränderungen erkennen und an den Arzt weitergeben,

▶ Minimal-Handling,

▶ Lagerung in 30°–Oberkörperhochlagerung, unter Umständen mit einer Schulterrolle,

▶ regelmäßige Auskultation der Lunge,
▶ ausreichende Kalorienzufuhr,
▶ evtl. Gabe von Sedativa.

3.2
Bronchopulmonale Dysplasie

Die bronchopulmonale Dysplasie (BPD) ist eine chronische Atemwegserkrankung mit typischen röntgenologischen Zeichen, verbunden mit Abhängigkeit von Beatmung und/oder Sauerstoff.

Pathogenese und Prädisposition

Die BPD entsteht durch Zusammenwirken von funktioneller und struktureller Unreife der Lunge, Barotrauma und toxischer Wirkung des Sauerstoffs.

Weitere prädisponierende Faktoren
▶ Flüssigkeitsüberladung,
▶ persistierender Ductus arteriosus (PDA),
▶ interstitielles Emphysem und Pneumothorax,
▶ Beatmung mit hohen Inspirationsdrucken,
▶ rezidivierende Infektionen.

Sauerstofftoxizität und Barotrauma bewirken eine mechanische Verletzung des Lungengewebes und zusätzlich der Bronchialschleimhaut, der Alveolarzellen und Lungengefäße.

Folgen
▶ Epithelmetaplasien,
▶ herdförmige Parenchymnekrosen,
▶ pulmonale Hypertension durch Intima- und Mediaverdickungen der pulmonalen Gefäße.

Die Lungenbelüftung ist zunächst vermindert, die Atemarbeit gesteigert, die Compliance sinkt → die Belastung für das rechte Herz nimmt zu. Das elastische Gewebe der Lungenbläschen geht zugrunde und wird durch steife, bindegewebige Fasern ersetzt. Die Alveolen sind weniger dehnbar (Compliance herabgesetzt), die Austauschoberfläche für Sauerstoff und Kohlendioxyd vermindert. Es treten überblähte (Emphysem) und minderbelüftete Lungenbezirke auf (Dystelektasen bis Atelektasen); die Lunge ist anfällig für Infektionen.

Symptome

▶ Verlängerte Beatmungszeit,
▶ anhaltende Sauerstoffabhängigkeit,
▶ chronische Hyperkapnie,

▷ Dyspnoe, Einziehungen,
▷ vermehrte Sekretproduktion,
▷ hypoxische Anfälle, gehäuft Bronchospasmen,
▷ graublasses Aussehen,
▷ Zeichen der Herzinsuffizienz: Schwitzen bei Belastung, Ödeme, Kaltschweißigkeit,
▷ erhöhter Lungengefäßwiderstand, Cor pulmonale,
▷ pulmonale Infekte, Bronchiolitis, Atelektasen,
▷ Osteopenie, Gefahr von Frakturen,
▷ Entwicklungsbeeinträchtigungen, Dystrophie.

Die Schweregrade sind einzuteilen nach Thoraxröntgen.

Präventive Maßnahmen

▷ Bekämpfung der Frühgeburtlichkeit,
▷ medikamentöse Induktion der Lungenreife,
▷ Surfactantapplikation verringert das Risiko der BPD,
▷ Beatmung möglichst schonend mit wenig Druck und wenig Sauerstoff,
▷ frühzeitige Extubation, besser für längere Zeit noch N-CPAP,
▷ korrekte Erwärmung und Anfeuchtung des Atemgases,
▷ schonende Bronchialtoilette,
▷ Flüssigkeitsrestriktion,
▷ ausreichend Kalorien anbieten.

Therapie und Konsequenzen für die Pflege

Eine spezielle Therapie der BPD ist nicht möglich, deshalb symptomatische Behandlung.

▷ Sauerstoff: adäquate Oxygenierung mit angepaßter Überwachung; hypoxische Phasen, besonders im Schlaf, lösen Bronchospasmen aus und führen zur Erhöhung des Lungenwiderstands.
▷ Ausreichende Kalorienzufuhr bei Flüssigkeitsrestriktion; Zufuhr von Vitaminen und Spurenelementen; Nahrung auf viele kleine Portionen aufteilen, Nahrungsmenge langsam steigern.
▷ Diuretikatherapie mit niedrig dosiertem Furosemid unter sorgfältiger Kontrolle der Elektrolyte im Serum und von Kalzium und Phosphor im Urin; verbessert die Lungenfunktion schnell, hat aber bei Langzeittherapie erhebliche Nebenwirkungen (Osteopenie, Nephrokalzinose, Ototoxizität); alternativ Gabe von Spironolacton (z.B. *Aldactone*) = kaliumsparendes Diuretikum.
▷ Bronchodilatatoren:
Theophyllin: senkt den Lungengefäßwiderstand, erweitert die Lungengefäße und die Bronchien, hemmt Ödembildung der Bronchialschleimhaut; Theophyllin kann auch durch Koffein ersetzt werden,
Ipratropiumbromid (z.B. *Atrovent*) als Vagolytikum zur Bronchodilatation.

▶ Physiotherapie: Vibration mit der Zahnbürste vorsichtig durchführen → Gefahr von Rippenbrüchen; Kinder dabei gut beobachten und überwachen, da dies eine große Belastung ist.

▶ Antibiotika nicht als Dauerprophylaxe, nur bei einem Keimnachweis.

▶ Bei bestimmten Formen der Herzinsuffizienz wird eine Digitalisierung notwendig.

▶ Dexamethason-Gaben haben eine positive Wirkung auf die Entwicklung der Lunge gezeigt, dadurch ergibt sich eine Erleichterung bei der Entwöhnung vom Respirator. Wegen der großen Nebenwirkungen sollte Dexamethason systemisch nur nach guter Planung und Überlegung gegeben werden; Beclometason (z. B. *Sanasthmyl*) kann aber auch inhalativ über eine Inhalationskammer (z. B. *Aero-chamber* zur Verabreichung über den Tubus oder z. B. über *Babyhaler* für spontanatmende Kinder) verabreicht werden.

Der Umgang mit den Kindern, die eine BPD entwickelt haben, ist schwierig. Geduld, Einfühlungsvermögen und eine große Frustrationstoleranz sind nötig. Die Zusammenarbeit mit den Eltern dieser Kinder kann sich als problematisch erweisen, da es immer wieder zu Rückschlägen kommt und die Behandlung lange dauern kann. Es hat sich bewährt, den Kindern und Eltern feste Bezugspersonen aus dem ärztlichen und pflegerischen Bereich zuzuordnen. Allerdings müssen alle Schwestern des Teams in der Lage sein, diese Kinder zu versorgen.

3.3
Adult Respiratory Distress Syndrome – Akutes Lungenversagen

Primär ist das Adult Respiratory Distress Syndrome (ARDS) eine nichtinfektiöse interstitielle Pneumonie, die sich in wenigen Stunden bis zu wenigen Tagen zu einer schweren globalen respiratorischen Insuffizienz entwickelt.
Sekundäre Infektionen können das Krankheitsbild beeinflussen.

Auslösende Faktoren

▶ Direkter Lungenschaden:
bei Kontusion (stumpfes Thoraxtrauma),
Aspiration/Mikroaspiration,
Inhalation toxisch/thermisch,
iatrogen: Überladung des pulmonalen Kreislaufs durch Infusionen etc.,
Verbrauchskoagulopathie.

▶ Indirekter Lungenschaden durch Mediatorenfreisetzung:
bei Hypovolämie → Ischämie,
Hypoxie → Sauerstoffradikale,
Polytrauma → Endotoxine,
Verbrennung → Verbrennungstoxine,
Sepsis/Pneumonie → Endotoxine,
Hirnödem → neurogen,
Störungen der intestinalen Mukosa → Endotoxine, Bakterien.

Pathophysiologie

Durch Sauerstoffradikale, die von den neutrophilen Granulozyten gebildet werden, entstehen Endothelschäden. Es kommt zur Permeabilitätsstörung der Kapillarwände. Die Kollagenfasern des Lungengerüsts werden aufgelöst. Es entsteht ein intraalveoläres und interstitielles Ödem, das eine gravierende Störung des Surfactantsystems nach sich zieht.

Der pulmonal-arterielle Widerstand steigt; der pulmonale Rechts-links-Shunt wird vergrößert. Die Ödemflüssigkeit ist besonders eiweißreich. Besonders Serumproteine und Fibrin lagern sich entlang der Alveolarsepten ab und bilden hyaline Membranen. Durch den Surfactantmangel kommt es zum Kollaps der kleinen Atemwege, zu Atelektasen, zur Abnahme der funktionellen Residualkapazität und der Compliance. Es bildet sich eine intraalveoläre und interstitielle Fibrose.

Es kommt zur Aktivierung des

▶ Gerinnungssystems,
▶ Fibrinolysesystems,
▶ Komplementsystems

mit nachfolgender Thrombozyten- und Granulozytenaktivierung; dadurch werden Mediatoren freigesetzt.

Unspezifisches klinisches Bild

▶ Tachy- und Dyspnoe mit gesteigerter Atemarbeit,
▶ Blässe, Zyanose,
▶ Nasenflügeln bis Einziehungen,
▶ Tachykardie,
▶ Unruhe bis Verwirrtheit,
▶ schwacher Hustenstoß.

Blutgasanalyse

▶ paO_2-Abfall (nur geringer Anstieg bei 100 % Sauerstoffzufuhr),
▶ $paCO_2$ zunächst niedrig als Zeichen der kompensatorischen Hyperventilation, später als Zeichen der Dekompensation zunehmender Anstieg bis zur schweren Hyperkapnie.

Behandlung

Eine spezifische Therapie existiert zur Zeit nicht. Die Behandlung ist rein symptomatisch.
Im Mittelpunkt der Therapie steht:

▶ die Behandlung der respiratorischen Insuffizienz,
▶ die Bilanzierung des Flüssigkeitsgleichgewichts,
▶ die Behandlung der auslösenden Grunderkrankung.

Maßnahmen

▶ Beatmung mit PEEP und hohem AMV:
unter Umständen Umkehr des I:E-Verhältnisses (2:1; 3:1),
weitere Beatmungsmöglichkeiten: Hochfrequenzbeatmung, Oszillation, Stickstoffmonoxydbeatmung,
▶ Flüssigkeitsrestriktion:
Volumensubstitution mit kolloidalen Lösungen (Humanalbumin),
hoher kolloidosmotischer Druck im Plasma soll die „Leckage" der Lungenka-
pillaren vermindern,
▶ Antibiotikatherapie,
▶ ausreichende Nährstoffzufuhr,
▶ Katecholamingabe,
▶ Diuretika,
▶ zunächst gute Sedierung,
▶ evtl. Relaxierung,
▶ evtl. Heparinsubstitution.

Komplikationen

▶ Pulmonales Barotrauma (Pneumothorax),
▶ Lungenschädigung durch zu hohe Sauerstoffkonzentration,
▶ Pneumonie durch bakterielle Infektionen,
▶ Rechtsherzinsuffizienz durch pulmonale Hypertonie,
▶ akutes Nierenversagen,
▶ Multiorganversagen.

Mortalität

▶ Hoch, bis 80 %,
▶ ist abhängig von der Grunderkrankung und dem Alter des Patienten.

Pflege

▶ Alle pflegerischen Maßnahmen richten sich maßgeblich nach dem Zustand des
Patienten.
▶ Minimal-Handling.
▶ Absaugen nach Bedarf zu zweit unter Präoxygenierung und Hyperventilation,
möglichst vorher Physiotherapie, ggf. zusätzliche Sedierung und evtl. Relaxie-
rung; Beatmungsbeutel muß ein PEEP-Ventil besitzen.
▶ Möglichst frühzeitiges Umlagern, da die Dekubitusgefahr infolge der schlech-
ten Mikrozirkulation sehr hoch ist; ist dies auf Grund der instabilen Kreislauf-
verhältnisse nicht möglich, Lagerung auf einer speziellen Antidekubitusma-
tratze.
▶ Einhaltung aller Prophylaxen (s. Kap. 1.2).
▶ Magen-pH-Kontrolle und ggf. Antazidatherapie.
▶ Bilanzierung über Blasenkatheter.

▶ Auf regelmäßige Stuhlausscheidung achten.
▶ Gute Mundpflege.
▶ Augenpflege bei Relaxierung (s. auch Kap. 2.2 „Pflege relaxierter Patienten").
▶ Gute Patientenbeobachtung.
▶ Kontinuierliche Überwachung:
Herzfrequenz, EKG,
Respiration,
Sauerstoffsättigung,
ZVD-Messung,
arterielle Druckmessung, auch zur Abnahme arterieller Blutgasanalysen,
endexspiratorischer CO_2,
evtl. Temperatursonde.

3.4
Asthma bronchiale

Darunter versteht man eine chronische Erkrankung der kleinen Atemwege (kleine Bronchien und Bronchiolen) mit reversibler Atemwegsobstruktion.

Ursachen

▶ Entzündung,
▶ Hyperreagibilität der Atemwege.

Asthmaformen

▶ Exogen-allergisches Asthma oder Extrinsic-Asthma,
▶ Infektasthma oder infektallergisches Asthma,
▶ nicht allergisches Asthma oder Intrinsic-Asthma,
▶ medikamentöses Asthma,
▶ psychogenes Asthma (umstritten).

In den meisten Fällen liegt eine Kombinationsform vor.

Möglicherweise anfallauslösende Medikamente

▶ Prostaglandininhibitoren, z. B. Acetylsalicylsäure,
▶ Barbiturate,
▶ Beta-Blocker,
▶ Opioide,
▶ Parasympathomimetika, z. B. Neostigmin (z. B. *Prostigmin*).

Während eines Asthmaanfalls kommt es zu einer akuten Zunahme des Atemwegswiderstands durch:

▶ Spasmus der Bronchialmuskulatur (bei Säuglingen seltener),
▶ Bronchialschleimhautödem durch Histaminfreisetzung,
▶ übermäßige Absonderung von zähem Schleim.

Des weiteren kommt es zur Erhöhung des pulmonalen Gefäßwiderstands und des Pulmonalarteriendrucks.

Differentialdiagnose

▶ Fremdkörperaspiration, meist plötzlich auftretend (s. auch Kap. 3.5),
▶ Bronchiolitis bei Säuglingen,
▶ akute Laryngotracheitis,
▶ funktionelle Obstruktion der großen Atemwege (Tracheobronchomalazie),
▶ akute stenosierende Laryngotracheobronchitis (s. auch Kap. 3.6.2).

Status asthmaticus

Hierunter versteht man einen akuten Asthmaanfall mit über Stunden anhaltender Ruhedyspnoe, die mit den üblichen Medikamenten nicht beherrschbar ist.

Symptome

▶ abgeschwächtes Atemgeräusch (bis hin zur „stillen Lunge"),
▶ evtl. Reizhusten, Hochbringen von zähem Schleim,
▶ Tachypnoe,
▶ exspiratorisch betonte Dyspnoe,
▶ verlängertes Exspirium,
▶ exspiratorisches Giemen/Brummen,
▶ Einnahme einer sitzenden Position („Kutschersitz"),
▶ Einsatz der Atemhilfsmuskulatur,
▶ Erstickungsgefühl, Angst,
▶ starke Erschöpfung durch verstärkte Atemarbeit,
▶ Tachykardie,
▶ zunehmende Bewußtseinstrübung durch Hyperkapnie,
▶ Zyanose,
▶ Dehydratation mit Hypovolämie,
▶ inspiratorischer Stridor (selten, wenn obere Luftwege mitbetroffen).

Thoraxröntgen

▶ Überblähung der Lunge,
▶ Rippen stehen horizontal,
▶ Zwerchfell ist abgeflacht,
▶ kleines Herz (durch Kompression).

Therapie

▸ Ruhe, Aufregung vermeiden.
▸ Sauerstoffzufuhr (mäßige Zufuhr bei starker Hyperkapnie, da sonst der Atemantrieb vermindert werden kann).
▸ Inhalation mit einem Gemisch aus Salbutamol (z. B. *Sultanol*) = Betamimetikum zur Brochodilatation, Ipatropiumbromid (z. B. *Atrovent*) als Vagolytikum und NaCl 0,9 %ig oder z. B. *Intal* (2 ml NaCl 0,9 %ig oder *Intal* + 1 Tr. Salbutamol/Lebensjahr + 10 Tr. Ipatropiumbromid); evtl. mit Epinephrin-Racemat (z. B. *Micronephrin*) oder Adrenalin und NaCl 0,9 %ig (Zusammensetzung s. Kap. 3.6.2).
▸ Theophyllin-DT (z. B. *Euphyllin*) zur Bronchodilatation und Dilatation der Lungengefäße.
▸ Betamimetika zur Bronchodilatation, z. B. Salbutamol-DT (z. B. *Salbulair*); evtl. Adrenalin-DT = Alphamimetikum oder Terbutalin s. c. (z. B. *Bricanyl*), cave: Tachykardie.
▸ Kortikoide gegen das Ödem, z. B. Prednisolon i. v. (z. B. *Solu-Decortin H*).
▸ Sekretolyse (nicht mit Acetylcystein inhalativ wegen der Gefahr eines Bronchospasmus).
▸ Sedierung z. B. mit Chloralhydrat oder Promethazin (z. B. *Atosil*), cave: Verstärkung der Ateminsuffizienz; evtl. Ketamingaben i. v. (z. B. *Ketanest*) unter Intubationsbereitschaft, wirkt bronchospasmolytisch.
▸ Ausreichende Flüssigkeitszufuhr bei bestehender Dehydratation, cave: Vorsicht bei Kleinkindern, inadäquate ADH-Sekretion mit Flüssigkeitsretention.
▸ Antibiotika nur bei Verdacht auf eine bakterielle Infektion.
▸ Evtl. Intubation und Beatmung.
▸ Evtl. Bronchoskopie mit Bronchiallavage bei sehr zähem Sekret (spezielle Indikationsstellung).

Indikation zur Beatmung

▸ Atemstillstand,
▸ Erschöpfung und zunehmende Bewußtseinstrübung,
▸ Hyperkapnie >60 mmHg,
▸ pH <7,2,
▸ anhaltend hoher Sauerstoffbedarf.

Die Intubation sollte erst nach Gabe von Atropin und unter Ketanest- oder Halothannarkose (bronchospasmolytisch) erfolgen.

Beatmung

Beatmungseinstellungen werden sehr kontrovers diskutiert.

▸ Druckkontrolliert mit relativ hohem AMV (Ziel: pCO_2 55–60 mmHg),
▸ niedrige Frequenz,
▸ verlängerte Exspirationszeit,
▸ normale bis kurze Inspirationszeit,

▶ PEEP,
▶ Sedierung mit Ketamin, Diazepam, (keine Opioide).

Pflegerische Maßnahmen
▶ Ruhiges sicheres Arbeiten, Aufregung vermeiden.
▶ Minimal-Handling.
▶ Patient in sitzender Position belassen und dies durch Lagerungsmittel unterstützen und erleichtern.
▶ Patient zur Lippenbremse anhalten (wenn er darin geübt ist).
▶ Überwachung: EKG, Respiration, Sauerstoffsättigung, evtl. transkutane CO_2-Messung.
▶ Beobachtung des Aussehens, Verhaltens und der Bewußtseinslage.
▶ Sauerstoffzufuhr (angefeuchtet) über Maske oder Brille, SaO_2 >95 %.
▶ Ultraschallvernebler, Inhalation nach Anordnung, evtl. IPPB (intermittierende positive Druckbeatmung) über Maske.
▶ Anwendung des Flutters (wenn der Patient darin geübt ist).
▶ Gute Nasenpflege,
▶ Häufige kleine Mahlzeiten anbieten, um den Magen nicht zu belasten → drückt auf die Lungen.
▶ Eventuell Sedierung.
▶ Bei Intubierten eine gute Sedierung, vor allem beim Absaugen; vor und nach dem trachealen Absaugen sollte eine Gabe von z. B. *Atrovent*-Spray (über speziellen Aerosol-Adapter) erfolgen; Inhalationen über eine Inhalationskammer (z. B. *Aero-chamber*).
▶ Physiotherapie (Abklopfen und Vibrationsmassage) bei Beatmeten oder bei nicht zu starker Dyspnoe (auf die Toleranz des Patienten achten).
▶ Lagerungsdrainage nur bei entsprechender Toleranz des Patienten und bei Beatmeten.

Komplikationen

▶ Hautemphysem,
▶ Mediastinalemphysem,
▶ Pneumothorax,
▶ bakterielle Infektion,
▶ zerebrale Anfälle (durch Theophyllin),
▶ Herzinsuffizienz durch Rechtsherzbelastung,
▶ inadäquate ADH-Sekretion mit Flüssigkeitsretention,
▶ Hypokaliämie (durch Salbutamol), Gefahr von Rhythmusstörungen.

3.5
Fremdkörperaspiration

Eine Fremdkörperaspiration ist im Kleinkindalter die häufigste Ursache für eine akute Atemnot.

Häufige Aspiration

▶ Süßigkeiten, Bonbons,
▶ Nüsse, vor allem Erdnüsse,
▶ Nahrungsbrocken, z. B. Würstchen, Fleisch, rohe Karotten oder Äpfel,
▶ kleines Spielzeug,
▶ Erbsen,
▶ Knöpfe, kleine Münzen.

Lokalisation des Fremdkörpers

▶ Bronchialbaum!,
▶ Hypopharynx (retrolaryngealer Rachenabschnitt),
▶ Glottis.

Bleibt ein größerer Fremdkörper beim Verschlucken im Ösophagus stecken, kann er auf die Trachea drücken und diese komprimieren.

Verlaufsformen

Akuter Verlauf

Dabei kommt es zur Verlegung der Atemwege, evtl. Bronchospasmus und Schleimhautschwellung:

▶ plötzlicher inspiratorischer und/oder exspiratorischer Stridor,
▶ plötzlicher Hustenanfall,
▶ Würgreiz,
▶ Heiserkeit,
▶ akute Dyspnoe,
▶ evtl. Zyanose und akute Erstickungsgefahr.

Je nach Lokalisation des Fremdkörpers zusätzlich:

▶ abgeschwächtes Atemgeräusch auf einer Seite,
▶ verlängertes Exspirium,
▶ exspiratorisches Giemen,
▶ verminderte oder fehlende Atemexkursionen.

Verschleppter Verlauf

Dies ist häufig nach Erdnußaspiration:

▶ alle Zeichen eines chronischen pulmonalen Infekts.

Therapie

Bei stabilem Zustand

▶ vorsichtiger Transport in die Klinik mit einem NAW (Gefahr, daß der Fremdkörper noch tiefer rutscht),

▶ evtl. Sauerstoffgabe,
▶ in der Klinik in Narkose Laryngoskopie oder Bronchoskopie und Entfernen des Fremdkörpers.

Bei akuter Erstickungsgefahr

▶ Heimlich-Handgriff, evtl. mehrfach wiederholen:
Vorgehen: den stehenden oder sitzenden Patienten von hinten umfassen und die zu Fäusten geballten Hände ins Epigastrium legen, ein oder mehrere Druckstöße in Richtung Zwerchfell durchführen; beim liegenden Patienten kniet man sich mit gespreizten Beinen über ihn, legt die übereinandergelegten Hände aufs Epigastrium und führt die sogenannte Bauchdruckmethode in Richtung Zwerchfell durch;
cave: Ruptur von Hohlorganen und Gefäßen, daher ist dieser Handgriff umstritten *und sollte vor allem bei Kindern nicht angewendet werden,*
beim Säugling in Kopftieflage 4 feste Schläge zwischen die Schulterblätter geben und anschließend 4 Thoraxkompressionen wie bei der Herzdruckmassage durchführen.
▶ Laryngoskopische Inspektion des Rachenraumes und Versuch, mit der Magill-Zange den Fremdkörper aus dem glottischen oder subglottischen Bereich zu entfernen,
cave: Laryngospasmus, Bradykardie, Erbrechen; wenn möglich vorher Atropingabe, evtl. sublingual.
▶ Intubationsversuch, um dabei evtl. den Fremdkörper tiefer zu schieben und wenigstens eine Lungenhälfte zu beatmen.
▶ Legen eines i.v.-Zugangs und medikamentöse Therapie (s. Kap. 3.3 „Asthma bronchiale").
▶ Eventuell Koniotomie oder Notfalltracheotomie.
▶ Nach der Stabilisierung Transport in die Klinik und eine Bronchoskopie.

Den meisten Kindern geht es nach dem Entfernen des Fremdkörpers schnell wieder besser, selten ist eine Nachbeatmung notwendig. Da es aber häufig zu anschließenden Schleimhautschwellungen kommt, können noch abschwellende Inhalationen notwendig werden (s. Kap. 3.6.2. „Akute stenosierende Laryngotracheobronchitis").

Überwachung

▶ EKG,
▶ Respiration (AF, Typ, Geräusche, Einziehungen),
▶ Sauerstoffsättigung,
▶ Beobachtung (Aussehen, Verhalten).

Kinder mit einem verschleppten Verlauf bieten dagegen eher Probleme. Gerade bei der Erdnußaspiration besteht meistens ein schwerer bronchopulmonaler Infekt, evtl. mit Atelektasenbildung und starker Schleimsekretion. Da sich die Erdnuß meist schon zersetzt hat, ist sie bronchoskopisch schwer zu entfernen.

Therapie und Pflege

- ▷ Bronchoskopie mit Bronchiallavage,
- ▷ evtl. Beatmung für einige Tage,
- ▷ häufiges endotracheales Absaugen nach Anspülen mit reichlich NaCl 0,9 %ig,
- ▷ gute Physiotherapie,
- ▷ Lagerungsdrainagen,
- ▷ Sekretolyse i.v. und über die Inhalation,
- ▷ Antibiotikatherapie,
- ▷ evtl. wiederholte gezielte Bronchiallavage unter Bronchoskopie.

3.6
Akute stenosierende Laryngotracheobronchitis und Epiglottitis

3.6.1
Gegenüberstellung beider Erkrankungen

Epiglottitis

Dabei handelt es sich um eine akute Entzündung des Kehlkopfdeckels. Es besteht die Gefahr, daß es zu einer Verlegung der Atemwege in diesem Bereich kommt.

Akute stenosierende Laryngotracheobronchitis (= „Pseudokrupp")

Im Rahmen eines Infektes der oberen Luftwege kommt es zur Schleimhautschwellung im Bereich des Larynx und im subglottischen Bereich.

Symptome

In Tabelle 2 sind die Symptome der Epiglottitis und des Pseudokrupp gegenübergestellt.

Tabelle 2.
Gegenüberstellung der Symptome

Symptome	Epiglottitis	Pseudokrupp
Alter	2–7 Jahre	6 Monate–3 Jahre
Beginn	Akut	Allmählich
Temperatur	Febril	Subfebril
Stridor	Inspiratorisch, Evtl. exspiratorisch	Inspiratorisch
Einziehungen	Vorhanden	Vorhanden
Husten	Keiner	Bellend
Heiserkeit	Eher kloßige Sprache	Ausgeprägt
Schluckbeschwerden	Starker Speichelfluß	Keine
Atemnot	Ausgeprägt	Mäßig bis stark

3.6.2
Akute stenosierende Laryngotracheobronchitis

Diese Erkrankung muß in seltenen Fällen intensivmedizinisch behandelt werden.

Stadieneinteilung nach klinischem Bild

- ▶ 1. Heiserkeit, bellender Husten,
- ▶ 2. Inspiratorischer Stridor, Einziehungen,
- ▶ 3. Atemnot, Unruhe, Tachykardie,
- ▶ 4. Zyanose, Erstickungsgefahr, Somnolenz.

Ursachen

- ▶ Viren (Parainfluenza-, RS-, Myxo-, Adeno-, Influenzaviren),
- ▶ Allergien (selten),
- ▶ Bakterien (selten als Sekundärinfektion durch Staphylokokken, Pneumokokken, Hämophilus influenzae, Streptokokken).

Therapie

- ▶ Ruhe, jede Aufregung vermeiden,
- ▶ Prednison-Zäpfchen (z. B. *Rectodelt*),
- ▶ Ultraschallvernebler,
- ▶ Inhalation mit einem Gemisch aus Hydrocortison, z. B. *Nasivin*-Nasentropfen 0,25 % und NaCl 0,9 %ig (10 mg + 2 Tr./kg + 10 ml, davon 2 ml); evtl. mit Epinephrin-Racemat (z. B. *Micronephrin*) oder Adrenalin und NaCl 0,9 %ig (0,2 ml + 1,8 ml), cave: Tachykardie, nach ca. 30 min Rebound-Gefahr, Wiederholung notwendig,
- ▶ evtl. Kotikosteroide i.v. (3. Stadium),
- ▶ evtl. Sauerstoffgabe (angefeuchtet),
- ▶ evtl. Sedierung mit Chloralhydrat oder Promethazin (z. B. *Atosil*),
- ▶ Antibiotikatherapie nur bei Verdacht auf bakterielle Infektion,
- ▶ eine Intubation und Beatmung ist selten erforderlich (4. Stadium).

Überwachung

- ▶ EKG,
- ▶ Atmung (AF, Stridor, Einziehungen),
- ▶ Sauerstoffsättigung,
- ▶ Hautfarbe, Aussehen, Verhalten.

3.6.3
Epiglottitis

Bei einer Epiglottitis besteht immer akute Lebensgefahr. Kinder mit Verdacht auf Epiglottitis müssen daher sofort in Begleitung eines Arztes und unter Intubationsbereitschaft in die nächste Kinderklinik mit einer Intensivstation gebracht werden.

Ursache

- Hämophilus influenzae B (am häufigsten),
- Streptokokken,
- Staphylokokkus aureus.

Seit Einführung der HIB-Impfung tritt dieses Krankheitsbild sehr viel seltener auf.

Therapie

- Legen eines i.v.-Zugangs und Gabe von Atropin i.v. (Gefahr des Vagusreizes bei der Racheninspektion), evtl. erst nach Einleitung der Narkose; Kind dabei evtl. auf dem Arm der Mutter/des Vaters belassen.
- Laryngoskopie in Narkose unter Intubationsbereitschaft.
- Bei gesicherter Diagnose erfolgt eine Intubation mit einem meist für die Altersklasse dünneren Tubus, evtl. ist eine orotracheale Intubation einfacher; ist eine Intubation nicht mehr möglich, Versuch der Intubation mit einem flexiblen Bronchoskop oder mit einem metallenen Frauenkatheter (Atemwege weiten, anschließend richtige Intubation), sonst Notfalltracheotomie bzw. Koniotomie.
- Evtl. Nachbeatmung, sonst ist eine Spontanatmung über eine „Feuchte Nase" möglich, Sauerstoffzufuhr nach Bedarf.
- Antibiotikatherapie.
- Fiebersenkung.
- Intubation für mindestens 36–48 h.
- Extubation erst nach nochmaliger Laryngoskopie und eindeutig verbessertem Befund.
- Intensivüberwachung nach der Extubation noch für mindestens 24–48 h.

Pflege

- Kind bei der Aufnahme unbedingt in der selbst eingenommenen sitzenden Position belassen.
- Möglichst ruhig arbeiten, bei Aufregung des Kindes besteht die Gefahr der Atemwegsobstruktion.
- Monitorüberwachung (EKG, Atmung, Sauerstoffsättigung).
- Evtl. Sauerstoffgabe (angefeuchtet).

▶ Vorbereitung zur Intubation.
▶ Nach Intubation gute Fixierung des Tubus und des Kindes; Sedierung bei Bedarf.
▶ Abnahme eines Trachealsekrets für die Bakteriologie.
▶ Zimmeranwesenheit bzw. Sitzwache (eine Spontanextubation muß unbedingt vermieden werden).
▶ Weiteres s. Kap. 2.1 „Pflege des beatmeten Patienten".

In der Regel tolerieren die Kinder den Tubus erstaunlich gut, da er ihnen die Atemnot genommen hat. Sind die Kinder verständig genug, kann auf eine Fixierung unter Aufsicht verzichtet werden, sie dürfen dann auch das Bett zeitweilig verlassen (Toilettengang, Spielen, kurze Rundgänge über die Station). Wichtig ist eine gute Beschäftigung und Ablenkung der Kinder, die sich meist nach einem Tag nicht mehr so krank fühlen.

Nach der Extubation erfolgt das Anfeuchten der Atemluft mit einem Ultraschallvernebler und bei Bedarf Inhalation mit Gemisch aus Hydrocortison, z. B. *Nasivin*-Nasentropfen und NaCl 0,9 %ig (s. Kap. 3.6.2).

3.7
Persistierende pulmonale Hypertension des Neugeborenen

Die persistierende pulmonale Hypertension des Neugeborenen (PPHN) ist eine postpartale Adaptationsstörung mit schwerer Hypoxämie durch eine fehlende Kreislaufumstellung auf Grund eines erhöhten Lungengefäßwiderstands. Dadurch kommt es zum Rechts-links-Shunt über die fetalen Blutwege (Foramen ovale und Ductus arteriosus Botalli) mit ausgeprägter Zyanose. Meistens sind reife Neugeborene betroffen.

Ursachen:

▶ Asphyxie,
▶ Hypoxie,
▶ Hyperkapnie,
▶ Hypothermie,
▶ Hypoglykämie,
▶ Hypokalzämie,
▶ Polyzythämie,
▶ Sepsis,
▶ Mekoniumaspiration,
▶ Zwerchfellhernie,
▶ Pneumonie,
▶ Hydrops fetalis,
▶ Vitien (z. B. Lungenvenenfehlmündungen, Transposition der großen Gefäße = TGA).

Symptome

▶ Zentrale Zyanose, keine Reaktion auf Hyperoxietest,
▶ Tachy- und Dyspnoe,
▶ verstärkte Atemarbeit,
▶ Unruhe,
▶ Azidose,
▶ Systolikum.

Diagnostik

▶ Thoraxröntgen,
▶ Echokardiographie: rechter Vorhof und Ventrikel sind vergrößert, es besteht ein Rechts-links-Shunt auf der Vorhofebene und/oder über den Ductus.

Therapie

▶ Vermeidung von Hypoxie, Hyperkapnie, Azidose, Streß und Flüssigkeitsüberladung.
▶ Behandlung der zugrundeliegenden Störungen, z. B. Azidoseausgleich, Glukosesubstitution, Hämodilution bei Polyzythämie, Antibiotikatherapie bei einer Infektion.
▶ Beatmung:
mit 100 % Sauerstoffgabe beginnen,
Hyperventilation (pCO$_2$ 25–30 mmHg),
Inspirationsdruck erhöhen bis eine sichtbare Thoraxexkursion erfolgt (oft >30 cm H$_2$O),
PEEP, 5–6 cm H$_2$O oder höher,
Oszillationsbeatmung bei sehr hohem Beatmungsdruck und nicht unterdrückbarer Eigenatmung.
▶ Alkalisierung (pH >7,5) durch Hyperventilation, zusätzlich evtl. Gabe von Natriumbikarbonat (NaHCO$_3$).
▶ Medikamentengabe:
Sedierung mit z. B. Diazepam,
Analgesierung mit Fentanyl,
Relaxierung bei Bedarf mit Vecuronium,
Katecholamine zur Erhaltung eines ausreichenden systemischen Blutdrucks,
Tolazolin (z. B. *Priscol*) nach sorgfältiger Indikation zur pulmonalen Vasodilatation; die Gabe sollte über eine periphere Vene der oberen Körperhälfte, aber nur bei ausreichendem Blutdruck erfolgen, da ein akuter Blutdruckabfall möglich ist; weitere Nebenwirkungen können Hirnblutung, Oligurie, Trombozytopenie sein,
Prostazyclin (z. B. *Flolan*) ebenfalls zur pulmonalen Vasodilatation und nach strenger Indikation; Gabe ebenfalls nur bei ausreichendem Blutdruck; Nebenwirkungen: Hautflush, Bradykardie, Blutdruckabfall.
▶ Nach der Stabilisierung des Neugeborenen kann eine langsame schrittweise Reduktion einzelner Parameter erfolgen.

▶ Weitere Behandlungsmöglichkeiten:
extrakorporale Membranoxygenierung (ECMO, gute Erfolge),
Stickstoffmonoxydbeatmung zur selektiven Erweiterung der pulmonalen
Gefäße,
hochdosierte Gabe von Magnesiumsulfat (gute Erfolge); bei hohen Serumkon-
zentrationen ist Magnesium ein Muskelrelaxans, Sedativum und Vasodilatator;
Nebenwirkungen sind von der Serumkonzentration abhängig: Hypoglykämie,
Hypokalzämie, EKG-Veränderungen (verlängerte QRS-, PR-, QT-Intervalle),
Paresen, Bradyarrhythmie, Asystolie, Hypotonie, Nahrungsunverträglichkeit.

Überwachung und Pflege

▶ Gute Krankenbeobachtung (Hautkolorit, Atmung, Abdomen).

▶ EKG, dabei auf eine gute Ableitung achten, besonders bei einer Magnesium-
therapie.

▶ Transkutane Überwachung von pO_2 präductal und von pCO_2.

▶ Sauerstoffsättigung möglichst prä- und postductal.

▶ Kontinuierliche Blutdruckmessung arteriell über NAK oder Radialiskatheter.

▶ Kontinuierliche Temperaturmessung über eine rektale Temperatursonde.

▶ Regelmäßige Blutzuckerkontrollen, die Intervalle sollten von den Werten und
deren Stabilität abhängig sein: eine Hypoglykämie muß unbedingt vermieden
werden.

▶ Ein- und Ausfuhr ggf. über einen Blasenkatheter überwachen (regelmäßige
Katheterpflege).

▶ Minimal-Handling, bei Maßnahmen muß unbedingt ein pCO_2-Anstieg und ein
pO_2-Abfall unterbleiben und Streß in jeder Form vermieden werden.

▶ Auf gute Sedierung und Analgesierung achten.

▶ Absaugen nur nach ausreichender Präoxygenierung und Hyperventilation;
Reduktion von Beatmungsparametern und Sauerstoff nur in sehr vorsichtigen
kleinen Schritten.

▶ Gute Dekubitusprophylaxe, Weichlagerung auf Wattekissen.

▶ Oberkörperhochlage, noch besser ist eine komplette Schräglage.

KAPITEL 4

Pflege in der Neugeborenenchirurgie

4.1
Gastroschisis

Die Gastroschisis ist ein Bauchwanddefekt, der immer rechts des Nabels liegt
(Abb. 8). Der Defekt ist in der Regel klein, ein Bruchsack fehlt. Es befinden
sich meist Dünndarm und Magen, aber auch Dickdarm und bei Mädchen die
Ovarien außerhalb des Bauchraumes. Die Nabelschnur mündet normal. Die
Darmschlingen sind auf Grund der chemischen fetalen Peritonitis ödematös ver-
quollen, mit Fibrin belegt und untereinander verklebt. Weitere Fehlbildungen
sind selten (5–20 %) und beschränken sich dann zumeist auf den Darm (Rotationsanomalien, Perforation, Atresie, funktioneller Kurzdarm, Leistenhoden).

Die Häufigkeit liegt bei ca. 1:8 000 bis 1:10 000. Mädchen sind häufiger betroffen als Jungen. Zwei Drittel der Betroffenen sind Frühgeborene, häufig sind die
Kinder dystroph.

Die pränatale Diagnose ist über die Sonographie möglich. Die Schwangeren
sollten in einem perinatalen Zentrum mit kinderchirurgischer Versorgung ent-

Abb. 8.
Gastroschisis

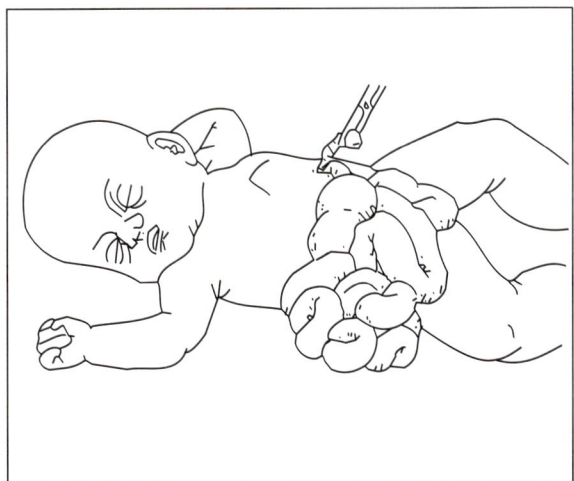

binden. Eine Entbindung über Sectio ist zu empfehlen, um das Risiko einer Kontamination und/oder Verletzung des Darms zu verringern.

Erstversorgung

▶ Das Kind zügig in einen bereit gelegten sterilen Folienbeutel legen (bis zu den Achseln).
▶ Vorher möglichst die Metallklemme durch eine Nabelklemme ersetzen.
▶ Sichtbare Torsionen des Darms vorsichtig aufheben, um starke Strangulationen und damit Nekrosen auszuschließen bzw. zu verringern.
▶ Lagerung auf die rechte Seite, um Zug auf das Mesenterium zu vermeiden.
▶ Gutes orales und nasales Absaugen, auch des Magens, um eine Aspiration, aber auch eine Blähung von Magen und Darm zu verringern.
▶ Dicke Magensonde legen, offen lassen und intermittierend absaugen oder Dauersog (–0,1 bar).
▶ *Keine* Maskenbeatmung, wenn nötig primäre Intubation.
▶ Für gute Wärmezufuhr sorgen, die Kinder kühlen wegen der größeren Körperoberfläche schneller aus.
▶ Venösen Zugang legen, Volumengabe (Bolus 20 ml/kg, dann 120 ml/kg/d).
▶ Möglichst Beginn der antibiotischen Behandlung.
▶ Gespräch mit den Eltern; Operations- und Narkoseeinwilligung einholen.
▶ Kinderchirurgen und Anästhesie benachrichtigen.

Versorgung auf der Station

▶ Wiegen beim Umlagern aus dem Transportinkubator.
▶ Lagerung weiter auf der rechten Seite, Oberkörper hoch, auf den Darm achten!
▶ Magensonde offen ablaufend, evtl. Dauersog von –0,1 bar.
▶ Vitalzeichenkontrolle dem Zustand des Kindes angepaßt (zu Beginn halbstündlich).
▶ Blutentnahme einschließlich Blutgruppe und Kreuzblut.
▶ Thoraxröntgen: Tubuslage, Magensonde?
▶ Gegebenenfalls Sedierung/Analgesierung.
▶ Vitamin K-Gabe i.v.
▶ Einen zweiten i.v. Zugang legen; ist eine ZVK-Anlage geplant, keinen i.v.-Zugang in der rechten Ellenbeuge.
▶ Kind für die Operation vorbereiten:
  Blutdruckmanschette für den Dinamap am linken Arm anbringen,
  2 Sättigungsabnehmer fixieren (z.B. am linken Fuß, an der rechten Hand),
  zum Schutz vor Auskühlung den Kopf mit einer Mütze aus Schlauchverband abdecken und die Extremitäten mit Watterollen und z.B. *Peha-Haft* umwickeln, nur an der linken Hand die Fingerspitzen zur Beobachtung frei lassen.

Operation (OP)

Der OP-Zeitpunkt sollte rasch gewählt werden (Infektionsgefahr, Nekrosen). Eine primäre Rückverlagerung des Darms ist fast immer möglich. Intraoperativ wird eine Bauchdeckenerweiterung durchgeführt. Der Darm wird gereinigt und ausgestreift, um das Lumen zu verkleinern. Dabei erfolgt die genaue Inspektion auf Veränderungen des Darms und der Organe (z. B. Stenosen, Nekrosen).

Manchmal ist die Bauchwand bei einer Gastroschisis nicht primär zu verschließen, wenn das Mißverhältnis zwischen Kapazität der Bauchhöhle und Volumen des prolabierten Bauchinhalts zu groß ist. Die außerhalb der Bauchhöhle verbleibenden Darmteile werden z. B. in einem künstlichen Bruchsack aus Silastik-Folie untergebracht. Dieser Bruchsack wird aufgehängt und dann in zweitägigen Abständen verkleinert. In der Regel ist es nach 7–10 Tagen möglich, die Bauchwand definitiv zu verschließen.

Postoperative Pflege und Überwachung

▶ Lagerung auf dem Rücken, Oberkörper hoch zur Entlastung des Zwerchfells; da der intraabdominelle Druck nach dem Bauchdeckenverschluß höher ist, kommt es leicht zum Zwerchfellhochstand mit Verschlechterung der Beatmungssituation.
▶ Thoraxröntgen und Abdomenröntgen.
▶ Blutentnahme:
  Blutgasanalyse zur Anpassung der Beatmung,
  Blutbild, um Hb- und Hkt-Abfall zu erkennen,
  Blutzucker und Elektrolyte zur adäquaten Glukose- und Elektrolytzufuhr.
▶ Engmaschige Blutdruckkontrolle, da durch den erhöhten intraabdominellen Druck die V. cava inferior komprimiert werden kann mit Abnahme des venösen Rückflusses.
▶ Temperaturkontrolle (Sonde).
▶ Blasenkatheter legen (das Ausdrücken der Blase ist nicht möglich).
▶ Gute Bilanzierung.
▶ Genaue Beobachtung der unteren Extremitäten auf Durchblutung; sinnvoll ist es, den Sättigungsabnehmer am Fuß zu fixieren.
▶ Beobachtung der Bauchdecke (evtl. Bauchumfang messen).
▶ Für gute Sedierung/Analgesierung sorgen; evtl. ist eine Relaxierung nötig, besonders nach großen Defekten, wenn die Bauchdecke stark unter Spannung steht.
▶ Magensonde offen ablaufend.
▶ Genaue Beobachtung des Magensekrets (Bilanz).
▶ Magenspülungen mit Glukose oder NaCl 0,9 %ig nach chirurgischer Anordnung.
▶ Parenterale Ernährung über langen Zeitraum; ein ZVK ist nötig.
▶ Langsamer Nahrungsaufbau, wenn das Magensekret klarer ist und Stuhl abgesetzt wurde.
▶ Auf Stuhlentleerung achten, die Darmpassage kann gestört sein.

▶ Rektale Einläufe nach chirurgischer Anordnung (meist mit Glukose, ACC oder Ochsengalle).
▶ Gute Mund-, Nasen- und Augenpflege.
▶ Dekubitusprophylaxe.

Die Prognose für das Überleben und das weitere Leben ist abhängig vom Zustand des Darmes (Letalität 30 %).

4.2
Omphalozele

Die Omphalozele (= Nabelschnurbruch) ist eine Hemmungsfehlbildung der Bauchdecke (Abb. 9).
Embryologisch gesehen ragt das Zölom (primäre embryologische Leibeshöhle) in der 6.–10. SSW normalerweise in die Nabelschnur vor. Es besteht während dieser Zeit ein physiologischer Nabelbruch. In der 10.–12. SSW kommt es zur Rückbildung des Darms in die Bauchhöhle. Diese Rückbildung ist bei Kindern mit Omphalozele gestört.
Die Bruchpforte ist der Nabelring. Der Bruchsack ist die blutgefäßlose Omphalozelenwand (innen Peritoneum, außen Amnion). Im Bruchsack können sich Dünn- und Dickdarm, Anteile der Leber, aber auch Magen, Milz usw. befinden. Der Nabelschnuransatz befindet sich im Bereich der Omphalozele (an der Kuppe oder seitlich). Man unterscheidet zwischen schmalbasigen (entwicklungsgeschichtlich späten) und breitbasigen (Durchmesser von mehr als 4 cm = frühen) Defekten. Im Gegensatz zu den breitbasigen Defekten enthalten die schmalbasigen keine Leberanteile und sind damit prognostisch günstiger. Es besteht eine angeborene Bauchwandhernie.

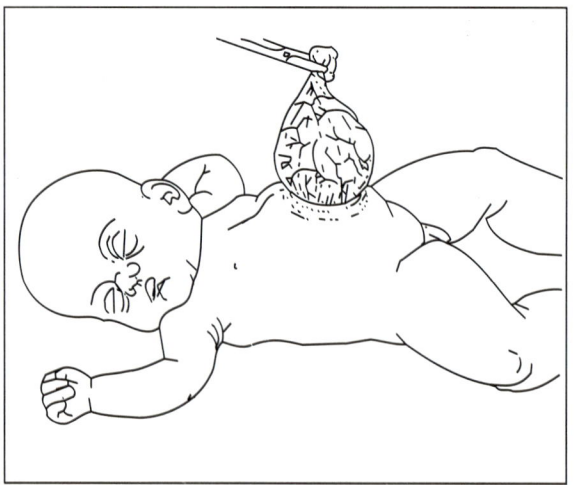

Abb. 9.
Omphalozele

Etwa 40–50 % der Kinder weisen weitere Fehlbildungen auf. Diese können Herz, Urogenitalsystem, zentrales Nervensystem (ZNS), Zwerchfell, Skelettsystem und den Gastrointestinaltrakt betreffen. Auch Fehlbildungssyndrom sind nicht selten (Trisomie 13, 18, Wiedemann-Beckwith-Syndrom).

Die pränatale Diagnostik in der Frühschwangerschaft (ab 12. SSW) ist durch Sonographie möglich.

Erstversorgung

Sie ist mit der Gastroschisis weitgehend identisch:

▶ für gute Wärmequelle sorgen und vor Wärmeverlust schützen,
▶ Nabel mit Nabelklemme abklemmen,
▶ Kind bis zu den Achseln in einen sterilen Folienbeutel legen (Abb. 10),
▶ Absaugen des Magens und dicke Magensonde legen, offen lassen und intermittierend absaugen oder Dauersog anschließen,
▶ Seitenlagerung, um das Abknicken der Vena cava inferior bei einem Leberprolaps zu vermeiden,
▶ venösen Zugang legen; Volumengabe,
▶ bei Ateminsuffizienz *keine* Maskenbeatmung, sondern primäre Intubation,
▶ Gespräch mit den Eltern, Operations- und Narkoseeinwilligung einholen,
▶ Kinderchirurgen und Anästhesisten benachrichtigen.

Abb. 10.
Neugeborenes mit einer Omphalozele in einem sterilen Folienbeutel

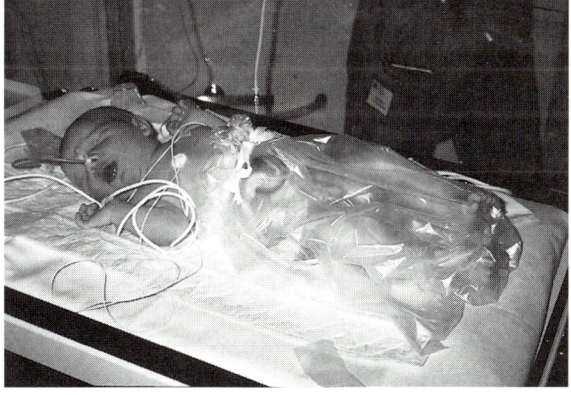

Versorgung auf der Station

▸ Wiegen beim Umlagern aus dem Transportinkubator,
▸ Thoraxröntgen,
▸ Seitenlagerung beibehalten,
▸ Magensonde (doppelläufig) an Dauersog anschließen,
▸ Ausschluß weiterer Fehlbildungen (soweit möglich),
▸ Blutentnahme mit Blutgruppe und Kreuzblut,
▸ Vitalzeichenkontrolle dem Zustand des Kindes angepaßt,
▸ Vitamin K-Gabe i.v.,
▸ das Kind für die Operation vorbereiten (s. Kap. 4.1 „Gastroschisis").

Operation

Ist der Bruchsack intakt, besteht keine Indikation für eine notfallmäßige Operation. Kleine Omphalozelen können einfach reponiert und durch Ligatur am Nabelschnuransatz versorgt werden. Es besteht jedoch hierbei die Gefahr, daß noch außerhalb der Bauchhöhle befindliche Darmteile verletzt werden (Nekrosen-, Fistelbildung).

Große Omphalozelen sind oft nicht primär zu reponieren, da die Bauchhöhle im Verhältnis zu klein ist. Zunächst wird die Bauchhöhle manuell erweitert und die Organe weitgehend zurückverlagert. Über die außerhalb verbleibenden Darmteile wird eine Defektdeckung mit Dura oder Silastik vorgenommen. Dieser Bruchsack wird aufgehängt (Abb. 11). Durch die Schwerkraft rutschen die Organe langsam in den Bauchraum, der sich weitet. Der Bruchsack wird durch Abnäher immer wieder verkleinert. In der Regel ist es nach 7–10 Tagen möglich, die Bauchwand definitiv zu verschließen.

Beim Primärverschluß wird erst die Bauchdecke erweitert, das Darmlumen durch Ausstreifen verkleinert und dann die Bauchdecke verschlossen.

Es ist nicht sinnvoll, den Bruchinhalt mit Zwang in den Bauch zu drängen. Komplikationen wie respiratorische Insuffizienz, Darmnekrosen und Druck auf die Vena cava mit Nieren- bis Herzversagen sind zu erwarten.

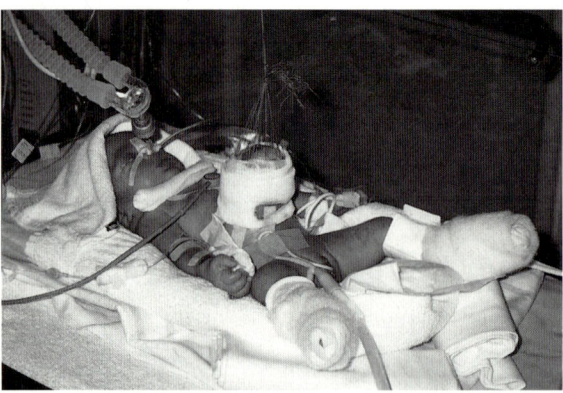

Abb. 11.
Neugeborenes mit einer großen Omphalozele nach der Operation und der Aufhängung des Bruchsackes

Postoperative Überwachung und Pflege

Bei Primärverschluß

▶ Lagerung auf dem Rücken, Oberkörper hoch zur Entlastung des Zwerchfells; da es durch den erhöhten intraabdominellen Druck leicht zum Zwerchfell-hochstand kommt mit Verschlechterung der Beatmungssituation,

▶ Thoraxröntgen und Abdomenröntgen,

▶ Blutentnahmen:
Blutgasanalyse zur Anpassung der Beatmung,
Blutbild, um Hb- und Hkt-Abfall zu erkennen,
Blutzucker und Elektrolyte zur adäquaten Glukose- und Elektolytzufuhr,

▶ engmaschige Blutdruckkontrollen (Gefahr des Vena cava-Syndroms),

▶ Temperaturkontrollen (Sonde),

▶ Blasenkatheter, da die Blase nicht ausgedrückt werden darf,

▶ gute Bilanzierung,

▶ genaue Beobachtung der unteren Extremitäten auf Durchblutung; sinnvoll ist es, den Sättigungsabnehmer am Fuß zu fixieren,

▶ Beobachtung der Bauchdecke (evtl. Bauchumfang messen).

Bei Defektdeckung

▶ Aufhängung zur Befestigung des Bruchsackes vorbereiten,

▶ flache Rückenlage,

▶ Sedierung und Relaxierung bis das Abdomen geschlossen ist,

▶ das Kind zur Dekubitusprophylaxe auf einer Gelmatte oder einem Wattekissen lagern.

In beiden Fällen

▶ Magensonde, offen ablaufend,

▶ genaue Beobachtung des Magensekrets,

▶ Magenspülungen mit Glukose nach chirurgischer Anordnung,

▶ Anlage eines ZVK, wenn sie nicht schon unter Operation erfolgt ist,

▶ parenterale Ernährung,

▶ auf Stuhlentleerung achten, da die Darmpassage durch die Relaxierung gestört sein kann,

▶ rektale Einläufe nach chirurgischer Anordnung (meist mit Glukose, ACC oder Ochsengalle),

▶ Nahrungsaufbau, sobald Stuhl entleert und Magensekret heller wird,

▶ gute Mund-, Nasen- und Augenpflege (Relaxierung),

▶ tägliche bzw. zweitägliche Wundinspektion bei Verbandwechsel durch den Chirurgen,

▶ Behandlung evtl. assoziierter Fehlbildungen.

Die Prognose für das Überleben und das weitere Leben ist abhängig vom Zustand des Darmes und den weiteren Fehlbildungen. Die Behandlung ist oft langwierig, da sich der Nahrungsaufbau häufig schwierig gestaltet. Dies erfordert nicht nur eine gute Betreuung des Kindes, sondern auch der Eltern (Elterngruppen).

4.3
Ösophagusatresie

Darunter versteht man einen angeborenen Verschluß des Ösophagus mit oder ohne Fistelgang zur Trachea. Es handelt sich dabei um eine Störung bei der Entwicklung des tracheoösophagealen Septums in der 4.-6. SSW.

Die Häufigkeit der Fehlbildung beträgt 1:3 000-4 000; 20 % sind Frühgeburten, familiäre Häufungen kommen vor.

Formen der Ösophagusatresie

Die Klassifizierung erfolgt z. B. nach Vogt (Abb. 12):

▶ Typ I: vollständiges Fehlen des Ösophagus = <1 %.
▶ Typ II: Fehlen eines unterschiedlich langen Segmentes (bis zu 8 Wirbelkörper), auffällig ist das luftleere Abdomen = 9 %.
▶ Typ IIIa: Fistel zum oberen Blindsack = <1 %.
▶ Typ **IIIb**: Fistel zum unteren Blindsack = 87 %.
▶ Typ IIIc: Fistel zum oberen und unteren Blindsack = 2-3 %.
▶ Typ IV: tracheoösophageale Fistel ohne Atresie → H-Fistel = 4 %.

Weitere Fehlbildungen (40–70 % der Kinder)

▶ Herzfehler (z. B. Fallot, VSD, ASD, rechts deszendierende Aorta) = 30 %,
▶ anorektale Anomalien,
▶ gastrointestinale Fehlbildungen = 12 %,
▶ Nierenfehlbildungen,
▶ Lungenhypoplasie,

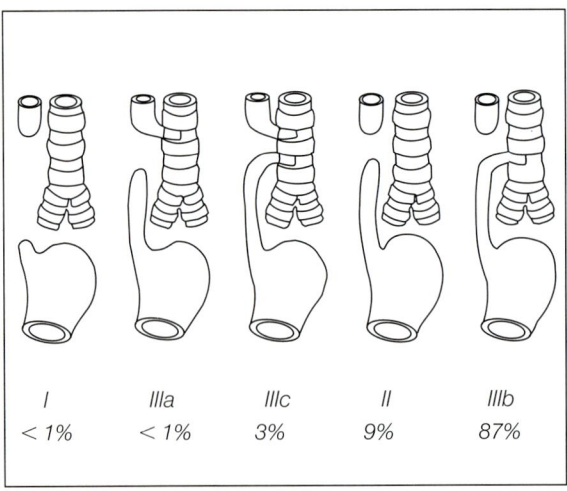

Abb. 12.
Ösophagusatresiearten und ihre Häufigkeit nach Vogt

▶ Skelettfehlbildungen = 10 %,
= VACTERL-Assoziation (vertebral, anal, cardiac, tracheo, esophageal, renal, limbs) = 25–30 %.

Pränatale Diagnostik mittels Sonographie ist möglich

▶ Hydramnion,
▶ Fehlen der Magenblase,
▶ oberer Blindsack sichtbar.

Symptome

▶ Wegen eines fehlenden Schluckreflexes beim Fötus liegt in 35 % der Fälle ein Polyhydramnion vor.
▶ Große Mengen an schaumigem Speichel → vermehrter Speichelfluß → Gefahr der laryngotracheale Aspiration.
▶ Ösophagus ist nicht sondierbar; Stop nach 8–12 cm; Verwendung von dicken Magensonden, dünne können sich leicht aufrollen und falsche Tatsachen vorspiegeln.
▶ Husten und Niesen.
▶ Zunehmende Dyspnoe (Nasenflügeln, thorakale Einziehungen) = bei Formen mit einer Fistel zum unteren Blindsack kommt es durch Überblähung des Magens zum Zwerchfellhochstand (auch durch eine z. B. zusätzlich bestehende Duodenalatresie).
▶ Zunehmende Zyanose.
▶ Bei ösophagotrachealer Fistel zum unteren Blindsack kommt es zur Überblähung des Magens z. B. durch Schreien; ist der intragastrische Druck hoch, kommt es zu einem Reflux von Mageninhalt in die Lunge mit nachfolgender chemischer Pneumonie; ein gastroösophagealer Reflux ist bei der Ösophagusatresie sehr häufig → Gefahr wegen hoher Azidität des Magensekrets.

Diagnose

▶ Sollte so schnell wie möglich gestellt werden, um eine Aspiration mit folgender Pneumonie möglichst gering zu halten.
▶ Sondenprobe schon im Kreißsaal, mit dicker Sonde bei jedem Neugeborenen.
▶ Thoraxröntgen und Abdomenröntgen:
kontrastgebende Sonde so weit wie möglich in den oberen Blindsack einführen, die Luft dient als Kontrastmittel; die Darstellung des proximalen Blindsacks mit einem Kontrastmittel ist wegen der möglichen Aspiration riskant, Luftfüllung des Magens ist ein Beweis für eine Fistel zwischen Trachea und dem unteren Blindsack des Ösophagus,
Ausschluß weiterer Fehlbildungen (z. B. Wirbelsäule, Rippen),
Ausschluß einer Aspirationspneumonie,
Aussage über das Gefäßsystem, z. B. rechts deszendierende Aorta (besser über Doppler-Sono zu sehen).

Erstversorgung und Besonderheiten auf dem Transport

▶ Wenn eine primäre Intubation nötig ist, dann *ohne* initiale Maskenbeatmung.
▶ Dicke Magensonde, möglichst doppelläufig, in den oberen Blindsack einführen und an den Dauersog (–0,1 bis –0,2 bar) anschließen = Schlürfsonde.
▶ Lagerung: Oberkörper erhöht (45°) mit Linksseiten- oder Bauchlage, um den Magensaftreflux zu verhüten und damit der Speichel auslaufen kann.

Vorbereitung der Kinder zur Operation

▶ Operations- und Narkose-Einwilligung einholen,
▶ weitere Fehlbildungen sind diagnostiziert bzw. ausgeschlossen,
▶ stabile Kreislaufverhältnisse,
▶ ausgeglichener Säure-Basen-Haushalt,
▶ Körpertemperatur in der Temperaturneutralzone,
▶ 1–2 periphere Zugänge,
▶ Vitamin K-Gabe i.v.,
▶ Antibiotikatherapie (falls schon eine Aspirationspneumonie besteht),
▶ Mütze aus einem Schlauchverband aufsetzen,
▶ Arme und Beine mit Verbandswatte und z. B. *Peha-Haft* einwickeln, rechten Oberarm freilassen (rechtsseitige Thorakotomie),
▶ Blutdruckmanschette am linken Arm und Sättigungsabnehmer am Fuß und am Arm anlegen,
▶ EKG-Elektroden auf die linke Thoraxseite kleben,
▶ intubierte Patienten vor dem Transport in den Operationssaal einmal tracheal absaugen.

Operation

▶ Rechtsseitige Thorakotomie, extrapleural,
▶ Fistelverschluß,
▶ End-zu-End-Anastomose,
▶ Legen einer Ernährungssonde über die Anastomose in den Magen zur enteralen Ernährung,
▶ bei langstreckigen Atresien ist meist keine Primäranastomose möglich; hier erfolgt die Anlage eines Gastrostoma (Witzel-Fistel) zur Ernährung; außerdem Verschluß der tracheoösophagealen Fistel, Legen eines Endlosfadens, der beide Stümpfe verbindet; darüber ist eine Bougierung und Annäherung der Stümpfe in Vorbereitung einer späteren Anastomosierung möglich.

Postoperative Pflege

▶ Thoraxröntgen:
Ausschluß von Pneumothorax, Atelektasen, Mediastinalverschiebung, Lage der Magensonde.
▶ Regelmäßiges schonendes Absaugen des oberen Ösophagus → Stau von Speichel und Aspirationsgefahr oberhalb des Operationsbereichs, da der obere

Stumpf meist dick, der untere dagegen dünn ist; Häufigkeit des Absaugens nach Anordnung des Chirurgen, zu Beginn meistens 5–10 minütlich, dann kann je nach Sekretmenge und Absprache der Zeitabstand gestreckt werden; der Chirurg gibt an, wie tief der Ösophagus abgesaugt werden soll, da sonst Gefahr der Nahtverletzung besteht.

▶ Stehen die Stümpfe nach der Operation unter Zug, da die Distanz recht groß war, ist eine Relaxierung bis zu einer Woche notwendig (Verfestigung der Naht).

▶ Ochsengalleneinlauf 24 h postoperativ.

▶ Magensonde für 36 h offen ablaufend lassen, *nicht* ziehen, *nicht* wechseln.

▶ Nach 36 h mit dem Nahrungsaufbau beginnen; Sonde weiter offen lassen und hoch hängen (Reflux).

▶ Antazidumbehandlung (Ranitidin/ z. B. *Zantic*) am 1. postoperativen Tag beginnen und für 7 Tage durchführen (Reflux).

▶ Lunge optimal mobilisieren: regelmäßig umlagern (nach Plan), in der Regel stündlich, auch Bauchlage; bei Seitenlage: richtige Seitenlage, nicht nur leicht schräg.

▶ Vibrationsmassage des Thorax mit der elektrischen Zahnbürste.

▶ Optimale Mund- und Lippenpflege, die Mundschleimhaut ist durch häufiges Absaugen anfällig für eine Besiedelung mit Bakterien und Pilzen.

▶ Falls eine Pleuradrainage liegt: Menge und Farbe des Sekrets dokumentieren, Haut um die Drainagestellen beobachten.

▶ Möglichst frühzeitige Extubation (bei Beatmung entsteht ein hoher Druck auf den Fistelverschluß, Gefahr durch das Absaugen).

▶ Thoraxröntgen mit Kontrastmitteldarstellung des Ösophagus am 7.–10. postoperativen Tag.

Komplikationen

▶ Nahtinsuffizienz mit Gefahr der Mediastinitis = 5–15 %,

▶ Stenosen → Bougieren des Ösophagus alle 3–6 Wochen = 10–25 %, mindestens für 6 Monate gleichzeitig gastroösophagealen Reflux verhüten,

▶ Fistelrezidiv (Riß) = ca. 10 %,

▶ Schluckstörungen durch Narbenbildung,

▶ gastroösophagealer Reflux, Folgen: Ösophagitis mit Schluckbeschwerden, Gefahr der Aspirationspneumonie, Anämie, Dystrophie = 35–40 %,

▶ Thoraxdeformitäten, Wirbelsäulenanomalien (Skoliose),

▶ Tracheomalazie (Diagnose über Bronchoskopie) = ca. 10 %,

▶ Druck durch die Aorta mit lebensbedrohlichen Zyanoseanfällen und Atemstillstand (selten) → Aortopexie, evtl. spätere Fremdkörper-Impraktion.

Die Überlebensrate beträgt 85–90 %. Da die Kinder oft über lange Zeit immer wieder zum Bougieren kommen müssen und auch oft Ernährungsprobleme vorhanden sein können, ist eine gute Betreuung der Eltern von Anfang an nötig (z. B. Elterngruppe KEKS).

4.4
Zwerchfellhernie

Es handelt sich um einen Zwerchfelldefekt mit Verlagerung von Bauchorganen in die Thoraxhöhle (Abb. 13).

▶ Meist ist kein Bruchsack vorhanden,
▶ Hemmungsmißbildung in der 3.–8. SSW,
▶ zu 80 % linksseitig.

Intrauterine Folgen

▶ Mediastinalverschiebung,
▶ Unterentwicklung der Lunge → Hypoplasie (auch der „gesunden" Seite),
▶ Veränderungen des Lungengefäßsystems,
▶ Bauchraum zu klein,
▶ Darmdrehungsanomalien.

Die Prognose hängt vom Grad der Lungenhypoplasie und von Begleitmißbildungen (50 %) ab:

▶ Herzfehler,
▶ Störungen im ZNS,
▶ Fehlbildungen des Aortenbogens,
▶ Trisomie 18,
▶ Lungensequester.

Weiterhin wird die Prognose von der pränatalen Diagnostik, der Entbindung in einem Perinatalzentrum, der optimalen Erstversorgung und sofort beginnenden

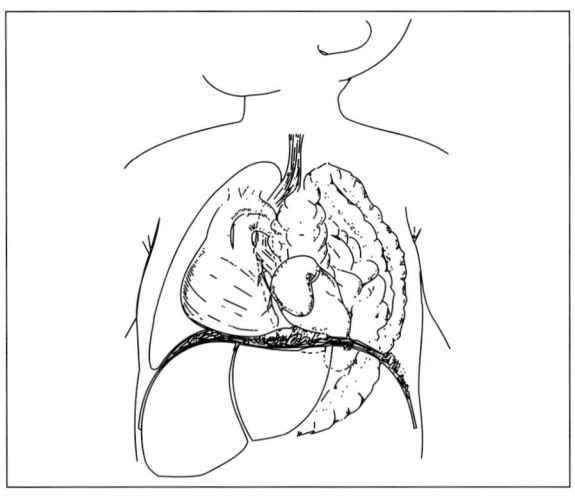

Abb. 13.
Zwerchfellhernie

kompetenten intensivmedizinischen Betreuung (Vermeidung von Hypoxie, Hyperkapnie und Azidose) beeinflußt.

Symptome

- Faßförmig aufgetriebener Thorax,
- eingesunkenes Abdomen,
- einseitige Atemexkursion,
- Atemnot bei paradoxer Atmung,
- rasch zunehmende Zyanose,
- einseitig fehlendes Atemgeräusch (auch nach Intubation),
- Verlagerung des Herzens,
- Schocksymptomatik,
- evtl. Darmgeräusche im Thorax.

Erstversorgung

- *Keine* Maskenbeatmung, (Überblähung von Magen und Darm, Volumen des Enterothorax nimmt zu und die Lunge wird weiter zusammengedrückt), primäre Intubation.
- Legen einer dicken Magensonde offen lassen; alle 5 min absaugen oder Dauersog mit -0,1 bar.
- Beatmung mit 100 % (FiO$_2$ 1,0) bis zur ersten arteriellen Blutgasanalyse.
- Venösen Zugang legen; Volumengabe (Humanalbumin 5 %).
- Großzügige Sedierung.
- Lagerung auf der kranken Seite, Oberkörper hoch.
- Körpertemperatur um 37°C konstant halten.

Hypoxie und Azidose sowie Hypothermie sind möglichst zu vermeiden, da die Kinder auf Grund der veränderten Lungengefäßstruktur besonders anfällig für ein PPHN (persistierende pulmonale Hypertension des Neugeborenen) sind.

Versorgung auf der Station

Im Vordergrund stehen:

- Effektive Beatmung:
  totraumreduziertes System (kurze Schläuche),
  Hochfrequenzbeatmung 100/min,
  Inspirationsdruck möglichst niedrig, oft sind jedoch Drucke von 25–30 cm H$_2$O und mehr erforderlich; PEEP niedrig, da der venöse Rückstrom sonst eingeschränkt wird,
  Oszillation,
  Hyperventilation (pCO$_2$ <30 mmHg, pH 7,5),
  paO$_2$ von 60–70 mmHg anstreben – FiO$_2$ von 1,0 kann erforderlich sein,
  evtl. ist ECMO in Erwägung zu ziehen; Verlegung des Kindes nötig, Risiko ist abzuwägen.

▷ Stabilisierung des Kreislaufs:
Humanalbumingabe bei Erstversorgung und Aufnahme,
z. B. primäre *Dopamin-Dobutrex*-Gabe,
FFP, wenn nötig,
Volumenersatz, da es infolge der Hypoxämie zu kapillären Membranschäden
mit Zunahme des extrazellulären Volumen kommt,
bei hohem Sauerstoffbedarf und stabilen Blutdruckwerten Gabe von Tolazolin
(z. B. *Priscol*) oder Prostacyclin (z. B. *Flolan*); zunächst als Versuch, da Gefahr
des Blutdruckabfalls besteht.

▶ Minimal-Handling – Voraussetzung dafür ist eine gute Pflegeplanung:
Vorbereitung des Bettes (offene Einheit) – Wattekissen oder Gelmatte sollen
bereits im Bett liegen, da die Kinder längere Zeit auf einer Seite liegen →
Dekubitusgefahr,
alle Maßnahmen zügig, aber in Ruhe ausführen,
Wiegen beim Umlagern aus dem Transportinkubator,
tracheales Absaugen nur nach Auskultation und dann zu zweit,
dem Zustand des Kindes angepaßte Vitalzeichenkontrolle,
gute Mund-, Nasen- und Augenpflege, sonst eingeschränkte Grundpflege,
invasive Maßnahmen wie Blasenkatheter und arterielle Druckmessung können
ebenfalls entlastend für das Kind sein.

Anzustreben ist die maximale Stabilisierung des Kindes als Vorbereitung auf die
Operation. Dies kann Tage bis Wochen dauern (in der Regel 2–7–10 Tage).

Weitere Maßnahmen

▶ Kontinuierliche Absaugung über doppelläufige Magensonde,
▶ gute Sedierung: Grundsedierung mit Phenobarbital (z. B. *Luminal*), Dauerse-
dierung mit Fentanyl oder Midazolam (z. B. *Dormicum*),
▶ meist ist eine Relaxierung nötig: DT mit Vecuronium (*Norcuron*),
▶ transkutane Kombisonde präductal,
▶ Temperatursonde,
▶ Ausgangsblutgasanalyse: Azidoseausgleich bei pH <7,0,
▶ Legen eines arteriellen Zugangs (NAK) oder ZVK,
▶ Routineblutentnahmen mit Blutgruppe und Kreuzblut,
▶ Thoraxröntgen,
▶ Lagerung weiter auf der kranken Seite, Oberkörper hoch,
▶ antibiotische Behandlung.

Operation

▶ Laparotomie,
▶ Reposition des Enterothorax,
▶ Verschluß des Zwerchfelldefektes in der Regel durch primäre Naht,
▶ Einbringen einer Pleuradrainage.

Postoperative Pflege

▶ Weitgehend wie präoperative Pflege.
▶ Blasenkatheter wegen der Gefahr der Nahtinsuffizienz beim Ausdrücken der Blase.
▶ Spontane Urinausscheidung ist durch Sedierung und Relaxierung eingeschränkt → genaue Bilanzierung notwendig.
▶ Dicke Magensonde, offen ablaufend.
▶ Pleuradrainage ohne Sog und ohne Wasserschloß zugfrei lagern und gut fixieren.
▶ Lagerung weiterhin auf der betroffenen Seite.
▶ Langsamer oraler Nahrungsaufbau.
▶ Auf Darmentleerung achten (Sedierung und Relaxierung), oft sind rektale Einläufe nötig.
▶ Physiotherapie erst nach der Entfernung der Pleuradrainage und wenn das Kind stabil ist.

Komplikationen

▶ In der Frühphase:
Pneumothorax,
Strangulationsileus.
▶ In der Spätphase:
rezidivierende Atemwegsinfektionen,
eingeschränkte Vitalkapazität der Lunge,
Bridenileus,
Ileus infolge Rotationsanomalien, da keine normale Darmaufhängung besteht,
Rezidiv (besonders bei rechtsseitiger Zwerchfellhernie),
Entwicklungsstörungen (langer Krankenhausaufenthalt).

Die Überlebenswahrscheinlichkeit beträgt 50–60 %.

4.5
Meningomyelozele

Die Meningomyelozele (MMC) ist eine Art der Spina bifida. Sie ist ein Verschlußdefekt des Neuralrohrs mit Beteiligung der Meningen, der Wirbelbögen und der Haut. Die Wirbelbögen haben sich über dem Rückenmark nicht geschlossen.

Am häufigsten ist der lumbosakrale Bereich betroffen, von zervikothorakal bis sakral ist jede Stelle möglich.

Ursache

Die Äthiologie ist unbekannt; evtl. genetische, auch exogene Faktoren (Folsäuremangel).

Diagnose

Die Diagnose wird pränatal gestellt:

▸ Erhöhung des Alpha-1 Fetoprotein im Fruchtwasser und mütterlichen Blut,
▸ Erhöhung der Cholinesterase im Fruchtwasser.

Formen der Spina bifida

Je nach Ausmaß der Verschlußstörung unterscheidet man die folgenden Hauptformen:

Spina bifida occulta
▸ Spaltung einer oder mehrerer Wirbelbögen,
▸ normale Entwicklung der Meningen und des Rückenmarks,
▸ evtl. Auffälligkeit des Defekts durch vermehrte Pigmentierung oder Haarbildung in diesem Bereich,
▸ selten neurologische Ausfälle wie Urininkontinenz oder Fußanomalien,
▸ Diagnose röntgenologisch.

Meningozele
▸ Rückenmark normal geschlossen, Medulla intakt,
▸ Spaltung des Wirbelbogens,
▸ zystenartiges Vorwölben der Meningen am Rücken,
▸ Zele kann mit Haut bedeckt sein,
▸ in der Regel keine neurologischen Ausfälle,
▸ Operationsindikation bei fehlender Hautabdeckung oder neurologischen Ausfällen; sonst operative Korrektur nach dem 3. Monat.

Meningomyelozele
▸ Schwerste und häufigste Spaltbildung,
▸ betroffen sind Rückenmark, Meningen, meist mehrere Wirbelbögen und die Haut,
▸ der Defekt kann mit intakter Haut gedeckt sein; wenn nicht, liegt die Neuralplatte frei,
▸ Liquor fließt aus dem Zentralkanal oder rupturierten Hirnhäuten,
▸ Beobachtung schwerer neurologischer Ausfälle, die die Folge einer Dysplasie der Markplatte sind oder durch Zug und Zerreißung von Nervenwurzeln entstehen.

Ausfallserscheinungen der MMC

Je nach Lokalisation der Zele und Schwere der Mißbildung kommt es zu unterschiedlich ausgeprägten Ausfallserscheinungen.

▸ Schlaffe Lähmung der Beine mit Atrophie der Beinmuskulatur,
▸ paralytischer Klumpfuß, Hackenfuß,
▸ Kontrakturen der Hüft- und Kniegelenke,

▶ partielle oder totale Lähmung des Beckenbodens, des Rektums und der Blase,
▶ Sensibilitätsstörungen.

Begleitende Fehlbildungen

▶ Hydrozephalus – über 80 %; Entstehung durch eine Aquäduktstenose oder als Folge des Arnold-Chiari-Syndrom (Verschiebung von Kleinhirnanteilen sowie der Medulla oblongata durch das Foramen magnum in den Spinalkanal),
▶ Urogenitalsystem (Hufeisennieren, Doppelnieren usw.),
▶ Wirbelkörperbereich – Keilwirbel, Halbwirbel, Fehlen ganzer Wirbelkörper – Folgen sind Kyphosen und Skoliosen,
▶ andere Anomalien: Herzfehler, Omphalozele, Blasenextrophie.

Maßnahmen bei der Erstversorgung

▶ Geplante Geburt durch Sectio zur Verhinderung einer Ruptur.
▶ Steriles Abdecken des Wundbereichs je nach Ausmaß des Defekts; geschlossene Myelozele: sterile Kompressen; offene MMC: sterile Kompressen und angewärmtes, steriles NaCl 0,9 %ig oder Kind bis zu den Achselhöhlen in einen sterilen Folienbeutel legen – Vermeidung einer Austrocknung.
▶ Infektionsprophylaxe.
▶ Bei Intubationsnotwendigkeit Rückenlagerung; als Zelenschutz Verwendung eines sterilen weichen Ringes.
▶ Weitere Maßnahmen je nach Zustand des Kindes.
▶ Transport in Seiten- oder Bauchlage im Inkubator – bei offener Zele immer Bauchlage, wobei Becken- und Bauchbereich erhöht gelagert werden, um das Abtropfen von Liquor zu verhindern.

Weitere Maßnahmen

▶ Neurologische Untersuchung,
▶ Beobachtung hinsichtlich einer Spontanbewegung der Beine,
▶ klaffender Anus?

Präoperative Maßnahmen

▶ Benachrichtigung der Kinder- bzw. der Neurochirurgie und der Anästhesie,
▶ Überwachung der Vitalparameter,
▶ evtl. Stabilisierung des Kreislaufsituation,
▶ Anforderung einer Blutkonserve,
▶ Gabe von Vitamin K,
▶ gute Beobachtung des Kindes, besonders auf Hirndruckzeichen achten,
▶ Kopfumfangmessung, Beurteilung der Fontanelle,
▶ Unruhe und Schreien des Kindes vermeiden, es kann dabei vermehrt Liquor austreten,
▶ Operation bei offenem Defekt in den ersten 24 h.

Postoperative Versorgung

▶ Häufig kurzfristige Nachbeatmung.
▶ Überwachung der Vitalzeichen – cave: Temperaturregulation kann gestört sein.
▶ Lagerung flach in Bauchlage auf einem Schaumstoffpodest, so daß die Beine herunterhängen können, Kopf leicht tief lagern, achsengerechte Lagerung (Fixation mit Hilfe von Sandsäcken), das Gesäß kann mit einem gespannten Windelstreifen fixiert werden; diese Lagerung dient zur Prophylaxe einer Hüftbeugekontraktur und gleichzeitig der Spitzfußprophylaxe.
▶ Wundpflege: Spannung des Defekts vermeiden,
mit sterilen Kompressen, in Richtung Anus wasserdichte Folie kleben zur Vermeidung von Wundverschmutzung,
regelmäßiger Verbandwechsel durch den Operateur,
Beobachtung des Wundgebietes auf Hautnekrosen, Unterhauthämatome, Liquorkissen und Wundinfektion,
bei normaler Wundheilung werden am 9.–10. Tag postoperativ teilweise Fäden gezogen (jeder 2.), die restlichen werden 2–3 Tage später gezogen.
▶ Nabelpflege, ist durch die Bauchlage problematisch:
Entfernen der Nabelklemme und Anbringen eines sterilen Baumwollbandes,
Abdecken mit sterilen Kompressen,
vor Nässe schützen.
▶ Dekubitus- und Kontrakturenprophylaxe:
besondere Beachtung gelähmter Körperpartien,
Weichlagerung,
Lagerungswechsel erst nach der Fadenentfernung und nach besonderer Anordnung.
▶ Ernährung:
wie beim gesunden Neugeborenen,
je nach Allgemeinzustand Nahrungsaufnahme per os oder durch Magensonde, durch die Bauchlage ist das Trinken erschwert.
▶ Urinausscheidung:
die Miktion ist meist gestört,
möglichst früher Beginn der therapeutischen Maßnahmen,
3- bis 4stündliche manuelle Blasenexpression verringert die Infektionsvoraussetzung durch Restharn, die Durchführung ist in der Bauchlage schwierig, evtl. Blasenkatheter legen,
später regelmäßige Klopfmassage oder intermittierendes Katheterisieren,
Urinkontrollen 2mal/Woche.
▶ Mastdarmlähmung und Lähmung des Schließmuskels tritt häufig auf:
Symptome: Obstipation, Stuhlschmieren,
Schließmuskellähmung: klaffender Anus, fehlender Analreflex,
Maßnahmen: adäquate Ernährung (Milchzucker, ausreichende Flüssigkeitszufuhr), Einläufe, manuelle Ausräumung des Rektums, cave: Auftreten von Rhagaden, Fissuren oder Rektumprolaps.

▶ Krankengymnastische Behandlung:
Schwerpunkt: Dehnbewegung der innervierten Muskeln, Kontrakturenprophylaxe; bei Gefahr der Fehlstellung Anbringen von Orthesen,
anfangs Hüftstreckung, Kniebeugung, Spitzfußprophylaxe.

▶ Frühzeitige orthopädische Behandlung:
ist abhängig vom Ausmaß bestehender Mißbildungen, z. B. Klumpfuß, Spitzfuß, Hackenfuß, Wirbelsäulen- oder Hüftgelenksdeformationen.

Hydrozephalus – Therapie und Pflege

▶ Tägliches Messen des Kopfumfangs (zirkulär und bitemporal),
▶ möglichst keine i.v.-Zugänge am Kopf,
▶ Kopfform beobachten (weite Schädelnähte, Fontanelle gespannt),
▶ Hirndruckzeichen (Erbrechen, Ateminsuffizienz, Bradykardien, Sonnenuntergangsphänomen, Müdigkeit, Bewußtseinsstörungen, Krämpfe),
▶ bildgebende Diagnostik (Schädelsono, CCT, evtl. NMR).

Die Therapie besteht im operativen Einlegen eines ventrikulo-peritonealen Shunts mit Ventil.

Postoperative Pflege

▶ Engmaschige Überwachung der Vitalfunktionen,
▶ flache achsengerechte Lagerung (Einklemmungsgefahr bei zu schnellem Liquorabfluß),
▶ Weichlagerung des Kopfes zur Dekubitusprophylaxe, außerdem Kopf nicht auf das Ventil legen,
▶ weiteres s. oben.

Durch die vielseitige Problematik dieser Kinder kommt es zu häufigen und z.T. langen Krankenhausaufenthalten. Eine gute Betreuung des Kindes ist notwendig. Unterstützung finden betroffene Eltern in Selbsthilfegruppen.

KAPITEL 5

Neurologische Intensivpflege

5.1
Glasgow-Coma-Scale

Zur Beurteilung der Bewußtseinslage wurde die Glasgow-Coma-Scale (GCS) entwickelt, die inzwischen weit verbreitet ist. Hiermit können die Grundfunktionen
des Bewußtseins schnell und einfach überprüft werden, und durch ein Punkte-
system ist sie leicht anwendbar. Schon am Unfallort erfolgt die erste Beurteilung
nach der GCS. Durch regelmäßige Kontrollen können Veränderungen der
Bewußtseinslage rasch erkannt werden, die GCS dient somit der Verlaufskontrolle
bezüglich Tiefe und Dauer der Bewußtseinsstörung.

Kontrolle (Tabelle 3)

Bei der GCS sind insgesamt maximal 15 Punkte erreichbar (Abb. 14).

Tabelle 3.
Kontrolle mit der GCS

Augenöffnung	Punkte
Spontan	4
Auf Geräusche	3
Auf Schmerz	2
Keine	1

Verbale Antwort	Punkte
Orientiert	5
Verwirrt, desorientiert	4
Inadäquate Antwort, Wortsalat	3
Unverständliche Laute	2
Keine	1

Beste motorische Reaktion	Punkte
Folgt Aufforderungen	6
Gezielte Abwehr auf Schmerz	5
Ungezielte Bewegungen auf Schmerz	4
Beugt auf Schmerz	3
Streckt auf Schmerz	2
Keine	1

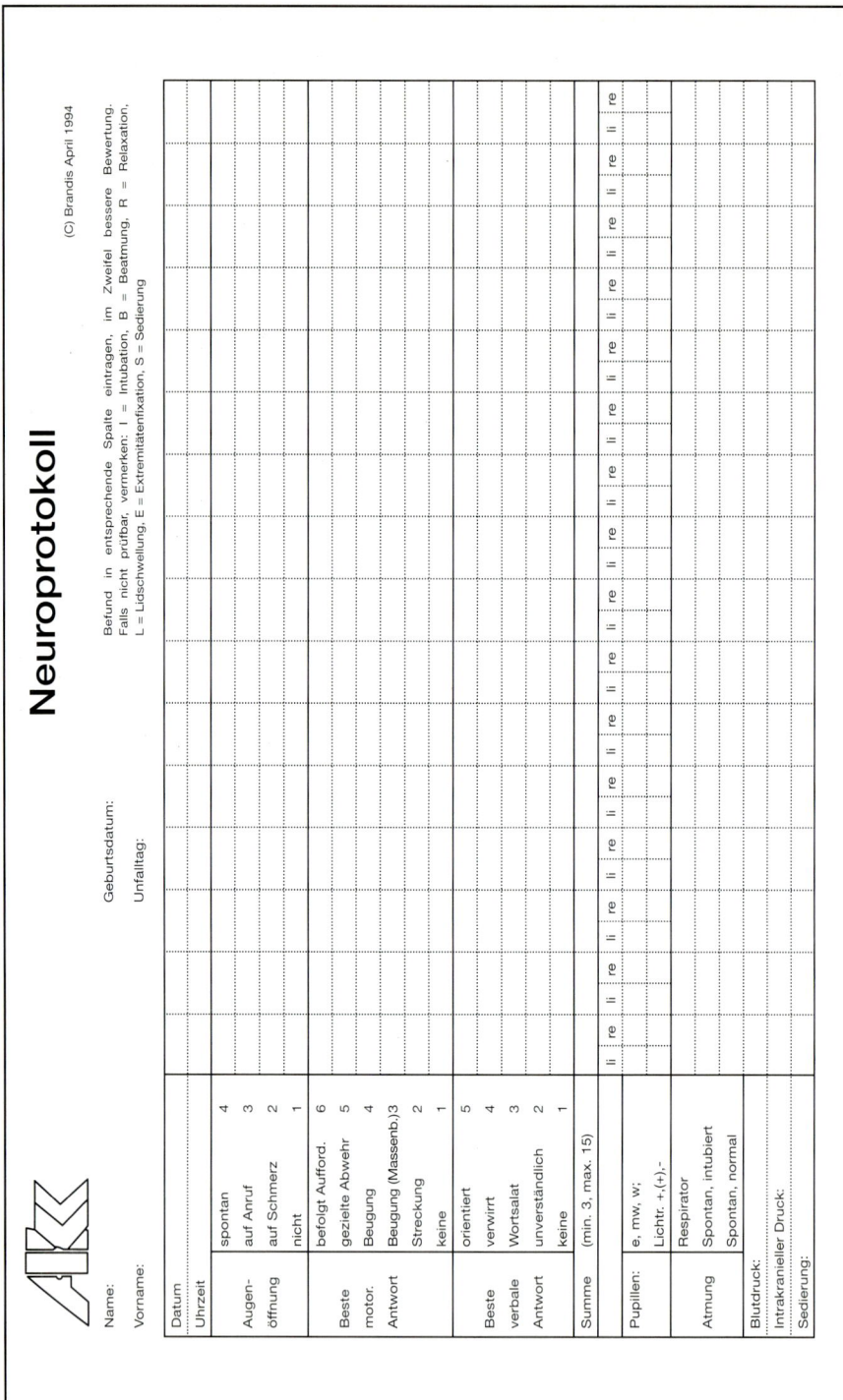

Abb. 14. Neuroprotokoll des Altonaer Kinderkrankenhauses: GCS und Pupillenkontrolle

Beurteilung der Bewußtseinslage

▶ 12–9 Punkte: mäßige Bewußtseinsstörung, das Kind ist somnolent,

▶ 9–6 Punkte: soporös, semikomatös,

▶ 5–3 Punkte: komatös, apallisch,

▶ <9 Punkte: Intensivüberwachung erforderlich,

▶ <8 Punkte: Intubation erforderlich (sehr schonendes Vorgehen, keine nasale Intubation bei Vorliegen eines Schädelbasisbruchs, cave: Reklination bei Verdacht auf HWS-Fraktur),

▶ 8–6 Punkte: Hirndrucksonde wegen akuter Einklemmungsgefahr.

Die GCS ist allerdings für Kinder unter 24 Monaten ungeeignet, da bei ihnen die verbalen Äußerungen noch nicht ausreichend beurteilt werden können. Einige Kliniken verwenden in diesen Fällen modifizierte Skalen (Tabelle 4).

Ebenfalls ungeeignet ist die GCS, wenn der Patient während der Intensivbehandlung sediert und beatmet wird, da seine Reaktionen durch Medikamente und Tubus verfälscht werden. Daher vermerken wir auf unserem GCS-Verlaufsbogen, ob der Patient Sedativa erhält und/oder intubiert ist, da die Bewertung dann meist niedriger ausfällt und der Patient neurologisch schlechter eingeschätzt wird.

Über die Bewertung bei der GCS kann auch eine Aussage über den ungefähren Ort der Schädigung gemacht werden. Bei der motorischen Reaktion bedeuten z. B. Streckmechanismen meist eine Schädigung des Mittelhirns oder der oberen Brücke, und Beugemechanismen kommen bei Störungen im Bereich der Großhirnhemisphären vor.

Tabelle 4.
Modifizierte GCS
für Kinder <24 Monaten

Augenöffnung	Punkte
s. GCS maximal	4

Verbale Antwort	Punkte
Fixiert, verfolgt, erkennt, lacht	5
Fixiert und verfolgt inkonstant, erkennt nicht sicher, lacht nicht situationsbedingt	4
Nur zeitweise erweckbar, ißt und trinkt nicht	3
Ist motorisch unruhig, jedoch nicht erweckbar	2
Tief komatös, kein Kontakt zur Umwelt	1

Motorische Antwort	Punkte
s. GCS maximal	6

5.1.1
Pupillenkontrolle

Zusammen mit der GCS werden immer die Pupillen kontrolliert, und zwar durch plötzliche Belichtung einer Pupille bei geschlossener Gegenseite und nicht zu hellem Raum.

Kontrolle

▶ Größe: eng, mittel oder weit?
▶ Form: normal oder entrundet?
▶ Reaktion: prompt, verzögert oder keine?
▶ Bulbusstellung: achsengerecht, d. h. in Mittelstellung, oder divergent?
▶ Blickrichtung: nach oben oder unten, zur Seite?

Bei der Größe muß berücksichtigt werden, daß manche Medikamente die Pupillen verengen wie z. B. Fentanyl, Morphin, Pethidin (z. B. *Dolantin*) und Piritramid (z. B. *Dipidolor*), während Atropin eine Pupillenerweiterung verursacht.

Bei erhöhtem Hirndruck können Hirnanteile und der N. oculomotorius, der 3. Hirnnerv, im Tentoriumschlitz eingeklemmt werden, was zu einer Pupillenerweiterung auf der gleichen Seite führt. Eine Erweiterung beider Pupillen erfolgt durch Kompression beider 3. Hirnnerven, durch eine lokale Schädigung des Mittelhirns bzw. durch sekundäre Kompression des Mittelhirns durch Einklemmung.

Enge Pupillen kommen bei Kompression des Hirnstamms vor. Weite reaktionslose entrundete Pupillen kommen bei irreversiblem Ausfall der Hirnstammfunktion vor, d. h. bei tiefem Koma.

5.2
Schädel-Hirn-Trauma

Unter einem Schädel-Hirn-Trauma (SHT) versteht man Verletzungen durch Gewalteinwirkungen auf die Schädeldecke und das Gehirn, wodurch pathologische Veränderungen auftreten. Bestehen weitere Verletzungen im Bereich von Thorax, Abdomen und Extremitäten, spricht man vom Polytrauma.

Anatomie des Schädels

▶ Haut
▶ Kalotte
▶ Dura Mater   ◀ Epiduralraum
▶ Arachnoidea   ◀ Subduralraum
▶ Pia Mater   ◀ Subarachnoidalraum
▶ Gehirnsubstanz

Bei geschlossenem Schädel kann maximal eine Volumenzunahme von 6 % durch Verdrängung des Liquors in den Lumbalkanal kompensiert werden, sonst kommt es zur Hirndruckerhöhung (erste Zeichen sind Kopfschmerzen, Übelkeit, Nackensteife, Erbrechen, Krämpfe, Bewußtseinstrübung, gespannte und pulsierende Fontanelle beim Säugling).

Physiologie der Hirndurchblutung

Normalerweise ist die Hirndurchblutung kaum abhängig vom arteriellen Blutdruck, solange der mittlere arterielle Druck (MAD) 60 mmHg nicht unter- und 160 mmHg nicht überschreitet. Veränderungen des MAD werden durch Anpassung der präkapillären Sphinkter aufgefangen, so daß der Druck auf der arteriellen Seite der Kapillaren gleich bleibt.

Der zerebrale Blutfluß (CBF) wird im übrigen über den arteriellen pCO_2, pO_2 und Veränderungen des pH-Wertes reguliert, z.B. führen ein pCO_2-Anstieg, ein pO_2-Abfall und eine Azidose zur Zunahme des CBF. Für die Versorgung der einzelnen Hirnzelle ist allerdings der zerebrale Perfusionsdruck (CPP) entscheidend, er errechnet sich folgendermaßen: CPP = MAD–ICP (ICP = intrazerebrale Druck). Tabelle 5 zeigt die Normalwerte.

Tabelle 5.
Normalwerte

Druck	Alter	Wert
ICP	Neugeborene	0–5 mmHg
	Säuglinge	5–10 mmHg
	Kleinkinder	6–15 mmHg
	Kinder	–20 mmHg
MAD	Neugeborene	>45 mmHg
	Säuglinge 5	0–60 mmHg
	Kinder	>65 mmHg
CPP	Säuglinge	>40 mmHg
	Kinder	50 mmHg.

Ursachen

▶ Große Kinder:
als Fußgänger oder Fahrradfahrer von einem Auto angefahren,
als Beifahrer,
Sportunfälle.
▶ Kleine Kinder:
Sturz aus dem Kinderwagen oder vom Wickeltisch,
Kindesmißhandlung.

Entstehungsarten

▶ Translationstrauma mit Contre-Coup (Schädigung des Gehirns an der gegenüberliegenden Stelle der Gewalteinwirkung).

▶ Rotationstrauma mit Zug- und Scherkräften, die zu Einrissen von Gefäßen und der weichen Hirnhaut führen (meist mit subduraler oder subarachnoidaler Blutung).

▶ Impressionsfraktur = Rindenprellung mit Schädeleindellung (Ping-Pong-Effekt), Durazerreißung und Schädigung der darunterliegenden Hirnanteile.

▶ Beschleunigungs- und Verzögerungstrauma mit Schädigung am Stoßpol und Contre-Coup.

Einteilung des SHT

Es ist eine Einteilung nach verschiedenen Gesichtspunkten möglich.

▶ Gedecktes SHT ohne Verletzung der Dura, mit oder ohne Fraktur (Kalotten-, Impressions-, Schädelbasisfraktur).

▶ Offenes SHT mit Eröffnung der Dura und Ausbildung einer Liquorfistel oder einer Pneumatozele bzw. eines Pneumozephalons.

▶ Grad 1: Commotio cerebri = Gehirnerschütterung, kurze initiale Bewußtlosigkeit, neurologische Ausfälle bis zu 4 Tagen, keine Substanzschädigung.

▶ Grad 2: Contusio cerebri = Hirnquetschung, Bewußtlosigkeit bis zu 1 h, neurologische Ausfälle bis zu 3 Wochen, Substanzschädigung vorhanden.

▶ Grad 3: Compressio cerebri = akuter Hirndruck, längere Bewußtlosigkeit, länger als 3 Wochen anhaltende neurologische Ausfälle, die sich nur teilweise zurückbilden, Schädigung und Zerstörung der Hirnsubstanz.

▶ Grad 4: schwerstes SHT mit Todesfolge oder langanhaltendem Koma.

Folgen des SHT

Bei der Schädigung des Gehirns unterscheidet man primäre und sekundäre Läsionen.

Primäre Schädigungen
▶ Zerstörung von Nervenzellen und Gewebe durch direkte Gewalteinwirkung.

▶ Schädigung von Gefäßen mit intrakraniellen Blutungen:
epidural (Arteria meningea, meist freies Intervall, dann Bewußtlosigkeit),
subdural (venöse Blutung, meist durch Einriß der Brückenvenen),
subarachnoidal (blutiger Liquor),
intrazerebrale Parenchymblutung.

▶ Zerreißung von langen Nervenbahnen, z.B. beim Rotationstrauma durch Scherwirkung mit schweren neurologischen Defiziten ohne großen ICP-Anstieg.

Sekundäre Schädigungen (häufig auch iatrogen durch inadäquate Therapie)
▶ Hypoxisch-ischämische Hirnschädigung durch arterielle Hypotension; verminderte Sauerstoffkapazität = niedriges Hämoglobin; respiratorischer Sauerstoffmangel; Verminderung des CPP.

▶ Posttraumatische Hirnschwellung: Anstieg des CBF bei Störung der Autoregulation durch Mediatorenfreisetzung und schlechtem venösen Abfluß durch Kompression der abströmenden Gefäße.

▶ Hirnödem:
vasogenes Ödem: Flüssigkeitsaustritt aus dem Gefäß ins Interstitium durch Schädigung der Blut-Hirn-Schranke infolge der Freisetzung von neurotoxischen Substanzen oder massiver Sympathikusaktivierung,
zytotoxisches Hirnödem: Endothel- und Gehirnzelle quellen auf durch Hypoxie und Substratmangel → Störung der Natrium-Kalium-Pumpe mit Natriumansammlung in den Zellen.

▶ Behinderung des venösen Abflusses durch interstitielle Flüssigkeitsansammlung.

▶ Krampfanfälle durch Quetschung des Stammhirns oder der Stammganglien.

▶ Störung der Temperaturregulation.

▶ Diabetes insipidus.

▶ Intrakranielle Infektion bei offenen SHT.

Primärdiagnostik

▶ Primäres zerebrales Computertomogramm (CCT) vor der Aufnahme, wenn Bewußtseinsstörungen vorliegen, sowie evtl. notwendige neurochirurgische Versorgung (Ausräumung von Blutungen).

▶ Genaue Anamnese bei Übernahme vom Notarzt:
Unfallhergang?
Verlauf; Vigilanz?
Krämpfe?
Seitensymptomatik?
Bisherige Medikamente, Infusionen, CCT, evtl. neurochirurgische Versorgung.

▶ Gründliche neurologische Statuserhebung (Glasgow-Coma-Scale = GCS, Pupillen, Extremitätenreflexe, Muskeltonus (beidseitig tonuslos = Verdacht auf Rückenmarksverletzung); neuropädiatrisches Konsil sofort oder am nächsten Tag.

▶ Krämpfe (Seitenbetonung, Generalisierung, tonisch-klonisch, Streckkrämpfe, obere/untere Extremitäten).

▶ Hirndrucksymptomatik (Streckung, Pupillenerweiterung und/oder träge Lichtreaktion, keine Schmerzreaktion, Blutdruckanstieg, Tachykardie).

▶ Begleitverletzungen, evtl. Hinzuziehen von weiteren Ärzten (Chirurg, Hals-Nasen-Ohren-Arzt, Augenarzt).

▶ Welche Katheter liegen (ZVK, Arterienkatheter, Blasenkatheter, Hirndrucksonde, Drainagen)?

▶ Weitere Diagnostik (Röntgen: Thorax, Schädel, Extremitäten; Sono-Abdomen; EEG).

Therapeutische Maßnahmen

Sie dienen vor allem der Verhinderung von Sekundärschäden.

▸ Erhaltung eines normalen CBF bei fehlender Autoregulation:
durch adäquaten MAD (nicht zu hoch, sonst entsteht ein vasogenes Ödem),
evtl. Gabe von Katecholaminen (ist einer Volumengabe vorzuziehen).

▸ Senkung des ICP:
durch kontrollierte Beatmung mit mäßiger Hyperventilation (pCO_2 32–
35 mmHg) für 3 Tage zur Reduktion des Blutvolumens (durch Senkung des
pCO_2 nimmt die Durchblutung der gesunden Hirnanteile ab, im geschädigten
Gebiet bleiben die Blutgefäße hingegen dilatiert, da sie auf die pCO_2-Senkung
nicht adäquat reagieren),
Vermeidung von Schmerzen und Aufregung durch Analgesie und Sedierung
bei Erhaltung der neurologischen Beurteilbarkeit, sonst erfolgt ein Blutdruckanstieg mit Zunahme des CBF (z. B. *Fentanyl-Dormicum*-DT),
kontrollierte Dehydratation mit Negativbilanzen (wenig freie Flüssigkeit, evtl.
Gabe von Furosemid und Dopamin),
Gabe von Mannit 20 %ig (Gefahr der Verstärkung des Hirnödems bei Übertritt
in den Intravasalraum, wenn die Blut-Hirn-Schranke gestört ist),
sehr selten Gabe von Dexamethason (z. B. *Fortecortin*) – Wirkung umstritten,
medikamentöse Senkung eines Hypertonus.

▸ Guter venöser Abfluß:
30°-Schräglage des gesamten Bettes, Kopf achsengerecht in Mittelstellung, darf
im Halswirbelbereich nicht abknicken,
niedriger mittlerer Atemwegsdruck durch niedrigen PEEP,
Vermeidung von Husten, keine Bauchpresse.

▸ Ausreichendes Sauerstoffangebot:
Herzzeitvolumen normal bis hoch,
normaler Hämoglobin,
gute Sättigung.

▸ Senkung des Sauerstoffverbrauchs:
Normothermie,
Reduktion der elektrischen Aktivität des Gehirns: Unterdrückung von Krampfaktivitäten durch Phenobarbital-Gaben (z. B. *Luminal*) mit Spiegeln von 50–
100 mg/l.

▸ Ausreichende Nährstoffversorgung:
Vermeidung einer Hypoglykämie, da Glukose der Hauptenergieträger der
Hirnzellen ist,
Vermeidung eines Katabolismus durch angepaßte Kalorienzufuhr.

▸ Vermeidung einer inadäquaten ADH-Sekretion (antidiuretisches Hormon);
meist zentraler ADH-Mangel = Diabetes insipidus, erkennbar an der Hypernatriämie und der Hyperosmolarität im Serum bzw. Urin mit einem spezifischen
Gewicht <1008, evtl. Gabe von Desmopressinacetat (z. B. *Minirin*); es gibt aber
auch das Syndrom der unangemessenen ADH-Sekretion mit Hyponatriämie
und Hypoosmolarität im Serum und einer vermehrten Natriumausscheidung
über den Urin, meist ist nur eine strenge Flüssigkeitsrestriktion indiziert.

▸ Vermeidung eines neurogenen Lungenversagens.

▶ Protektion gegen Streßulkus, H_2-Blocker i.v., frühzeitige orale Ernährung.
▶ Antibiotikaprophylaxe nur bei offenen SHT.
▶ Überprüfung des Tetanusschutzes bei offenen Verletzungen.

Apparative und klinische Überwachung

Apparativ (enge Alarmgrenzen!)
▶ EKG (HF, Rhythmus),
▶ Atmung,
▶ Sauerstoffsättigung, endexspiratorische CO_2-Messung oder transkutane Kombisonde bei Säuglingen,
▶ arterielle Druckmessung (MAD ist wichtig),
▶ Temperatursonde,
▶ Gewicht über die Bettenwaage kontrollieren,
▶ evtl. ICP-Messung (bei GCS <6),
▶ ZVD-Messung, wenn ein ZVK liegt,
▶ Sono-Schädel bei Säuglingen mit offenen Schädelnähten,
▶ Kontroll-CCT vor Absetzen der Hirndrucktherapie.

Klinisch
▶ Bilanzierung über Blasenkatheter (mindestens 1 ml/kg/h, Bestimmung des spezifischen Gewichts).
▶ Aussehen.
▶ Hautturgor, Ödeme.
▶ Auf Krampfbereitschaft bzw. Krämpfe achten.
▶ Beobachtung der Verbände (Blutung, Liquorkissen).
▶ Auf Liquoraustritt achten (Nase, Ohr, Orbitaschwellung).
▶ Kontrolle des Magen-pH einmal pro Schicht (pH 3–4).
▶ Regelmäßige Blutzuckerkontrollen.
▶ Beurteilung der Pupillen (Weite, Reaktion, Form, Bulbusstellung, Seitendifferenz, Kornealreflex); sie geben Auskunft über die Funktion des Mittelhirns und des 3. Hirnnervs, Augenarztkontrolle auf Stauungspapille.
▶ Glasgow-Coma-Scale zur Beurteilung der Komatiefe (Augenöffnung, motorische und verbale Antwort), nur bedingt aussagekräftig solange die Analgosedierung läuft.
▶ Bei Säuglingen Messung des Kopfumfangs einmal täglich, Beurteilung der Fontanelle, auf Sonnenuntergangsphänomen achten.
▶ Besonders auf Zeichen einer akuten Hirndrucksteigerung achten.
▶ Weitere Beurteilung von Spontanmotorik, Muskeltonus, Hirnstammreflexen (Korneal-, Husten-, Schluck-, Würg-, Niesreflex), Babinski.
▶ Neuropädiatrisches Konsil alle 2–3 Tage.

Pflege des SHT-Patienten

▶ In den ersten 3 Tagen, je nach Symptomatik evtl. auch länger, strenge Lagerung s. Therapie, dabei gute Fixierung des Kopfes; dürfen die Kinder schließlich gelagert werden, trotzdem darauf achten, daß der Kopf achsengerecht in Mittelstellung bleibt und nicht abknickt.

▶ Zur Vermeidung von Druckstellen Lagerung auf Antidekubitusmatratzen oder Gelmatten; den Kopf am besten auf ein Wattekissen lagern; Pflege z. B. mit *PC 30 V* (Hautpflegeöl) maximal 2mal/Tag.

▶ Jeglichen Streß vermeiden (→ ICP-Anstieg und Steigerung des Energiebedarfs), d. h. kein Betten, kein Waschen in den ersten Tagen; für ausreichend Ruhe im Zimmer sorgen, gute Sedierung, vor größeren Manipulationen Bolusgaben von Sedativa.

▶ Bronchialtoilette nach Bedarf: es können Bradyarrhythmien, pCO_2-Anstiege und SaO_2-Abfälle auftreten, daher immer zu zweit; evtl. vorherige Hyperventilation und Präoxygenierung, Fentanyl-Bolusgabe und ggf. Relaxierung, um einen Hustenreflex während der akuten Phase zu vermeiden; später ist vorsichtiges Vibrieren je nach Zustand des Patienten möglich.

▶ Gute Augenpflege, 4- bis 6mal/Tag mit klaren Salben oder Paraffin-Augentropfen zur Beurteilung der Pupillen.

▶ Nasenpflege, dabei auf Liquorrhö achten (Liquor ist durch einen Blutzucker-Stix schnell nachweisbar), *kein* Absaugen der Nase bei Verdacht auf Schädel-Basis-Fraktur, auch *keine* Magensonde nasal.

▶ Gute Mundpflege.

▶ Regelmäßig für Stuhlgang sorgen (medikamentenbedingte Darmatonie), evtl. anspülen, Bauchpresse vermeiden, da es zum ICP-Anstieg kommen kann; bei Meteorismus Darmrohr legen.

▶ Regelmäßige Blasenkatheterpflege.

▶ Thromboseprophylaxe bei großen Kindern.

▶ Kontrakturenprophylaxe: Gelenke in Funktionsstellung; keine Spitzfußprophylaxe, da eine Spastik in den unteren Extremitäten erhöht werden kann (später evtl. stundenweises Tragen von Basketballstiefel, wenn eindeutig keine Spastik vorhanden ist); Fingerspreizer (keine kleinen Rollen in den Händen, da dadurch ebenfalls die Spastik erhöht wird); später vorsichtiges Durchbewegen der Gelenke.

▶ Bei Hyperthermie: ab 38°C Wadenwickel oder Kühlelemente.

▶ Nicht im Zimmer über den Zustand des Patienten reden, da selbst komatöse Patienten etwas mitbekommen können; dagegen sollten dem Patienten alle pflegerischen und therapeutischen Maßnahmen in einfachen Worten angekündigt und erklärt werden; ihm erklären, was passiert ist, wo er sich befindet etc., ruhig die Erklärungen häufig wiederholen.

▶ Die Eltern in die Pflege einbeziehen, sie ermuntern, mit dem Kind zu reden, ihm seine Lieblingsgeschichte vorzulesen, Kassetten vorzuspielen und ihm sein Kuscheltier oder Lieblingsspielzeug mitzubringen und in die Hand zu geben. Damit versuchen wir, das Kind zu stimulieren und ihm die Angst vor der ungewohnten Umgebung und Situation zu nehmen. Es gibt Patienten, die aus Angst oder völliger Unsicherheit länger im Koma verbleiben (= Dornröschen-Schlafphänomen).

▶ Maßnahmen bei akutem ICP-Anstieg: Beutelbeatmung mit Hyperventilation; Sedierung; bei offener Liquorableitung den Liquor ablassen; evtl. Gabe von Osmodiuretika.

Jede Volumenzunahme im Gehirn, die nicht kompensiert werden kann, bewirkt eine Massenverschiebung von Hirnanteilen in Richtung der einzigen größeren Öffnung in der Schädelkapsel, dem Hinterhauptloch. Bei einem größeren Druckanstieg kommt es erst zum Mittelhirnsyndrom (= obere Einklemmung), bei weiterem Druckanstieg zum Bulbärhirnsyndrom (= untere Einklemmung).

▶ Mittelhirnsyndrom:
Anteile des Temporallappens werden im Tentorium (Schlitz zwischen Groß- und Kleinhirn) gegen das Mittelhirn gepreßt, wodurch es u. a. zur Schädigung des Nervus oculomotorius kommt.
Symptome: Pupillen mittel bis weit, reaktionslos und entrundet, keine Spontanbewegung der stehenden Bulbi; Streck- bis Beugesynergismen auf Schmerzreiz; Enthemmung vegetativer Funktionen (Maschinenatmung, Blutdruckanstieg, Anstieg der Herzfrequenz, Hyperthermie, Hypersalivation, erhöhte Schweißsekretion); Fehlen einzelner Hirnstammreflexe; Muskeltonus und Reflexe gesteigert.

▶ Bulbärhirnsyndrom:
Anteile des Kleinhirns werden im Bereich des Hinterhauptlochs (Foramen magnum) gegen den Hirnstamm gepreßt. Schädigung und Ausfall wichtiger vegetativer Zentren sind die Folge.
Symptome: tiefste Bewußtlosigkeit, keine Spontanatmung, Pupillen eng oder weit entrundet, keine Reaktion, Verschwinden der Streckkrämpfe, Muskeltonus ist herabgesetzt, schwerste Dysregulation bis Ausfall vegetativer Funktionen (Hyperthermie, dann Anpassung an die Umgebungstemperatur; Blutdruck normal, dann abfallend; Bradykardie), fehlender Kornealreflex; schließlich Atem- und Kreislaufversagen.

5.3
Ertrinkungsunfall

Unter Ertrinken versteht man Tod durch Ertrinken innerhalb von 24 h nach dem Ereignis. Beinahe Ertrinken oder Near-Drowning bedeutet Überleben für mindestens 24 h nach dem Ereignis; nach diesem Zeitpunkt spricht man im Todesfall vom sogenannten sekundären oder „trockenen Ertrinken".

Man unterscheidet noch Ertrinken bzw. Beinahe-Ertrinken mit oder ohne Aspiration, wobei bei ca. 10–20 % der Betroffenen keine oder nur eine geringe Aspiration nachweisbar ist. Die Altersverteilung ist wie folgt: 96 % <10 Jahre, davon 87 % <5 Jahre.

Möglichkeiten

▶ Süßwasserertrinken: Flüsse, Bäche, Seen, Schwimmbäder, Feuerlöschteiche, Badewanne,
▶ Salzwasserertrinken: Meer, Salzwasserschwimmbecken,
▶ Jauche.

Pathophysiologie

▶ Apnoe.

▶ Laryngospasmus (reflektorisch, wenn Wasser in Larynx und Pharynx gelangt).

▶ Respiratorische und metabolische Azidose:
pH sinkt um 0,05/min,
pCO_2 steigt um 6 mmHg/min,
paO_2 sinkt von 92 auf 4 mmHg in 5 min.

▶ Atembemühungen gegen die verschlossene Glottis, wobei Wasser in den Magen gelangt.

▶ Erhebliche thorakale Druckschwankungen durch die Atembemühungen; es kann zur Pneu- und Emphysembildung kommen.

▶ Aspiration meist erst bei Bewußtlosigkeit durch Aufheben des Laryngospasmus oder durch Erbrechen bei stark mit Wasser gefülltem Magen:
Aspiration erfolgt häufig auch erst unter der Reanimation,
bei Aspiration größerer Mengen → Auswaschung des Surfactant mit Atelektasenbildung und intrapulmonalem Rechts-links-Shunt (d. h., venöses Blut fließt an der Lunge vorbei und wird nicht oxygeniert = arterielle Hypoxämie).

▶ Entstehung eines interstitiellen Ödems durch Schädigung der Membranen der Blutgefäße und der kapillar-alveolaren Membran mit Austritt von eiweißreicher Flüssigkeit.

▶ Störungen des Wasserhaushalts und Elektrolytverschiebungen bei:
Süßwasserertrinken: Hypervolämie durch Resorption des hypotonen Wassers, evtl. mit Hämolyse und Kaliumanstieg mit anschließendem Nierenversagen,
Salzwasserertrinken: Hypovolämie (entsprechend einer hypertonen Dehydratation), da das hyperosmolare Salzwasser das Wasser aus dem Blut und dem Interstitium in den Darm, bei Aspiration in die Lunge zieht.

▶ Auftreten eines ARDS bis zu 3 Tagen nach Reanimation durch Wiedereinsetzen der Sauerstoffperfusion durch das interstitielle Ödem, beim Salzwasserertrinken durch Ablagerungen von Eiweiß, Fibrin, Leukozyten und Thrombozyten.

▶ Gehirnschäden durch Hypoxie und Azidose mit Membranschädigung, gestörte Autoregulation und generalisiertem zytotoxischen Hirnödem (bis zu 2–3 Tagen danach), es kann evtl. zu Krampfanfällen, sekundärer Bewußtseinseintrübung durch ICP-Anstieg mit Einklemmungsgefahr kommen.

▶ Gefahr des sekundären Ertrinkens durch massives Hirnödem und ARDS.

▶ Pneumonie, falls eine Aspiration vorliegt:
Auftreten einer chemischen Pneumonie, wenn im Wasser ätzende Stoffe oder Badezusätze enthalten waren.

Abhängigkeit der Prognose

▶ Art des Wassers, Temperatur,

▶ Zeitpunkt des Auffindens,

▶ Effektivität der Reanimation.

Die Überlebenschance wächst mit sinkender Wassertemperatur, da durch die Reduktion des Stoffwechsels der Sauerstoffverbrauch sinkt. Durch plötzliches

Eintauchen in kaltes Wasser (= diving seal reflex) und durch Angst kommt es zu einer ausgeprägten Bradykardie und massiver peripherer Vasokonstriktion, und damit zur besseren Versorgung der zentralen Organe. Es besteht allerdings die Gefahr der Fehleinschätzung der Situation, weil man meinen könnte, der Patient sei schon tot, da bei einer Körpertemperatur von <28°C Kammerflimmern und bei <22°C eine Asystolie auftritt. Die Überlebenschance beträgt bei warmen Wasser ca. 10 min, bei kaltem Wasser ist ein Überleben ohne Hirnschäden bis zu 40 min möglich.

Therapie

▸ Mindestens 24 h Intensivüberwachung bei Patienten, die sofort nach Auffinden wieder eine gute Spontanatmung haben und bewußtseinsklar sind.
▸ Wegen der Gefahr des sekundären Ertrinkens mindestens 48 h Intensivüberwachung bei Patienten, die bewußtlos aufgefunden wurden und kurzfristig reanimiert wurden.

Primärversorgung

▸ Kopftieflage, um das Wasser herauslaufen zu lassen,
▸ künstliche Beatmung und Herzdruckmassage (cave: Erbrechen und Aspiration),
▸ Intubation,
▸ Absaugen,
▸ Fortführen der Maßnahmen, bis ein ausreichender Kreislauf vorhanden ist.

Therapie in der Klinik

▸ Beatmung mit PEEP (zur Vermeidung von Atelektasen und Reduktion von intrapulmonalen Shunts), langes Plateau, niedrige Atemfrequenz mit hohem Atemzugvolumen, zur Hirnödemprophylaxe Hyperventilation mit CO_2-Werten von 32–35 mmHg für mindestens 3 Tage.
▸ Azidoseausgleich mit Natriumbikarbonat.
▸ Ausreichendes Sauerstoffangebot durch normales Hb, gute Sättigung und normales HZV.
▸ Ruhigstellung z. B. mit *Fentanyl-Dormicum*-DT, evtl. Relaxierung.
▸ Stabilisierung des Herz-Kreislauf-Systems durch Aufrechterhaltung eines ausreichenden Perfusionsdrucks, evtl. Gabe von Katecholaminen (auch für einen ausreichenden CPP). Behandlung von eventuellen Herzrhythmusstörungen (z. B. Kammerflimmern → Defibrillation) auf Grund von Azidose, Hypoxie und Hypothermie.
▸ Beseitigung der Hypothermie: bis 30 °C möglichst schnelle Erwärmung, anschließend nur um 1°C/h, da es durch die plötzliche Öffnung der Peripherie sonst zu einem Kreislaufkollaps kommen kann; außerdem besteht die Gefahr der überschießenden Temperatur durch zentrale Regulationsstörungen.
▸ Vermeidung einer Hypoglykämie, da Glukose der Hauptenergieträger der Hirnzellen ist.
▸ Flüssigkeitsrestriktion vor allem bei Süßwasserertrinken, evtl. Gabe von Furosemid oder Dopamin mit dem Ziel negativer Bilanzen.

▶ Phenobarbital-Gabe nach EEG-Befund und Krampfaktivitäten.
▶ Antibiotika sollten nicht prophylaktisch gegeben werden, außer bei nachgewiesener Aspiration, keine natriumhaltigen Antibiotika bei Salzwasserertrinken wegen einer eventuellen Hypernatriämie.
▶ Zurückhaltung bei Gaben von Fremdblut oder Blutderivaten wegen der Gefahr eines ARDS (Aggregation von Thrombozyten und Leukozyten); evtl. Gabe von bestrahltem Blut.
▶ Kortikoidgabe nur, wenn direkt am Unfallort die 1. Gabe erfolgte.
▶ Behandlung einer evtl. IADH-Sekretion.
▶ Magenulkusprophylaxe mit H_2-Blockern i.v. (z. B. *Zantic*).

Überwachung

Apparativ (enge Alarmgrenzen!)
▶ EKG/Respiration,
▶ Sauerstoffsättigung, Kapnometrie; bei Säuglingen transkutane Kombisonde,
▶ arterieller Zugang wegen der häufigen arteriellen Blutgasanalysen und kontinuierlicher Blutdrucküberwachung (MAD!),
▶ Temperatursonde,
▶ bei ZVK → ZVD-Messung,
▶ Gewichtskontrolle über eine Bettenwaage,
▶ EEG-Kontrollen,
▶ Sono-Schädel bei Säuglingen mit offener Fontanelle.

Klinisch
▶ Bilanzierung über Blasenkatheter (mindestens 1 ml/kg/h), spezifisches Gewicht,
▶ Aussehen,
▶ Hautturgor, Ödeme,
▶ Krämpfe,
▶ Magen-pH einmal pro Schicht kontrollieren (3–4),
▶ Blutzuckerkontrollen,
▶ Glasgow-Coma-Scale und Pupillen (s. Kap. 5.1), besonders auf Zeichen der akuten Hirndrucksteigerung achten,
▶ Kontrolle durch den Augenarzt auf Stauungspapille.

Pflege
▶ Lagerung: in den ersten 3 Tagen strenge Rückenlage, Kopf in Mittelstellung, 30°-Schräglage, Gelenke in Mittelstellung zur Kontrakturenprophylaxe; später vorsichtiges Durchbewegen der Gelenke wenn der Zustand es zuläßt; anfangs auf Spitzfußprophylaxe verzichten, um die Entstehung eines Strecktonus nicht zu fördern; keine kleinen Handrollen; Lagerung auf Antidekubitusmatratzen, Wasserkissen etc. zur Dekubitusprophylaxe; Einreiben z. B. mit *PC 30 V* (maximal 2mal/Tag).
▶ Temperatur: langsame Erwärmung um 1°C/h, dazu das Zimmer gut erwärmen, Kind leicht zudecken; keine Wärmelampe (wegen der Verbrennungsgefahr und der zu schnellen Erwärmung); frühzeitig kühlen, um eine überschießende

Temperatur zu vermeiden; beim Beatmungsgerät die Atemgastemperatur nur um 1°C höher einstellen als die Kerntemperatur, um thermische Schäden an der Trachea zu vermeiden.

▶ Minimal-Handling: d. h., Maßnahmen der Grundpflege auf ein Minimum reduzieren, regelmäßige Mund- und Augenpflege (Augenpflege mit klaren Salben, z. B. mit Paraffin-Augentropfen zur besseren Beurteilung der Pupillen); für Ruhe im Zimmer sorgen, nicht am Bett über den Patienten sprechen.

▶ Gute Bronchialtoilette, vor allem bei Aspiration (evtl. Bronchiallavage); Absaugen immer zu zweit mit Präoxygenierung und unter Hyperventilation mit Beatmungsbeutel beatmen; evtl. zusätzliche Sedierung; je nach Zustand des Patienten vorsichtiges Vibrieren.

▶ Der Patient darf nicht husten oder gegen das Gerät atmen, da es sonst zu einer Hirndruckerhöhung kommen kann, immer für ausreichende Sedierung sorgen.

▶ Regelmäßige Blasenkatheterpflege.

▶ Regelmäßig für Stuhlgang sorgen (medikamentenbedingte Darmatonie); Bauchpresse vermeiden, da dies zur Hirndruckerhöhung führen kann,

▶ Ablaufende Magensonde, evtl. Magenspülung; frühzeitiger Beginn oraler Ernährung.

▶ Dem Patienten alle Maßnahmen erklären.

▶ Eltern in die Pflege einbeziehen.

Therapie und Pflege zur Hirnödemprophylaxe s. auch Kap. 5.2.

KAPITEL 6

Sonstige Erkrankungen

6.1
Nekrotisierende Enterokolitis

Die nekrotisierende Enterokolitis (NEC) ist eine hämorrhagisch-nekrotisierende und ulzerierende Entzündung des Dünn- und Dickdarms.
Es ist selten, daß auch der Magen und/oder das Rektum betroffen sind.

Risikofaktoren

▶ Frühgeburtlichkeit; 5–15 % aller Frühgeborenen sind betroffen (und 7 % aller reifen Kinder); je jünger das Kind, um so häufiger und später tritt eine NEC auf,
▶ RDS,
▶ Hypoxämie,
▶ Polyglobulie,
▶ Austauschtransfusionen,
▶ Nabelarterienkatheter, Nabelvenenkatheter mit Folgen für die Darmdurchblutung, mesenteriale Blutdruckveränderungen, Flußumkehr in der Vena portae,
▶ perinatale Streßsituationen (Hypoxie, Hypothermie, Asphyxie),
▶ symptomatische Herzfehler (PDA, Ventrikelseptumdefekt, Fallot),
▶ vorzeitiger Blasensprung,
▶ jahreszeitliche Häufung (Winter).

Pathophysiologie

▶ Schleimhautläsionen im Darm, lokale Minderdurchblutung des Darms durch:
Streßsituationen = Zentralisation zugunsten anderer Organe,
Thrombosen im Mesenterialkreislauf (z. B. nach Nabelvenenkatheter),
disseminierte intravasale Gerinnung (bei Sepsis),
reduziertes arterielles Blutangebot bei Herzfehlern,
diastolisches „Stealphänomen" = in der Diastole erfolgt eine Flußumkehr im Mesenterialkreislauf, z. B. beim PDA; Blut läuft zum Herzen zurück und nicht in die Peripherie,
Vasokonstriktion.

▶ Bakterielles Geschehen; häufige Erreger sind:
Staphylokokken,
Clostridien,
Klebsiella spezies,
E.-coli,
Rotaviren;
große Keimvielfalt, häufig Epidemien; allerdings kann auch oft kein Keim nachgewiesen werden.

▶ Zeit und Art der enteralen Ernährung:
gestillte Kinder erkranken seltener, da die Muttermilch IgA und IgG enthält sowie Lymphozyten und Makrophagen,
hyperosmolare Milch (Formuladiäten),
Allergie gegen Nahrungsbestandteile,
Verschluß des Darms durch geronnene Milch (nicht genügend eiweißauflösende Enzyme, zu wenig Magensäure, besonders bei Frühgeborenen),
zu schnelle Steigerung der oralen Ernährung.

Klinik

▶ Nahrungsunverträglichkeit; gallige, hämatinhaltige Magenreste,
▶ Erbrechen,
▶ aufgetriebener berührungsempfindlicher Bauch,
▶ schleimige, blutige Stühle,
▶ Durchfälle,
▶ fehlende Darmgeräusche,
▶ stehende, sicht- und tastbare Darmschlingen,
▶ Temperaturinstabilität,
▶ Apnoen,
▶ reduzierter Allgemeinzustand („schlaffes Kind"),
▶ Bauchwandödem,
▶ die Bauchdecke ist verfärbt, glänzend,
▶ Hepatosplenomegalie,
▶ starke Venenzeichnung im Bereich des Abdomens,
▶ Oligurie,
▶ septisches Bild (Zentralisation, Bradykardien, Blässe),
▶ die Beatmungssituation ist verschlechtert.

Labor

▶ Hyponatriämie (Frühzeichen),
▶ Leukozytose oder -penie mit Linksverschiebung,
▶ CRP-Anstieg,
▶ verschlechterte Gerinnungssituation,
▶ Thrombozytensturz,
▶ metabolische Azidose.

Diagnostik

▶ Abdomenröntgen – am besten in linker Seitenlage, da Spiegel bzw. Luft zwischen der Bauchwand und der Leber besser zu sehen sind:
stehende und aufgetriebene Darmschlingen,
pathologische Darmgasverteilung,
Pneumatosis intestinalis (Gas in der Darmwand, erst vereinzelt, dann Bläschenketten), Bakterien sind bereits in die Darmwand eingedrungen und produzieren Gas,
Gas im Mesenterialkreislauf, Luft in der Pfortader.
▶ Bei Verdacht wiederholt röntgen (alle 6 h), um eine Perforation frühzeitig zu erkennen.

Therapie

▶ Nahrungskarenz,
▶ offene Magensonde, ablaufend,
▶ antibiotische Behandlung (erweitert mit Nitromidazol = z. B. *Clont*),
▶ Nabelarterienkatheter (NAK), Nabelvenenkatheter (NVK) ziehen,
▶ Volumengabe,
▶ Analgesie,
▶ Sicherung und Erhaltung des mesenterialen Perfusionsdrucks, unter Umständen Katecholamingabe über einen ZVK,
▶ chirurgisches Konsil.

Operationsindikation

▶ harte Indikation = Darmperforation,
▶ relative Indikation = Peritonitis,
▶ Mißerfolg der konservativen Behandlung nach 12–24 h, weitere Verschlechterung.

Operation

▶ Enterostomaanlage oberhalb der veränderten Darmschlingen oder an der perforierten Stelle, meist doppelläufig,
▶ Peritonealspülung und evtl. -drainage,
▶ primär sollte es ein möglichst kleiner Eingriff sein, da in der Regel der Allgemeinzustand schlecht ist.

Pflege

▶ Präoperativ:
schonende Pflege, Minimal-Handling,
Nahrungskarenz,
offene ablaufende Magensonde,
regelmäßig Magensekret aspirieren,

idealerweise Isolationspflege,
bei Zimmerpflege NEC-Patienten am Ende einer Runde versorgen,
Inkubator- und Handschuhpflege,
engmaschige Vitalzeichenkontrolle,
keine rektale Fiebermessung,
keine Spülungen und Einläufe,
keine Bauchmassage und nicht die Blase ausdrücken,
Rückenlage = Beine und Oberkörper leicht erhöht,
transkutane Sonden nicht auf den Bauch kleben,
Stuhl auf Blut untersuchen und in die Bakteriologie schicken,
Bauchumfangskontrolle (umstritten).
▶ Postoperativ:
engmaschige Vitalzeichenkontrolle,
Temperatur weiterhin nicht rektal messen,
Minimal-Handling,
Lagerung auf einer Gelmatte, einem Wattekissen oder Wasserkissen zur Dekubitusprophylaxe,
ableitende Drainagen ohne Sog so lagern, daß die Ablauftöpfe unter dem Niveau des Kindes stehen und gut ablaufen können, Zug vermeiden und Rücklauf verhindern,
Menge und Aussehen des Sekrets beobachten,
Beine anwinkeln (Entlastung der Bauchdecke),
Seitenlage sollte relativ schnell wieder möglich sein (häufiger Lagewechsel wird oft chirurgisch angeordnet),
gute Bilanzierung,
Blase nicht ausklopfen (Blasenkatheter),
gute Analgesierung,
Enterostomaversorgung s. Kap. 2.7.

Ernährung

▶ Zunächst parenterale Ernährung (Kinder brauchen zumeist einen ZVK, da der Nahrungsaufbau oft nicht komplikationslos verläuft).
▶ Beginn der oralen Ernährung nach chirurgischer Anordnung und nach Abführen; Beginn mit Glukose, dann Steigerung über z. B. Alfaré oder Muttermilch, zur besseren Passage zusätzlich Acetylcystein 1 %ig oral.

Spätfolgen

▶ Strikturen,
▶ Kurzdarmsyndrom bei irreversibler Nekrose.

Enterostomarückverlegung

▶ Nach ca. 12 Wochen; vorher sollte festgestellt werden, ob der Darm durchgängig ist (Röntgenkontrast).

6.2
Diabetisches Koma

Im Kindesalter haben wir es meist mit dem Typ I-Diabetes zu tun.

Ursachen

▶ Antikörper gegen die insulinproduzierenden Inselzellen der Bauchspeicheldrüse = Inselzell-Antikörper; die Antikörper können schon Jahre vor dem Krankheitsausbruch produziert worden sein, die Krankheit bricht erst aus, wenn 80–90 % der Inselzellen zerstört sind.
▶ Antikörper gegen Insulin = Insulin-Autoantikörper.

Der Typ II-Diabetes kann bei stark übergewichtigen Kindern auftreten, dabei kommt es zu einem relativen Insulinmangel auf Grund einer Erschöpfung der B-Zellen durch Überbeanspruchung, oder es entsteht eine periphere Insulinresistenz durch Abnahme der Insulinrezeptoren an der Zelloberfläche.

Des weiteren gibt es den sekundären Diabetes als Folge einer Pankreaszerstörung (z. B. bei chronischer Pankreatitis, zystischer Pankreasfibrose) oder bei hormonellen Überfunktionszuständen (Cushing-Syndrom, Phäochromozytom, Glukagonom).

Symptome

▶ Starker Durst, Polydipsie,
▶ Polyurie mit nachfolgender Exsikkose (es liegt eine intrazelluläre Dehydratation vor, da durch den extrazellulären Glukoseanstieg dem Intrazellulärraum Wasser entzogen wird),
▶ nächtliches Einnässen,
▶ Gewichtsabnahme durch Exsikkose und Fettabbau,
▶ Konzentrationsstörungen bis Bewußtseinseintrübung (durch Elektrolytverschiebungen, intrazelluläre Dehydratation und Hypoxie durch Minderdurchblutung),
▶ Wangenrötung,
▶ Übelkeit, Erbrechen,
▶ Bauchschmerzen (Pseudoperitonitis),
▶ Kußmaul-Atmung,
▶ Tachypnoe,
▶ Azetongeruch beim Ausatmen,
▶ trockene Haut und Schleimhäute,
▶ Tachykardie,
▶ Hypotonie,
▶ träge Reflexe,
▶ Furunkel durch Infektabwehrschwäche, Pilzinfektionen im Genitalbereich bei Mädchen.

Laborwerte

▶ Glukosurie bei Hyperglykämie > ca. 170 mg/dl,
▶ Ketonurie durch Abbau freier Fettsäuren,
▶ spezifisches Gewicht im Urin erhöht,
▶ Azidose: Ketoazidose (Ketonkörperbildung beim Fettabbau), Laktatazidose (durch anaerobe Glykolyse bei Hypoperfusion und hypovolämischen Schock), hyperchlorämische Azidose (durch renale Bikarbonatverluste),
▶ Hyponatriämie (renale Verluste),
▶ Hyperkaliämie (durch Azidose, Insulinmangel und Abnahme der glomerulären Filtrationsrate im fortgeschrittenen Koma),
▶ Hyperosmolarität (durch Hyperglykämie und Harnstoffanstieg),
▶ Hyperchlorämie (durch Ketonverlust).

Ursachen eines diabetischen Komas

▶ Diabeteserstmanifestation,
▶ Infekt (erhöhter Insulinbedarf),
▶ keine regelmäßigen Blutzuckerkontrollen,
▶ Auslassen der Insulingaben,
▶ Diätfehler,
▶ Ende der Remissionsphase.

Differentialdiagnose

▶ Hypoglykämischer Schock,
▶ Intoxikation (Acetylsalicylsäure, Alkohol),
▶ Reye-Syndrom,
▶ angeborene Stoffwechselerkrankungen,
▶ Meningoenzephalitis,
▶ Trauma.

Therapie

▶ Legen von 2 großlumigen venösen Zugängen (einer für die häufigen Blutentnahmen).
▶ Volumengabe (normaler Bedarf und Dehydratationsausgleich über 48 h) erst mit NaCl 0,9 %ig, bei Blutzucker (BZ) <300 mg/dl z. B. mit *Tutofusin HG-5*.
▶ Insulindauerinfusion (48 ml NaCl 0,9 %ig + 0,4 IE Normalinsulin/kg) initial mit 3 ml/h, der BZ sollte um maximal 100 mg/dl/h gesenkt werden.
▶ Kaliumsubstitution nach Einsetzen der Diurese, da mit der Insulingabe außer Glukose auch Kalium in großen Mengen in die Zellen geschleust wird.
▶ Azidoseausgleich mit Natriumbikarbonat bei pH <7,0–7,1; Infusion über 1–2 h.
▶ Eine Intubation und Beatmung ist im schweren Koma, GCS <8, notwendig.

Überwachung

- EKG,
- Respiration (AF, Typ, Geruch),
- Blutdruck,
- Temperatur (Neigung zur Hypothermie),
- GCS, Pupillenreaktion stündlich,
- Bilanzierung, evtl. Ausfuhr über Blasenkatheter,
- Urin auf Glukose, Azeton und spezifisches Gewicht stixen,
- BZ stündlich bis <250 mg/dl, dann 2stündlich; bei BZ <100 mg/dl alle 30 min Kontrollen; bei BZ-Werten >250 und <50 mg/dl arbeitet das Glukometer ungenau, daher immer im Labor gegenkontrollieren lassen,
- BGA bis pH 7,30 und Elektrolyte anfangs 2stündlich,
- Harnstoff und Kreatinin 12stündlich,
- Beobachtung des Verhaltens, auf Kopfschmerzen achten – Hirnödemzeichen,
- Gewichtskontrollen.

Pflege

- Gute Hautpflege (meistens trockene Haut),
- Dekubitusprophylaxe (schlechter AZ und reduzierter Hautturgor),
- Verletzungen vermeiden (schlechte Wundheilung),
- gute Mundpflege,
- Thromboseprophylaxe bei entsprechender Indikation,
- Hirnödemprophylaxe mit Oberkörperhochlagerung,
- bei Erbrechen oder Magenatonie muß evtl. eine Magensonde, offen ableitend, gelegt werden,
- oral frühzeitig Tee anbieten (wenn er vertragen wird).

Komplikationen

- Hirnödem durch Hyperosmolarität, im weiteren Verlauf durch zu schnelles Absenken des Glukosespiegels und des Natriums extrazellulär,
- Lungenödem,
- Herzrhythmusstörungen (bei Hyperkaliämie, Hypokaliämie und Hypokalzämie).

6.3
Verbrennung, Verbrühung

Durch lokale Hitzeeinwirkung (bei Temperaturen über 50 °C) kommt es zur teilweisen oder vollständigen Zerstörung der Haut und deren Anhangsgebilde. Bei schweren Verbrennungen ab 10 % Körperoberfläche (KOF) kommt es zur Verbrennungskrankheit, mit z. T. schweren Veränderungen im Wasser- und Elektrolythaushalt, im Stoffwechselsystem, im kardiopulmonalen System und im Immunsystem.

Der Schweregrad der Verletzungen ist abhängig von der Temperatur und Dauer der Hitzeeinwirkung. Die Verbrühung steht bei Kleinkindern (0–3 Jahre) im Vordergrund, Elektroverbrennungen durch Spiel mit Kabeln und Steckdosen überwiegen bei Kleinkindern, und bei Schulkindern sind es wiederum Verbrennungen durch Spiel mit Feuer und Sprengkörpern. Jungen sind häufiger betroffen als Mädchen.

Tiefe

Die Tiefe einer Verbrennung wird in Grad angegeben:

▸ Grad 1: Rötung, Schmerzen, keine Blasen, Spontanheilung ohne Narben, Epidermis betroffen.
▸ Grad 2a: Blasenbildung, nasser, gut durchbluteter Wundgrund, schmerzhaft bei Berührung, Hautanhangsgebilde bleiben erhalten, Spontanheilung innerhalb von 14 Tagen, keine Narbenbildung, oberflächlich dermal.
▸ Grad 2b: Blasenbildung, feuchter, schlecht durchbluteter Wundgrund, Nervenenden sind verletzt, mäßig schmerzhaft, keine gute Spontanheilung, immer Narbenbildung, meist ist eine Hauttransplantation nötig, tief dermal.
▸ Grad 3: blaß-weißer bis schwarzer Wundgrund, keine Blasenbildung, keine Durchblutung, keine Schmerzen, lederartige Oberfläche, vollständige Zerstörung der Haut und deren Anhangsgebilde, Defektheilung, Hauttransplantation ist notwendig.

Ausdehnung

Die Ausdehnung wird in Prozent KOF angegeben. Gute Orientierungshilfe ist die modifizierte Neuner-Regel nach Wallace.

▸ Beim Säugling:
  Kopf = 19 % der KOF,
  Rumpf vorn und hinten = je 15 % der KOF,
  Arm = 10 % der KOF,
  Bein = 15 % der KOF.
▸ Beim Kind (ca. 5 Jahre alt):
  Kopf = 16 % der KOF,
  Rumpf vorn und hinten = je 16 % der KOF,
  Arm = 9 % der KOF,
  Bein = 17 % der KOF.

Ab dem 10. Lebensjahr ist die für Erwachsene geltende Neuner-Regel anwendbar.

▸ Erwachsener:
  Kopf und jeder Arm = je 9 % der KOF,
  Rumpf vorn und hinten = je 18 % der KOF,
  Bein = 18 % der KOF.

Als zusätzliche Hilfe: die Handfläche des Patienten entspricht 1 % der KOF. Meist wird das Ausmaß (Körperoberfläche) überschätzt und die Schwere (Verbrennungsgrad) unterschätzt.

Indikation zur stationären Behandlung

▶ Mehr als 5 % der KOF bei Säuglingen, mehr als 10 % der KOF bei älteren Kindern,
▶ Tiefe: zweitgradig und drittgradig,
▶ Gesicht, Gelenke, Anogenitalbereich, zirkuläre Verbrennungen,
▶ Inhalationstrauma (auch bei Verdacht).

Großflächige und tiefgradige Verbrennungen sollten immer in Spezialkliniken und von erfahrenem und speziell ausgebildetem Personal behandelt werden.

Eine vollständige Heilung ist auch nach maximalem Aufwand nicht möglich. Es bleiben immer Narben mit all ihren Folgen.

Therapie

▶ Erstversorgung am Unfallort:
Entfernen von der Hitzequelle,
Kühlung mindestens 20 min, aber auch länger (Wasserqualität spielt keine Rolle), Vorsicht: Gefahr der Unterkühlung vor allem bei Säuglingen; Verhinderung des „second burn",
Schmerzbehandlung beginnt mit der Kühlung, Medikamentengabe möglichst i.v., i.m.-Gabe ist im Notfall möglich (Paracetamol supp. sind meistens nicht ausreichend),
Infusionstherapie mit Ringerlösung sollte möglichst in den ersten 30 min nach dem Unfall beginnen,
Abdecken der Verbrennung mit Metallinefolie oder NaCl 0,9 %-Kompressen.
▶ Auf der Station: Bei großflächigen/tiefgradigen Verletzungen:
Sedierung und Analgesierung, z.B. Midazolam (z.B. *Dormicum*) und Ketamin (z.B. *Ketanest*),
gezielte Infusionstherapie mit Ringerlösung nach speziellem Infusionsschema,
   Grundbedarf plus einer der verbrannten KOF entsprechenden zusätzlichen Menge, Azidoseausgleich, Eiweißersatz (in der Regel nicht in den ersten 24 h),
   für die ersten 24 h gilt: Grundbedarf über 24 h, 50 % des Ersatzes in den ersten 8 h und 50 % in den folgenden 16 h,
Intubation und Beatmung bei Schock, Bewußtseinsstörung, Inhalationstrauma, Gesichts- und Thoraxverbrennungen,
Legen eines ZVK → sicherer Zugang, gute Überwachung möglich (ZVD),
Legen eines suprapubischen Katheters → gute Bilanzierung, niedriges Infektionsrisiko,
Versorgung der Wunden.

Überwachung

In der Schockphase erfolgt die Überwachung stündlich:

▶ EKG,
▶ Blutdruck (möglichst arteriell),
▶ Sauerstoffsättigung,
▶ ZVD,
▶ Gewicht (Bettenwaage),
▶ Ein- und Ausfuhr,
▶ Urinmenge, spezifisches Gewicht,
▶ Elektrolyte (Natrium, Kalium, Kalzium),
▶ BGA,
▶ Hkt, Hb,
▶ BZ,
▶ Sedierungs- und Analgesiegrad.

Komplikationen

▶ Schock,
▶ Wundinfektionen,
▶ Sepsis,
▶ Pneumonie, ARDS,
▶ Harnwegsinfekt, Nierenversagen,
▶ Multiorganversagen (MOV).

Pflege

Vorbereitung des Zimmers (falls keine Verbrennungseinheit vorhanden ist)
▶ Übliche Ausstattung eines Intensivplatzes (s. Kap. 1.4).
▶ Bett auf eine Bettenwaage stellen, Matratze mit steriler Metallinefolie abdecken oder Schaumstoffmatratzen, bestehend aus 8 Lagen, verwenden → Sekret kann direkt ablaufen, Patient liegt trocken; alternativ kann man ein Spezialbett (z. B. *Clinitron*) verwenden
▶ Zur Reinigung der Wunden wird ein Tisch benötigt mit sterilen Tupfern, sterilen Stoffwindeln, sterilen Waschlappen, sterilen Handtüchern, sterilen Waschschüsseln, Polyvidon-Jod-Lösung (z. B. *Betaisodona*).
▶ Zur Wundversorgung ist ein Tisch notwendig mit sterilen Kompressen, Gaze, sterilen Scheren, sterilen Pinzetten, Polyvidon-Jod-Lösung und -Salbe, Silbersulfadiazin-Creme (z. B. *Flammazine* 1 %).
▶ Ablage mit sterilen Kitteln, sterilen Handschuhen, Mundschutz, Hauben.
▶ Raumtemperatur 30–38°C, relative Luftfeuchtigkeit 35–55 %.
▶ Zimmer möglichst mit Vorschleuse.

Wundreinigung
▶ Im Rahmen der Erstversorgung Ganzkörperwaschung mit 10 %iger Polyvidon-Jod-Lösung, alle Blasen eröffnen und abtragen, ebener Wundgrund wird angestrebt.

▶ Bei allen weiteren Reinigungen nur die Wunden mit 10 %iger Polyvidon-Jod-Lösung säubern, neu entstandene Blasen eröffnen und Hautreste entfernen.

Wundversorgung

Man hat die Wahl zwischen offener und geschlossener Wundversorgung.

▶ Offene Versorgung:
Wunden werden mit Polyvidon-Jod-Salbe gecremt, anfangs häufiger, bis sich Schorf gebildet hat, alternativ können die Wunden auch mit 10 %iger Polyvidon-Jod-Lösung betupft werden (muß anfangs stündlich erfolgen)
Nach 6–10 Tagen werden die Wunden täglich gewaschen und der Schorf vom Rand her abgetragen.

▶ Geschlossene Versorgung:
Wunden werden mit Polyvidon-Jod-Salbe-haltiger Gaze belegt, mit synthetischer Watte abgepolstert und dann mit elastischen Binden unter leichtem Druck fixiert. Dies gilt besonders für Hände, Füße und kleinere Stellen an Armen und Beinen.
Anstelle der Polyvidon-Jod-Salbe gibt es die Möglichkeit, Silbersulfadiazin-Salbe (*Flammazine* 1 %) zu verwenden, sie hat ein breites Wirkspektrum, ist jodfrei und bildet keinen Schorf. Nachteil ist die Bildung von grünlich-grauem Belag innerhalb von 24 h; er muß abgewaschen werden (Schmerzen, Keimverschleppung); bevorzugte Stellen sind der Hals, die Hände und Füße (hier wäre Schorf von Nachteil → Bewegungseinschränkung, Risse im Schorf → Infektion).

▶ Gesichtsverbrennungen werden mit NaCl 0,9 %-Kompressen versorgt.

▶ Hauttransplantation:
Alle drittgradigen und tief zweitgradigen Wunden müssen chirurgisch versorgt und transplantiert werden.
Der Zeitpunkt liegt beim 3.–5. Tag.
Operativ wird eine Nekrosektomie mit anschließender Spalthautdeckung oder Mesh-graft-Deckung (Maschenhauttransplantation) durchgeführt. Bevorzugte Entnahmestelle der Hauttransplantate ist die behaarte Kopfhaut, der Vorteil ist die rasche Heilungstendenz (nach 7–10 Tagen kann erneute Entnahme erfolgen), außerdem ist nach dem Nachwachsen der Haare die Entnahmestelle nicht mehr sichtbar.
Transplantate werden in der Regel nicht angenäht.
Die Pflege erfolgt zumeist offen, NaCl 0,9 %-Kompressen werden aufgelegt und bis zur Einheilung feucht gehalten, ein dünner Verband schützt vor dem Verrutschen; Vorteil → Infektionen können rechtzeitig erkannt und behandelt werden.
Blasen werden eröffnet, Sekret und Blutreste werden mit NaCl 0,9 %ig-getränkten Kompressen entfernt.
Der Patient wird tief sediert und fixiert, um jede Bewegung zu vermeiden.
Entnahmestellen werden z. B. mit *Grassolind*-Gaze (Vaseline-Gitter) belegt und verbunden. Nach 7–10 Tagen werden die Verbände entfernt und die Stellen mit Fettsalbe gepflegt.

▶ Grundpflege und Prophylaxen müssen wie bei jedem Intensivpatienten durchgeführt werden, angepaßt an die Bedürfnisse und Besonderheiten des Brandverletzten (s. entsprechende Abschnitte in Kap. 1 und 2).

▶ Lagerung:
Möglichst nicht auf der verbrannten Haut.
Gelenke in Funktionsstellung.
Umlagern in regelmäßigen Abständen.
Nach einer Hauttransplantation möglichst Lagerung auf einem Spezialbett (z. B. Clinitron) – Patient „schwebt" auf einer mit Segeltuch bespannten und mit Quarzkügelchen gefüllten Matratze → kein Wundliegen, Sekret kann ablaufen.
Bei Verbrennungen im Bereich der Gelenke erfolgt eine Lagerung auf maßgefertigten Schienen.

▶ Rehabilitation:
Der Beginn der Mobilisation zur Funktionserhaltung bzw. -verbesserung erfolgt schon in der Akutphase durch Physiotherapeuten und Pflegepersonal.
Psychosoziale und schulische Betreuung (der Krankenhausaufenthalt ist meist sehr lang).
Die Kompressionstherapie sollte beginnen, sobald alle Wunden abgeheilt sind. Bei allen tiefgradigen und deshalb chirurgisch versorgten Verbrennungen kommt es zu hypertrophen Narbenbildungen, die sich mit der Zeit kontrahieren, besonders nach einem Wachstumsschub des Kindes. Deshalb werden alle Kinder mit maßgeschneiderten Kompressionsbandagen oder -anzügen (z. B. Jobst) versorgt, die 24 h/Tag und 12–18 Monate lang getragen werden müssen. Psychologisch-psychiatrische Betreuung sollte über die Entlassung hinaus, ggf. auch der Eltern und Geschwister, erfolgen.

KAPITEL 7

Kardiologie

7.1
Angeborene Herzfehler

Es werden hier die häufigsten angeborenen Herzfehler aufgezählt und in einfacher Weise erklärt. Um sich darüber ausführlich zu informieren, muß entsprechende Literatur herangezogen werden.

Angeborene Herzfehler ohne Zyanose

▶ Ventrikelseptumdefekt (VSD): Defekt in der Herzkammerscheidewand, es besteht ein Links-rechts-Shunt mit Lungenüberflutung; die Symptomatik ist abhängig von der Defektgröße und den Widerständen im Lungen- und Körperkreislauf.

▶ Atriumseptumdefekt (ASD):
ASD I: Defekt im unteren Teil des Vorhofseptums = Endokardkissendefekt.
ASD II: Defekt im mittleren oder oberen Teil des Vorhofseptums (im Bereich des Foramen ovale); die Symptomatik tritt meist sehr spät auf, es besteht ein Links-rechts-Shunt.

▶ Pulmonalstenose (PS):
Supravalvuläre Stenose (periphere Pulmonalstenose, Hypoplasie der Gefäße).
Valvuläre Stenose (Pulmonalklappensegelstenose durch Verdickung der Segel und unvollständige Öffnung, Hypoplasie des Klappenringes).
Subvalvuläre oder Infundibulumstenose (Hypoplasie des muskulären Trichters, der in die Pulmonalarterie mündet); es kommt zur Rechtsherzhypertrophie, da der rechte Ventrikel gegen einen erhöhten Widerstand arbeiten muß; Symptomatik je nach Grad der Verengung.

▶ Atrioventrikulärer Kanal (AV-Kanal): Hemmungsmißbildung des Endokardkissens an der Stelle, wo Septum primum, Ventrikelseptum und die AV-Klappen zusammentreffen:
Inkompletter oder partieller AV-Kanal: ASD I plus Spaltbildung eines Mitral- und/oder Trikuspedalsegels mit entsprechender Klappeninsuffizienz,
Kompletter AV-Kanal: zusätzlich besteht ein VSD, wobei ASD und VSD ineinander übergehen, so daß ein großer Defekt besteht; es kommt zum Links-rechts-Shunt.

▶ Aortenisthmusstenose (ISTA): Gefäßfehlbildung: Einengung der Aorta descendens nach Abgang der A. subclavia sinistra im Bereich des Aortenisthmus (natürliche Enge), es kommt zur Linksherzhypertrophie durch die vermehrte Arbeitsbelastung.
Präductale oder infantile ISTA: Symptome treten im Neugeborenenalter nach Verschluß des Ductus arteriosus Botalli auf, Zyanose in der unteren Körperhälfte (Harlekin-Phänomen), Fuß- und Femoralispulse nicht oder abgeschwächt tastbar, Blutdruck an den Beinen und evtl. auch am linken Arm niedriger, Bluthochdruck in der oberen Körperhälfte; Prostaglandin E1-Therapie (z. B. *Minprog Päd)* bei Zeichen der Herzinsuffizienz und stark verminderter Durchblutung der unteren Körperhälfte zum Offenhalten des Ductus.
Postductale oder Erwachsenen-ISTA: Symptomatik erst später; der Ductus ist immer verschlossen, es bestehen gute Kollateralkreisläufe zur Versorgung der unteren Körperhälfte.

▶ Aortenstenose (AS):
Valvuläre AS! (Aortenklappenstenose durch Verdickung der Klappensegel und/oder Unterentwicklung der Aortenwand).
Subvalvuläre AS (fibröser Ring, Muskelhypertrophie).
Supravalvuläre AS (oberhalb der Aortenklappe durch fibröse Einschnürung); es kommt zur Linksherzhypertrophie durch den ständigen Arbeitsdruck gegen den erhöhten Widerstand; Symptomatik je nach Schweregrad der Stenose; bei hochgradiger Stenose erfolgt z. B. *Minprog-*Therapie zum Offenhalten des Ductus.

▶ Persistierender Ductus arteriosus Botalli (s. Kap. 2.4.12).

▶ Pulmonale Hypertonie, Eisenmenger-Reaktion: Durch ständige Druckerhöhung in den Pulmonalgefäße, z. B. durch Einwirkung des hohen linksventrikulären Drucks bei Herzfehlern mit großen Septumdefekt (VSD, AV-Kanal), kommt es zur pulmonalen Hypertonie. Bei längerem Bestehen dieser Hypertonie kommt es zur Intimaproliferation und Mediahypertrophie, wodurch der pulmonale Hochdruck irreversibel wird (= Eisenmenger-Reaktion mit Shuntumkehr), es kommt zum Rechts-links-Shunt mit Zyanose.

Angeborene Herzfehler mit Zyanose

▶ Fallot-Tetralogie (TOF) – sie ist eine Kombination aus:
Pulmonalstenose,
VSD,
reitender Aorta über dem VSD (die Aorta entspringt untypisch weit rechts, es gelangt Blut aus dem rechten und linken Ventrikel in die Aorta),
rechtsventrikulärer Hypertrophie, da der Arbeitsdruck genauso hoch ist wie in der linken Kammer (es kommt zum Rechts-links-Shunt mit Zyanose = Mischungszyanose; typisch ist bei diesen Kindern, das Auftreten von hypoxämischen Anfällen mit Zunahme der Zyanose).
Fallot-Pentalogie: zusätzlich besteht noch ein ASD.
Keine Zyanose besteht beim Pink-Fallot, da die Pulmonalstenose geringgradig und die überreitende Aorta nicht signifikant ist, wodurch der Rechts-links-Shunt gering ist.

▶ Transposition der großen Gefäße (TGA): Die Pulmonalarterie entspringt der linken Kammer und die Aorta der rechten (= Parallelschaltung des Lungen- und Körperkreislaufs, eine Verbindung besteht nur über das offene Foramen ovale und/oder den PDA); ggf. z. B. *Minprog*-Therapie zum Offenhalten des Ductus.

Komplexe TGA: zusätzlich besteht eine VSD und eine Pulmonalstenose.

Keine Zyanose besteht bei der L-TGA, da zusätzlich zur Transposition der Gefäße eine Vertauschung der Ventrikel besteht, so daß es zur Korrektur des Herzfehlers kommt.

Zyanose

Eine Zyanose wird erst sichtbar, wenn mindestens 5 g/dl Hb nicht mit Sauerstoff beladen sind, daher ist eine Zyanose bei anämischen Kinder meistens nicht sichtbar.

Die Ursachen sind:

▶ schlechte Oxygenierung durch schlechte Lungenperfusion,
▶ Mischblut in der Aorta durch Mischung von venösem und arteriellem Blut intrapulmonal oder kardial (= Mischungszyanose),
▶ gestörte Membranfunktion der Lunge (durch Pneunomie, Lungenödem, hyaline Membranen),
▶ geringes Herzminutenvolumen mit peripherer Minderdurchblutung (= Ausschöpfungszyanose).

Ursachen der Herzinsuffizienz

▶ erhöhte Vorlast, z. B. durch zu großes Blutvolumen bei Herzfehlern mit Kurzschlußverbindung zwischen beiden Kreisläufen und Klappeninsuffizienzen,
▶ erhöhte Nachlast, d. h. erhöhter Gesamtwiderstand gegen den das Herz pumpen muß (AS, PS),
▶ Kardiomyopathien (chronisch verlaufende Erkrankungen des Herzmuskels),
▶ entzündliche Herzkrankheiten (Endo-, Peri-, Myokarditis),
▶ spezielle Medikamente,
▶ andauernde Bradykardie,
▶ andauernde Tachykardie.

Formen der Herzinsuffizienz

Man unterscheidet die Rechts- und Linksherzinsuffizienz, meist handelt es sich jedoch um eine Insuffizienz des gesamten Herzens.

▶ Rechtsherzinsuffizienz: das Blut staut sich vor dem rechten Herzen → Hepatomegalie, gestaute Halsvenen, verminderte Nierendurchblutung mit Ödemen.
▶ Linksherzinsuffizienz: das Blut staut sich in der Lunge vor dem linken Herzen → Atemstörungen durch Lungenüberflutung und Lungenödem.

Symptome bei Herzinsuffizienz

▶ Tachy-, Dyspnoe,
▶ Tachykardie,
▶ Ödeme,
▶ Hepatomegalie,
▶ kalte marmorierte Extremitäten,
▶ Herzgeräusch,
▶ allgemeine Schwäche,
▶ gehäufte Atemwegsinfekte,
▶ bei Säuglingen: Gedeihstörungen, Trinkschwäche, vermehrtes Schwitzen,
▶ evtl. Zyanose je nach Herzfehler,
▶ Spätsymptome: Uhrglasnägel und Trommelschlegelfinger und -zehen durch chronischen Sauerstoffmangel.

Diagnostik

▶ Klinische Untersuchung:
  Hautfarbe (Zyanose?),
  Auskultation (Herzgeräusche?),
  Pulsqualität,
  auf Zeichen der Herzinsuffizienz achten (Ödeme, Lebervergrößerung, Tachypnoe),
▶ Blutuntersuchungen: BGA, Hb (meist Polyglobulie),
▶ apparative Untersuchung:
  prä- und postductale Sauerstoffsättigung,
  Blutdrucke an allen Extremitäten,
▶ EKG,
▶ Thoraxröntgen,
▶ Echokardiographie!
▶ Herzkatheteruntersuchung,
▶ Angiokardiographie.

Medikamentöse Therapie bei Herzinsuffizienz

▶ Diuretika (z. B. Furosemid, Spironolacton) zur Verminderung des Volumens,
▶ Digitalis (z. B. Digoxin),
▶ Vasodilatatoren zur Nachlastsenkung (z. B. Nifedipin, Captopril),
▶ Katecholamine (Dobutamin, Dopamin),
▶ Prostaglandin E1 (z. B. *Minprog Päd*) zum Offenhalten des Ductus.

Allgemeine Pflege

▶ Ruhe, evtl. Sedierung der Kinder,
▶ Oberkörperhochlagerung,
▶ häufige kleine Mahlzeiten, evtl. Sondieren der Nahrung,
▶ auf regelmäßige Stuhlentleerung achten,

▶ Sauerstoffzufuhr (angefeuchtet) über Haube oder Nasensonde,
▶ Einhaltung der Flüssigkeitsrestriktion.

Überwachung

▶ Klinische Überwachung:
  Hautfarbe,
  Ödeme,
  Stauungszeichen,
  Schwitzen,
▶ apparative Überwachung:
  EKG, Herzfrequenz,
  Atmung,
  prä- und postductale Sauerstoffsättigung oder $tcpO_2$,
  Blutdruck an allen vier Extremitäten,
  Gewicht,
▶ regelmäßige BGA- und Blutzuckerkontrollen,
▶ Bilanzierung.

7.2
Herzrhythmusstörungen

Herzrhythmusstörungen kommen im Kindesalter häufig vor, jedoch nur wenige sind behandlungsbedürftig. Nur diese sollen hier kurz erklärt werden, wobei die Anatomie und Physiologie des Herzens vorausgesetzt werden. Man unterscheidet bradykarde und tachykarde Rhythmusstörungen sowie Arrhythmien.

EKG

▶ P-Welle: Erregungsausbreitung in den Vorhöfen,
▶ QRS-Komplex: Erregungsausbreitung in der rechten und linken Kammer = ventrikuläre Depolarisation,
▶ ST-Strecke: vollständige Erregung der Kammern,
▶ T-(U-)Welle: Erregungsrückbildung in den Kammern = ventrikuläre Repolarisation.

7.2.1
Bradykarde Rhythmusstörungen

Sinusbradykardie

Dabei kommt es zu einer Verlangsamung der Herzschlagfolge, der Rhythmus ist regelmäßig. Die Ursachen sind:

▶ Hypoxämie,
▶ Hypothermie,

▶ Vagusreiz, z. B. durch Absaugen oder Intubation,
▶ Störungen des Säuren-Basen-Haushalts,
▶ Vergiftungen, z. B. Digitalis, Nikotin,
▶ ICP-Erhöhung.

Die Therapie richtet sich nach der Ursache.

Asystolie

Die Asystolie (Ausbleiben der Herzkontraktion) kann bedingt sein entweder durch den vollständigen Verlust an elektrischer Aktivität, durch Blockade der elektrischen Reizleitungen oder bei Arbeitsmyokardschaden.

Die Therapie besteht im sofortigen Beginn der Cardio-Pulmonalen-Reanimation (CPR, s. Kap. 8).

AV-Block

Der AV-Block stellt eine Störung der Reizleitung zwischen dem Sinus- und AV-Knoten dar. Es gibt drei verschiedene Grade:

▶ Grad 1: Verlängerung der PQ-Zeit, keine hämodynamische Beeinträchtigung, erstes Zeichen einer Digitalisüberdosierung.
▶ Grad 2: entweder zunehmende Verlängerung der PQ-Zeit bis ein QRS-Komplex ausfällt (Typ Wenckebach-Mobitz) oder Ausfall eines QRS-Komplexes in einem bestimmten Rhythmus, z. B. 1:2, 1:3 (Typ Mobitz II).
▶ Grad 3: vollständige Unterbrechung der Reizweiterleitung zwischen den Vorhöfen und den Herzkammern, sie schlagen zeitlich unabhängig voneinander; die Kammern werden von einem Ersatzschrittmacher (meist in der Nähe des AV-Knotens) innerviert; der Rhythmus ist stark verlangsamt, was sich hämodynamisch mit Abnahme des HZV auswirkt → es kann zur plötzlichen Bewußtlosigkeit kommen (Adams-Stokes-Anfälle).

Ursachen
▶ Angeborene Herzfehler (Ebstein-Anomalie der Trikuspidalklappe, korrigierte TGA),
▶ angeboren, z. B. bei Erkrankungen der Mutter mit Lupus erythematodes,
▶ Entzündungen (Myokarditis) mit Zerstörungen des Reizleitungssystems,
▶ Medikamente (z. B. Digitalisintoxikation),
▶ nach Herzoperationen (AV-Kanal, TOF, VSD).

Therapie
▶ Grad 1: keine Therapie notwendig,
▶ Grad 2 und 3:
Atropin,
Orciprenalin (z. B. *Alupent*),
Herzschrittmacher.

7.2.2
Tachykarde Rhythmusstörungen

Supraventrikuläre Tachykardie (SVT)/paroxysmale supraventrikuläre Tachykardie (pSVT)

Die pSVT wird durch die sogenannte kreisende Erregung (Reentry-Mechanismus) verursacht, wobei der AV-Knoten oder andere Reizleitungsherde immer wieder erregt werden. Sie tritt häufig bei Neugeborenen und Kleinkindern auf. Es kommt zur anfallsweisen Erhöhung der Herzfrequenz. Sie kann bis zu 300 Schlägen/min erreichen, wobei der Rhythmus meistens regelmäßig ist. Je länger die Tachykardie dauert und je höher die Frequenz ist, desto eher kommt es zur Herzinsuffizienz mit Symptomen wie Blässe, Unruhe, Dyspnoe und Tachypnoe, Kaltschweißigkeit und kühlen Extremitäten.

Ursachen
▶ Angeborene Herzfehler,
▶ Sepsis,
▶ Schock,
▶ Wolf-Parkinson-White-Syndrom (WPW-Syndrom): Hierbei handelt es sich um anomale zusätzliche muskuläre Überleitungsbündel (= Kentbündel) zwischen Kammer und Vorhof, wobei der AV-Knoten umgangen wird und es zu einer verfrühten Erregung bestimmter Kammerareale kommt.

Therapie
▶ Vagusstimulation:
  Spateldruck auf den Zungengrund,
  einseitige Karotissinusmassage für etwa 20 s,
  Trinken von eiskaltem Mineralwasser,
  bei Säuglingen mit Eiswasser gefüllten Plastikbeutel für 10–15 s auf das Gesicht drücken (= Tauchreflex).
▶ Medikamente:
  Digitalisierung mit Metyldigoxin (z. B. *Lanitop*), nicht bei WPW-Syndrom (→ Tachykardie, Kammerflimmern),
  Antiarrythmika:
    Verapamil (z. B. *Isoptin*) = Kalziumantagonist, vorher Kalziumgabe; nicht bei Kindern unter 1 Jahr verwenden; Nebenwirkung: myokardiale Depression und periphere Vasodilatation mit Hypotension,
    Propafenon (z. B. *Rytmonorm*), für Säuglinge geeignet,
    Adenosin (z. B. *Adenocard*), wird am häufigsten verwendet, es durchbricht den Reentry-Mechanismus, Wirkungseintritt nach 10 s.
▶ Kardioversion sofort bei Herzinsuffizienz.
▶ Schrittmachertherapie bei komplexen Herzfehlern und rezidivierenden SVT.
▶ Unterbindung der pathologischen Leitungsbahnen über Herzkatheter bei WPW-Syndrom.

Vorhofflattern

Die Vorhoffrequenz beträgt 250–500/min, im EKG sind sägezahnartige Flatterwellen sichtbar. Die AV-Überleitung ist teilweise blockiert, deshalb ist die Ventrikelfrequenz wesentlich niedriger.

Ursachen

▶ Nach Herzoperationen (ASD-Verschluß, Vorhofumkehroperation bei TGA),
▶ rheumatische Herzerkrankungen.

Therapie

Sie richtet sich nach der Höhe der Ventrikelfrequenz, nach der hämodynamischen Wirkung und der Grunderkrankung.

▶ Digitalisierung, dadurch wird die AV-Blockierung verstärkt,
▶ zusätzlich Gabe von Antiarrhythmika: Verapamil oder Propafenon,
▶ Kardioversion in Notfallsituationen (Schrittmachertherapie nach Herzoperationen).

Vorhofflimmern

Es kommt dabei zur unkoordinierten Depolarisation vieler atrialer Herde mit Vorhoffrequenzen zwischen 400 und 600, es werden nicht alle Impulse an den Ventrikel weitergegeben.

Ursachen

▶ Angeborene Herzfehler (VSD, Ebstein-Anomalie der Trikudpidalklappe),
▶ Perikarditis,
▶ rheumatische Herzerkrankungen.

Therapie

▶ Kardioversion in Notfallsituationen,
▶ Antiarrhythmika: Disopyramid (z. B. *Rythmodul*) oder Propafenon (z. B. *Rytmonorm*),
▶ Digitalisierung.

Ventrikuläre Tachykardie

Die Kammerkomplexe sind verbreitert, die Ventrikelfrequenz beträgt 120–250/min. Die ventrikuläre Tachykardie ist im Kindesalter selten, sie tritt meistens akut auf, das HZV nimmt ab. Die ventrikuläre Tachykardie kann zum akuten Herzversagen durch Kammerflimmern oder kardiogenem Schock führen.

Ursachen

▶ Digitalisintoxikation,
▶ Myokarditis,
▶ Kardiomyopathie.

Therapie

- ▶ Kardioversion in Notfallsituationen,
- ▶ Beta-Blocker: Sotalol (z. B. *Sotalex*), wirkt negativ inotrop (Kontraktionskraft des Herzens wird herabgesetzt), daher kann es zu einer Situation kommen, die eine Reanimation erfordert,
- ▶ Antiarrhythmikum: Lidocain (z. B. *Xylocain*),
- ▶ Herzschrittmacher bei medikamentös nicht einstellbarer ventrikulärer Tachykardie.

Ventrikuläre Extrasystolen (VES)

Dabei handelt es sich um eine Kontraktion des Ventrikels, dessen Reizimpuls nicht aus dem Sinusknoten stammt, sondern aus den Ventrikeln (Purkinje-Fasern). Die P-Welle fehlt, und der QRS-Komplex ist verformt, anschließend folgt eine kompensatorische Pause. Tritt die Extrasystole nach jedem Sinusimpuls auf, spricht man vom Bigeminus und nach je 2 normalen Sinusimpulsen vom Trigeminus. Es besteht die Gefahr von Salven von Extrasystolen. Der Impulsursprung kann aus einem Gebiet (monofokale VES) oder aus verschiedenen (polyfokale VES) stammen.

Ursachen

- ▶ Mitralvitien,
- ▶ Elektrolytstörungen,
- ▶ Myokarditis,
- ▶ Digitalis.

Therapie

Eine Behandlung ist nur bei gehäuft auftretenden Extrasystolen notwendig.

- ▶ Antiarrhythmika: Lidocain,
- ▶ Beta-Blocker.

Kammerflimmern und -flattern

Es kommt zu einer schnellen unregelmäßigen Depolarisation der Kammern, dies ist gleichbedeutend mit einem Herzstillstand.

Ursachen

- ▶ Digitalisintoxikation,
- ▶ Hypoxie,
- ▶ ventrikuläre Extrasystolen.

Therapie

- ▶ sofortiger Beginn der CPR,
- ▶ Defibrillation,
- ▶ Lidocain zur Rhythmusstabilisierung.

Allgemeine Überwachung und Pflege

▶ EKG: auf guten Elektrodensitz achten.
▶ Peripherer Puls: regelmäßige Palpation (Pulsqualität).
▶ Blutdruck: ob blutige oder periphere Messung, ist abhängig von der Therapie und der Grunderkrankung.
▶ Gute Beobachtung der Atmung (Dyspnoe, Tachypnoe).
▶ Auf Dekompensationszeichen achten (Kaltschweißigkeit, kühle Extremitäten, Trinkschwäche).
▶ Sauerstoffsättigung.
▶ Eine spezielle Pflege bei Rhythmusstörungen gibt es nicht, sie ist abhängig von den Ursachen (angeborene Herzfehler, nach Herzoperationen).
▶ Grundsätzlich ist für eine ruhige Umgebung und ruhiges prioritätsbezogenes Arbeiten zu sorgen.

7.3
Herzkatheteruntersuchung

Bei der Herzkatheteruntersuchung (HKU) wird ein spezieller Katheter unter Röntgen-Durchleuchtungskontrolle über eine Vene und evtl. über eine Arterie bis in die Herzhöhlen und herznahen großen Gefäße vorgeschoben. Diese Untersuchung findet in speziellen Herzkatheterlaboratorien in Sedierung oder Vollnarkose statt.

Ziel

▶ Bestimmung des Herzfehlers,
▶ Bestimmung der anatomischen und hämodynamischen Verhältnisse,
▶ Therapie von einfacheren Fehlbildungen des Herzens und der großen Gefäße,
▶ Ermöglichung einer Herzoperation oder Verbesserung der Chancen dafür.

Diagnostik

▶ Mechanische Austastung einzelner Herzabschnitte,
▶ direkte Druckmessungen,
▶ Bestimmung der Blutgase in den einzelnen Abschnitten zur Shuntberechnung,
▶ Messung des Herzminutenvolumens über Thermodilution,
▶ Bestimmung des pulmonalen Gefäßwiderstands,
▶ Kontrastmitteldarstellung der Herzhöhlen und Gefäße,
▶ Biopsie,
▶ Überprüfung der Herzklappenfunktion und der Myokardbewegung.

Therapiemöglichkeiten

▶ Sprengung des Foramen ovale nach Rashkind bei einer TGA,
▶ Sprengung oder Erweiterung von stenosierten Herz-, Pulmonal- und Aortenklappen,
▶ Erweiterung von Gefäßengen durch Ballondilatation,

▶ Implantation von Gefäßstützen (Stents) wenn die Ballondilatation nicht ausreichend war,
▶ Öffnung und Erweiterung auf normalen Umfang von Gefäßverschlüssen durch einen speziellen Hochfrequenzkatheter,
▶ Verschluß mit Schirmchen und Spiralen des Ductus Botalli, von Angiomen und Fisteln,
▶ Verschluß mit Schirmchen von Defekten in der Vorhof- und Kammerscheidewand,
▶ Einbringen von Schrittmacherelektroden,
▶ Abtragung von pathologischen Leitungsbahnen mittels Hochfrequenzapplikation bei therapieresistenten supraventrikulären Tachykardien, z. B. bei WPW-Syndrom.

Vorteile der Herzkatheterherapie

▶ Keine großen Operationen, evtl. Verzicht auf Operationen mit einer Herz-Lungen-Maschine,
▶ kürzerer Krankenhausaufenthalt,
▶ kleine Punktionsstellen,
▶ geringerer Bedarf an Blutkonserven,
▶ geringere psychische Belastung.

Relative Kontraindikation

▶ Kontrastmittelunverträglichkeit,
▶ Niereninsuffizienz,
▶ extreme Herzinsuffizienz,
▶ pulmonale Erkrankungen,
▶ entzündliche Erkrankungen.

Zugangswege

Der Katheter wird über Seldinger-Technik (s. Kap. 12.3 „Zentraler Venenkatheter") oder Venae sectio gelegt.

▶ V. und A. femoralis,
▶ Nabelvene und -arterie (NG),
▶ V. und A. brachialis,
▶ V. und A. axillaris.

Der venöse Katheter wird über die untere oder obere Hohlvene in den rechten Vorhof geführt. Von dort aus kann die andere Hohlvene und über die Trikuspidalklappe die rechte Kammer erreicht werden. Von der Kammer gelangt man in den Stamm der Lungenschlagader und weiter in die rechte oder linke Pulmonalarterie. Besteht ein offenes Foramen ovale oder ein Vorhofscheidewanddefekt, kann man ohne eine arterielle Punktion ins linke Herz gelangen. Im übrigen gelangt man durch eine arterielle Punktion über die Aorta in die linke Kammer und über die Mitralklappe in den linken Vorhof.

Voruntersuchungen

- ▶ Genaue Anamnese (Patient muß infektfrei und der Leisten- und Windelbereich reizlos sein),
- ▶ Inspektion des Patienten,
- ▶ Palpation von Herzschlag und Pulsen,
- ▶ Auskultation,
- ▶ aktuelles EKG, Herzsonographie und Thoraxröntgen,
- ▶ Blutentnahmen: Blutbild, Elektrolyte, Nierenwerte, Gerinnung, CRP, Blutgruppe und Kreuzblut.

Vorbereitungen

- ▶ Altersentsprechende Aufklärung des Kindes,
- ▶ Einwilligung der Eltern, auch eine Narkoseeinwilligung,
- ▶ venöser Zugang mit 3-Wege-Hahn in Kopfhöhe,
- ▶ Patient muß nüchtern sein, evtl. Magensonde offen ableitend,
- ▶ Infusion bei kleineren Kindern,
- ▶ Rasur des Leistenbereichs bei Jugendlichen,
- ▶ Blutkonserve muß vorhanden sein,
- ▶ Verabreichung der Prämedikation am Abend vorher und kurz vor der Untersuchung den Angaben des Anästhesisten entsprechend.

Vorbereitung des Katheterlabors

- ▶ Bei kleinen Kindern den Raum aufwärmen und Wärmematte vorbereiten, Material zum Einwickeln der Extremitäten bereit legen (Watterollen).
- ▶ Zur Intubation richten.
- ▶ Absaugung überprüfen.
- ▶ Beatmungsbeutel, Maske und Stethoskop bereitlegen.
- ▶ Beatmungsgerät überprüfen.
- ▶ Sauerstoffanschluß überprüfen.
- ▶ Defibrillator überprüfen.
- ▶ Monitor (EKG, Sauerstoffsättigung, Blutdruck, evtl. Temperatursonde bei kleinen Kindern) vorbereiten.
- ▶ Perfusoren und Infusomaten bereitstellen.
- ▶ Material für Bluttransfusion bereitlegen (Blutfilter, evtl. Blutwärmer).
- ▶ Manschetten zur Fixierung des Kindes.
- ▶ Medikamententablett vorbereiten (Dosierungen dem Medikamentenblatt des jeweiligen Patienten entsprechend): z. B. zur Sedierung: Diazepam, Promethazin (z. B. *Atosil*), Pethidin (z. B. *Dolantin*)-*Atosil*-Gemisch, Ketamin (z. B. *Ketanest*), Etnomidate (z. B. *Hypnomidate*), Midazolam (z. B. *Dormicum*), Fentanyl; zur Lokalanästhesie: Mepivacain 1 %ig (z. B. *Meaverin*); Furosemid (z. B. *Lasix*); Vecuronium (z. B. *Norcuron*); Heparin; Prednisolon (z. B. *Solu-Decortin-H*); NaCl 0,9 %ig, ausreichend Spritzen und Kanülen.
- ▶ Reanimationsmedikamente vorbereiten: Adrenalin, *Atropin*, Lidocain 2 %ig (z. B. *Xylocain*), Orciprenalin (z. B. *Alupent)*, Natriumbikarbonat 1:1 mit Glu-

kose 5 %ig, Kalzium-Glukonat 10 %ig, Doputamininfusion, Humanalbumin 5 %ig.

▶ Die Materialien zum Legen des Herzkatheters und für die speziellen Untersuchungen werden von der Katheterlaborschwester vorbereitet.

▶ Wird die HKU in Narkose durchgeführt, ist immer ein Anästhesist und eine Anästhesieschwester anwesend, die das Narkosegerät und alles für die Narkose vorbereiten und kontrollieren.

Aufgaben der Schwester

▶ Lagerung des Kindes,
▶ Einwickeln der Extremitäten mit Watte (bei Kleinkindern),
▶ Fixierung des Kindes,
▶ Überwachung des Kindes:
HF, EKG,
Blutdruck,
Atmung,
Sauerstoffsättigung,
Temperatur,
Aussehen,
evtl. Pupillenreaktion,
▶ Medikamentengabe, z. B. Sedativa, Heparin zur Thromboseprophylaxe nach Einführen des Katheters, nach Kontrastmitteluntersuchung Furosemid,
▶ Geräteüberwachung,
▶ Anreichen von sterilen Materialien,
▶ Dokumentation.

Nachsorge des Patienten

▶ Überwachung:
HF, EKG,
Blutdruck,
Sauerstoffsättigung,
Atmung,
Temperatur,
Aussehen,
Farbe und Temperatur der punktierten Extremität,
Fuß- bzw. Fingerpuls der punktierten Extremität,
Bilanzierung,
auf Nachblutungen achten.
▶ Laborkontrollen: Blutbild, Elektrolyte, Gerinnung, Nierenwerte, CRP.
▶ Oberkörperhochlagerung.
▶ Punktierte Extremität hochlagern, evtl. Ruhigstellung auf einer Schiene, ggf. die Kinder sedieren, damit sie nicht strampeln.
▶ Lockerung des Druckverbands bei venöser Punktion nach 2–3 h, bei arterieller nach 12 h (bei Stauung früher).
▶ Nahrungsaufnahme nach 4–6 h.

Komplikationen

▶ Herzrhythmusstörungen,
▶ Atemdepression durch Sedativa,
▶ Blutdruckabfall,
▶ Unterkühlung,
▶ Thrombosen, Embolien,
▶ Blutungen,
▶ lokale Infektionen, Sepsis, Endokarditis,
▶ hypoxische Anfälle,
▶ allergische Reaktionen auf Kontrastmittel und Medikamente,
▶ Hämatome an der Einstichstelle.

7.4
Pflege eines kardiochirurgischen Patienten

Richten eines Patientenplatzes

▶ Bett dem Alter entsprechend mit einer Antidekubitusmatratze,
▶ Beatmungsgerät dem Alter entsprechend,
▶ Monitoring: EKG, Atmung, Temperatur (peripher und rektal), Sauerstoffsättigung, endexspiratorischer CO_2 oder transkutane Kombisonde, Non blood pressure (NBP), Druckmessungen und Spülsysteme für Pulmonalarteriendruck (PAP), für arteriellen Blutdruck, für ZVD und evtl. für linksatrialen Druck (LAP),
▶ Sauerstoffinsufflation,
▶ Beatmungsbeutel, Maske und Stethoskop,
▶ Absaugung und Zubehör,
▶ mindestens 6 Perfusoren, evtl. ein Infusomat bei größeren Kindern,
▶ externer Herzschrittmacher (Pacer),
▶ Pleuradrainage, 2 Klemmen, 1 Rollenklemme zum „Melken",
▶ *Ureofixsystem*,
▶ Ablaufbeutel für die Magensonde,
▶ Pflegetablett,
▶ Dokumentationsmaterial (Kurve, Verordnungsbogen, Beatmungsprotokoll, Bilanzbogen),
▶ Defibrillator,
▶ Medikamententablett (z.T. fertig aufgezogen: Sedativa, Analgetika, Reanimationsmedikamente, Relaxanzien u.a.m.),
▶ Medikamentenblatt mit den dem Patienten entsprechenden Dosierungen,
▶ Thorakotomie-Notfallset,
▶ Infusionen: z.B. Adrenalin, Kaliumchlorid, *Inzolen*, Dopamin, Dobutamin, Glyceroltrinitrat (z.B. *Trinitrosan*),
▶ Bettenwaage,
▶ Anwärmen des Bettes.

Aufnahme auf der Station

Die Aufnahme sollte überlegt und in Ruhe erfolgen, es sollten mindestens 2 Schwestern und ein Arzt anwesend sein.

▶ Ausführliche Übergabe:
Diagnose postoperativ,
Operationsverlauf (Besonderheiten, Operation mit oder ohne Herz-Lungen-Maschine, Komplikationen, Aortenabklemmzeit, Zeit der extrakorporalen Zirkulation),
Beatmungssituation,
Katheter und Drainagen (z. B. mehrlumiger ZVK, arterielle Kanüle, PA-Katheter, retrosternale Drainage = Easy-Flow, Blasenkatheter, Schrittmacherdrähte, evtl. LA-Katheter),
laufende Infusionen, Katecholaminbedarf.
▶ Umlagern des Patienten (unter Beibehaltung der Transportüberwachung!), Flachlagerung.
▶ Anschluß:
des Respirators und Auskultation der Lunge,
der arteriellen Druckmessung,
des EKG,
der übrigen Überwachungsparameter,
der übrigen Druckmessungen,
der Infusionen,
der Drainagen (Sogeinstellung),
des Schrittmachers (Einstellung und Funktionskontrolle),
der Magensonde und des Blasenkatheters.
▶ Einstellung der Alarmgrenzen.
▶ Arterielle Blutentnahmen und BGA.
▶ Thoraxröntgen-Kontrolle.
▶ Pupillenkontrolle.

Auswirkungen der extrakorporalen Zirkulation

▶ Herz–Kreislauf:
Kontraktionsstörungen durch Ischämie oder Ödem,
pulmonale oder systemische Widerstandserhöhung,
Herzrhythmusstörungen u.a. durch Hypokaliämie,
Volumenmangel durch Blutung oder Flüssigkeitsverschiebungen,
Herztamponade durch Blutung, Erguß oder kleinen Thorax,
Mikrozirkulationsstörungen mit Gasaustauschstörungen und Azidose,
Ödembildung,
▶ Lunge:
Atelektasen,
Ödem,
Ergüsse,
Sekretbildung,

▶ Niere:
prärenale Insuffizienz durch Volumen-/Eiweißmangel und geringe Auswurfleistung des Herzens (Low output-Syndrom),
renale Insuffizienz durch Hypoxie, Schock und durch Crushniere nach Hämolyse mit Gefahr der Überwässerung,
postrenale Insuffizienz durch venöse Stauung infolge Rechtsherzinsuffizienz,
▶ Blut:
Hämolyse,
Anämie,
Gerinnungsstörungen,
allgemeine Abwehrschwäche.

Überwachung

Wegen der engmaschigen Kontrollen und der zahlreichen Komplikationsmöglichkeiten sollte in den ersten 24 h postoperativ eine Zimmeranwesenheit gewährleistet sein. Zu kontrollieren sind:

▶ HF, EKG,
▶ Atmung,
▶ Sauerstoffsättigung,
▶ endexspiratorischer CO_2 bzw. transkutaner pCO_2,
▶ arterieller Blutdruck,
▶ ZVD,
▶ ggf. Pumonalarteriendruck (PAP) und linksatrialer Druck (LAP),
▶ Temperatur (peripher und rektal),
▶ Messung des Herzminutenvolumens über Thermodilution durch den PA-Katheter,
▶ gemischtvenöse Sauerstoffsättigung über den PA-Katheter,
▶ Aussehen, Beurteilung der peripheren Durchblutung,
▶ Bilanzierung (auch der Drainagensekrete); getrennte Flüssigkeits- und Blut- bzw. Eiweißbilanz; die Urinausscheidung sollte mindestens 0,5–1 ml/kg/h betragen; es werden negative oder zumindest ausgeglichene Bilanzen angestrebt,
▶ Aussehen und Beurteilung der Sekrete,
▶ Bewußtseinslage, Pupillenkontrolle, evtl. GCS in den ersten 24 h,
▶ Beobachtung der Katheter- und Drainageneinstichstellen und der Wunden,
▶ engmaschige Blutzucker-, Elektrolyt- und BGA-Kontrolle,
▶ tägliche Gewichtskontrolle.

Spezielle Pflege

▶ Erwärmung des Patienten um 1 °C/h auf Normaltemperatur, danach rechtzeitige Kühlung mit Eispackungen im Stammbereich, ab 38 °C Paracetamolgabe, um eine überschießende Temperaturreaktion zu vermeiden; Peripherie mit Wattepackungen und evtl. „hot-packs" erwärmen.

▶ Nach Kreislaufstabilisation Oberkörperhochlagerung zur Verbesserung der Ventilation und des Ablaufs der Drainagensekrete, möglichst frühzeitig regelmäßiges Umlagern und kurzes Aufsetzen.

▶ Absaugen zu zweit nach Bedarf unter ausreichender Oxygenierung und Hyperventilation, wenn möglich Physiotherapie.

▶ Die Drainagenschläuche dürfen nicht abknicken oder durchhängen, regelmäßig „melken"; genaue Bilanzierung: zu Beginn dürfen maximal 8–12 ml/kg/h, ab der 4. Stunde postoperativ maximal 6 ml/kg/h gefördert werden, ggf. Rethorakotomie wegen der Nachblutungen.

▶ Sedierung und Analgesierung nach Bedarf.

▶ Beim Umhängen der Infusionen darauf achten, daß die Katecholaminzufuhr nicht unterbrochen wird (neue Infusion vorlaufen lassen und erst dann umhängen).

▶ Magensonde offen ablaufend; Magen-pH-Kontrolle, ggf. Antazidatherapie; Teespülungen, wenn der Magenrest hämatinhaltig ist; Abführen am 2. Tag nach der Operation.

▶ Nach manchen Operationen wird der Thorax nicht primär verschlossen, um im Notfall sofort direkt ans Herz zu gelangen; bis zum Verschluß nach 2–3 Tagen bleibt der Defekt mit Kunsthaut (z. B. *Epigard*) verschlossen; die Versorgung erfolgt entsprechend den Angaben des Chirurgen.

Extubation

▶ Patient sollte wach sein,
▶ Sauerstoffbedarf unter 40 %,
▶ normale Atemarbeit unter CPAP,
▶ stabile Herz-Kreislauf-Situation, keine größeren Nachblutungen,
▶ keine Untertemperatur.

Komplikationen

▶ Herzrhythmusstörungen,
▶ verminderte Herzleistung,
▶ verstärkte Hämolyse,
▶ Stoffwechselimbalancen und Elektrolytverschiebungen,
▶ Nachblutungen,
▶ Herzbeuteltamponade,
▶ Pneumo-/Hämatothorax,
▶ Atelektasen,
▶ Infektionen,
▶ Luftembolie,
▶ Organschäden (Niere, Gehirn),
▶ Chylothorax.

Kapitel 8

Reanimation 8

8.1
Allgemeines

Der Atem- und Herzstillstand ist eine Situation, in der sofort und gezielt gehandelt werden muß. Ziel der Wiederbelebungsmaßnahmen ist es, eine minimale Organperfusion so lange aufrechtzuerhalten, bis stabile Ventilations- und Herz-Kreislauf-Verhältnisse wiederhergestellt sind.

Durch den Atemstillstand kommt es zusammen mit dem Kreislaufstillstand zu einer schweren Zellstoffwechselstörung, die über Hypoxie und Azidose zum Zelluntergang führt. Voraussetzung für eine erfolgreiche Reanimation ist unter anderem der Beginn der Cardio-Pulmonalen-Reanimation (CPR) innerhalb der Wiederbelebungszeit. Dies ist die Zeitspanne vom Eintritt des Kreislaufstillstands bis zum Auftreten irreversibler Schäden am Gehirn und an anderen Organen. Diese Zeit beträgt für das Gehirn 3–5 min.

Der Ablauf einer Reanimation sollte jeder Pflegeperson und jedem Arzt bekannt sein und regelmäßig systematisch trainiert werden. Optimal ist eine Reanimation mit 3–4 Personen, wobei einer aus dem Team die Leitung übernehmen muß und die Anweisungen gibt. Aber auch eine Person kann eine Reanimation effektiv in Gang bringen.

Symptome

Wichtig für die CPR ist grundsätzlich das Erkennen eines Atem- und Kreislaufstillstands.

Bewußtseinslage

Bei primär bewußtlosen, analgosedierten und relaxierten Patienten gibt es Schwierigkeiten bei der Beurteilung.

- ▶ Nicht ansprechbar, keine Reaktion auf Berührungs- und Schmerzreize,
- ▶ tritt 6–12 s nach dem Herzstillstand auf,
- ▶ Beurteilung der Pupillenweite.

Atemstillstand
▶ Vollständiger Atemstillstand:
keine sichtbare Zwerchfellaktivität,
blaß, livides oder zyanotisches Hautkolorit,
keine hör- und fühlbare Luftströmung an Mund und Nase,
kein Atemgeräusch zu auskultieren,
evtl. noch Schnappatmung, beim beatmeten Patienten schwer zu erkennen.
▶ Komplette Verlegung der Atemwege:
noch vorhandene Zwerchfellaktivität,
sichtbare Einziehungen subklavikulär und interkostal,
keine hör- und fühlbare Luftströmung an Mund und Nase.
▶ Partielle Verlegung der Atemwege:
geräuschvolle Luftströmung; Stridor, Schnarchen, Gurgeln, Giemen,
Einziehungen subklavikulär, sternal, interkostal.

Herz-Kreislauf-Stillstand
▶ Hautfarbe, Kapillarpuls (Akren?),
▶ kein zentraler Puls tastbar (Halsschlagader beim Kind oder Erwachsenen; Axillaris an der Innenseite des Oberarms zwischen Schulter und Ellenbogen beim Säugling; Femoralis),
▶ keine Herztöne auskultierbar,
▶ bei monitorüberwachten Kindern Monitorparameter beurteilen und überprüfen (Plausibilitätskontrolle).

Ursachen
Im Kindesalter tritt in den meisten Fällen primär ein Atemstillstand ein, dem nach 3–5 min der Herz-Kreislauf-Stillstand folgt.

▶ Respiratorisch:
Infektionen der Atemwege (Pseudokrupp, Epiglottitis),
Aspiration,
Verlegung der Atemwege durch Fremdkörper,
Status asthmaticus,
Probleme bei beatmeten und tracheotomierten Patienten,
zentrale Atemstörungen (Intoxikation).
▶ Kardial:
angeborene Herzfehler,
Rhythmusstörungen,
Endo-, Perikarditis,
Perikardtamponade.
▶ Schock:
anaphylaktischer,
septischer,
Volumenmangel (Trauma, Exikose).
▶ Endokrin:
Elektrolytentgleisungen,
Störungen im Säure-Basen-Haushalt,
endokrine Entgleisungen.

▶ Neurogen:
Schädel-Hirn-Trauma, erhöhter Hirndruck,
Hirnblutung,
Krampfstatus,
Querschnitt.

Der Intensivpatient ist durch die Komplexität seiner Erkrankung prädisponiert für eine CPR.

8.2
Ablauf einer kardiopulmonalen Reanimation

8.2.1
ABC-Schema

▶ A = Atmung, freie Atemwege sichern,
▶ B = Beatmung,
▶ C = Circulation/Herzmassage,

> **A B C sind Schlüsselmaßnahmen für eine erfolgreiche CPR.**

▶ D = Drugs/Medikamente,
▶ E = Elektrizität – EKG-Monitor/-Gerät, Defibrillator,
▶ F = Fluids – Infusion/Plasma,
▶ G = Gespräch,
▶ H = Hypothermie,
▶ I = Intensivüberwachung und -behandlung.

Nach Feststellen eines kardiopulmonalen Stillstands sollte nach folgenden Regeln gehandelt werden: derjenige, der den Patienten auffindet, ruft direkt eine weitere Person (evtl. Notfallknopf betätigen) und beginnt sofort mit den Wiederbelebungsmaßnahmen.

A – Atemwege freimachen

▶ Kopf so lagern bzw. halten, daß die Zunge nicht zurückfallen kann.
▶ Esmarch-Handgriff, Nasen-Rachen-Raum (NRR) inspizieren.
▶ Beim nicht intubierten Patienten: Nasen-Rachen-Raum mit einem möglichst dicken Katheter über den Mund absaugen, falls keine Absaugung vorhanden ist, Mund mit den Fingern säubern.
▶ Setzt die Spontanatmung anschließend wieder ein, Patienten zum Aspirationsschutz in die stabile Seitenlage bringen.
▶ Beim intubierten Patienten: endotracheal absaugen, Tubus auf Durchgängigkeit und Lage überprüfen, auskultatorische Kontrolle.

B – Beatmung

▶ Spontanatmende Patienten: Maskenbeatmung mit 100 % Sauerstoff, besser zu sichern durch einen Güdeltubus.

▶ Intubierte Patienten mit Beatmungsbeutel und 100 % Sauerstoff beatmen, bei Tubusobstruktion Extubation und Maskenbeatmung.

▶ Falls eine Beatmung mit dem Beutel nicht möglich ist: Mund zu Mund oder Nase, bzw. Mund zu Mund und Nase beim Säugling, bzw. Mund zu Tubus beatmen.

▶ Beatmungsbeutel: Babybeutel für Säuglinge/Kleinkinder bis ca. 12 kg (wegen Leckagen sollte bei einer Maskenbeatmung eher ein größerer Beutel verwendet werden als bei Intubierten), Beatmungsbeutel muß einen Reservoirschlauch/-beutel und einen Sauerstoffanschluß haben.

▶ Flowmeter:
Schulkind = 10 l,
Kleinkind = 8 l,
Säugling = 6 l,
Frühgeborene/Neugeborene = 4 l.

▶ Frequenz (FQ) ist altersabhängig:
Neugeborene ca. jede Sekunde beatmen (FQ 40–60),
Kleinkinder alle 2 s (FQ 30),
Schulkinder alle 3 s (FQ 20).
Es wird eine Inspirationsdauer von 1–1,5 s (Kinder und Erwachsene) empfohlen, um eine Überblähung des Magens zu vermeiden.
Tiefe: deutliche thorakale Exkursionen müssen sichtbar sein; entweicht die Exspirationsluft?

Weitere Erläuterungen s. Kap. 8.3.2.

C – Herzdruckmassage (HDM)

Wirkung

▶ Kompression des Sternums,
▶ Erzeugung von Druckunterschieden.

Maximal werden 20–30 % (-50 %) des normalen Herzminutenvolumens erreicht. Der maximale Blutdruck liegt bei Werten um 60–80 mmHg systolisch (Erwachsener). Ein diastolischer Wert wird nicht erreicht.

Zu Beginn den Oberkörper frei machen, um den optimalen Druckpunkt zu finden, und den Patienten auf eine harte Unterlage legen (Fußboden, Brett).

Auffinden des Druckpunktes

Druck auf das untere Drittel des Sternums ist immer effektiv. Der optimale Druckpunkt liegt allerdings:

▶ Bei Neugeborenen und Säuglingen einen Finger breit unter der Intermamillarlinie oder einen Finger breit oberhalb des Sternumendes.

▶ Beim Kind bis 10 Jahren zwei Fingerbreit oberhalb des Sternumendes.

▶ Ab 10 Jahren und beim Erwachsenen drei Fingerbreit oberhalb des Sternum-endes.

Um das Sternumende zu finden, fährt man mit einem Finger am Rippenbogen entlang bis zum Winkel, wo die Rippen auf das Sternum treffen.

Kompressionstiefe und Frequenz

Diese werden folgendermaßen erreicht:

▶ Beim Neugeborenen wird der Thorax mit beiden Händen umfaßt, die Daumen auf das Sternum gelegt und der Thorax ca. 1,5 cm tief komprimiert (FQ 120).
▶ Beim Säugling legt man den Zeige- und Mittelfinger auf das Sternum und drückt senkrecht zur Wirbelsäule ca. 2,5 cm tief (FQ 100).
▶ Bei Kindern bis zu 10 Jahren wird eine Hand auf das Sternum gelegt, die Fin-ger sind abgespreizt, der Arm ist gestreckt und die Schultern des Helfers sind senkrecht über dem Sternum. Die Kompressionstiefe liegt hier bei 2,5–4 cm (FQ 80–100).
▶ Bei älteren Kindern und bei Erwachsenen nimmt man beide Hände, wobei die zweite Hand auf die erste gelegt wird. Auch hier sind die Finger abgespreizt und die Arme ausgestreckt. Die Kompressionstiefe ist hier 4–5 cm (FQ 80).

Der Druck wird vom Oberkörper des Helfers ausgeübt und nicht allein von den Armen (hoher Kraftaufwand). Kräfte schonend einsetzen, da es sonst früh zu einer Erschöpfung des Helfers kommt. Arbeitet man mit zwei Helfern, steht oder kniet man sich gegenüber, auf derselben Seite würde man sich gegenseitig behindern.

Verhältnis der Kompression zur Relaxation beträgt 1:1. Während der Relaxa-tionsphase erfolgt die koronare Durchblutung.

Erfolgskontrolle

▶ Beobachtung des EKG,
▶ intermittierende Pulskontrolle,
▶ Verbesserung der Haut- und Schleimhautdurchblutung,
▶ Verengung der Pupillen.

Wenn der Herzschlag wieder einsetzt, soll die Beatmung noch weitergeführt werden.

Je nachdem ob 1 oder 2 Personen an der Reanimation beteiligt sind, unter-scheidet man die Einhelfer- oder Zweihelfer-Methode.

▶ Einhelfer-Methode: abwechselnd 2 langsame Atemzüge und 15mal die Herz-druckmassage (bei NG 3:15); nach jedem 4. Intervall bzw. 1 min den Puls tasten.
▶ Zweihelfer-Methode: Beatmung durch eine Person und Herzdruckmassage durch die zweite im Verhältnis 1:5 (bei NG 1:3) oder auch kein fester Rhythmus bei intubierten Patienten. Unkoordinierte Ventilation und Herzdruckmassage führt durch Addition beider Drucke zu einer Steigerung des Herzzeitvolu-mens. Allerdings wirkt sich eine synchrone Abstimmung von Beatmung und

HDM mit Sicherheit nicht negativ aus. Nach jeder Minute den Puls tasten. Derjenige, der die HDM macht, zählt den Rhythmus vor.

Zur Optimierung der Beatmung bei Nichtintubierten wird die Intubation angestrebt. Sie wird durchgeführt, sobald ein Arzt oder eine Person, die eine Intubation durchführen kann, anwesend und das Zubehör vorhanden ist. Sie kann auch ohne Medikamentengabe (venöser Zugang) durchgeführt werden.

Wenn zusätzliche Helfer vorhanden sind, folgt Maßnahme D.

D – Drugs/Medikamente

Dazu muß ein i.v.-Zugang liegen oder gelegt werden. Gelingt dieses nach 3 min nicht, sollte eine intraossäre Kanüle oder ein ZVK gelegt werden.

▶ Adrenalin (z. B. *Suprarenin*): Ampulle = 1 mg/ml 1:1000 verdünnen auf 1:10 000 = (1 ml + 9 ml NaCl 0,9 %ig/Aqua):
1. Dosis: 0,01–0,02 mg/kg i.v. = 0,1–0,2 ml/kg i.v.,
2. Dosis: 0,1–0,2 mg/kg i.v. = 1–2 ml/kg i.v.,
Wiederholung alle 3–5 min,
endotracheale Gabe, wenn kein i.v.-Zugang vorhanden ist (beachte höhere Dosierung).
▶ Humanalbumin 5 %ig 15 ml/kg i.v. oder Volumengabe über kristalloide Lösung 15 ml/kg Ringerlösung, (evtl. HAES 15 ml/kg):
Höchstdosis: max. 30 ml/kg Ringer (Überschreiten dieser Dosis nur auf Anweisung des Arztes),
cave: Volumengabe ist kontraindiziert bei kardiogenem Schock.
▶ Atropin: Ampulle = 0,5 mg/ml → 0,02 mg/kg i.v.; s.l.; endotracheal doppelte Dosis, bei bradykarden Rhythmusstörungen (Sinusbradykardie!, AV-Block).
▶ Lidocain 1 %ig (z. B. *Xylocain*): Ampulle = 20 mg/2 ml → 1 mg/kg i.v. verdünnt mit Glukose 5 %ig als Kurzinfusion; Indikation:
bei Kammerflimmern nach Defibrillation,
Kammertachykardie,
ventrikuläre Extrasystolen.
▶ Kalzium-Glukonat 10 %ig: eine routinemäßige Gabe von Kalzium wird heute nicht mehr empfohlen, sondern ist auf spezielle Indikationsstellungen begrenzt: Hypokalzämie, Hyperkaliämie und Überdosierung von Kalzium-Antagonisten; → 1 ml/kg langsam i.v.
▶ Natriumbikarbonat: Natriumbikarbonat hat bei der primären Reanimation keinen Stellenwert, sondern erst bei einem prolongierten Verlauf (>15 min), frühzeitige Gabe allerdings bei Hyperkaliämie und nachgewiesener vorbestehender Azidose:
Ampulle = 8,4 %ig; 1 ml = 1 mmol, verdünnen 1:1 mit Aqua oder Glukose 5 %ig = 4,2 %ig = 0,5 mmol/ml → 1 mmol/kg = 2 ml/kg der verdünnten Lösung langsam i.v. bei Blindpufferung; besser nach BGA-Kontrolle; erst bei 2- bis 3maligem Nichtansprechen auf Adrenalin,
beste Azidosetherapie ist die optimale Perfusion der Organe durch Beatmung, Herzmassage und Adrenalin-Gabe,

Folgen der Azidose:
unterdrückte Spontanaktivität des Herzens,
verminderte Kontraktionskraft,
Funktionsbeeinträchtigung des Myokards,
Ansprechbarkeit von Katecholaminen und Defibrillation ist reduziert;
Gabe von Natriumbikarbonat erfolgt langsam über den Perfusor; nie gemeinsam über einen Zugang mit Katecholaminen und Kalzium.

▶ Glukose: bei nachgewiesener Hypoglykämie, 2–4 ml/kg Glukose 10 %ig.
▶ Orciprenalin (z. B. *Alupent*): Ampulle = 0,5 mg/1 ml → 0,1 ml/kg 1:9 verdünnt als Bolus:
spezielle Indikation: schwerer Bronchospasmus.
▶ Naloxon (z. B. *Narcanti*): Ampulle = 0,04 mg/2 ml → 0,01 mg/kg i.v. 1:9 verdünnt,
spezifisch als Antidot für alle Opiate und Opioide (z. B. *Dipidolor*, *Dolantin*, Fentanyl, Morphin) bei medikamentös verursachten Atemstörungen,
Achtung: kürzere Halbwertzeit als Opiate.

Notfallmedikamente
Folgende Verabreichung wird empfohlen:

▶ Über einen venösen Zugang, es reicht ein peripherer Zugang; möglichst in der oberen Körperhälfte.
▶ Nach jeder i.v.-Medikamentengabe müssen ausreichende Mengen NaCl 0,9 %ig (5–10–20 ml, je nach Alter) nachgespritzt werden.
▶ Intratracheal, 2- bis 3fache Gabe der i.v. Dosis, je 10 kg KG mit 1 ml NaCl 0,9 %ig verdünnen.
▶ Sublingual, wird im venenreichen Unterzungengebiet schnell resorbiert.
▶ Intrakardial, nur noch in verzweifelten Notfallsituationen.
▶ Injektion i.m. oder s.c. ist nicht sinnvoll, die schlechte Mikrozirkulation bzw. der schlechte Gewebsstoffwechsel bedeutet eine nicht berechenbare Wirkung.
▶ Intraossär über den Tibiakopf (Gefäßschwamm), auch eine Volumengabe ist möglich (über spezielle Kanülen).
▶ Sterilität nicht vernachlässigen.
▶ Alle aufgezogenen Medikamente werden beschriftet.
▶ Medikamente und leere Spritzen bis zum Ende der Reanimation aufbewahren.
▶ Verabreichungen auf der Kurve dokumentieren, ggf. nachträglich.

E – Elektrizität

EKG
▶ EKG über Extremitätenableitung kann sinnvoll sein, da sich häufig die Elektroden bei der Herzdruckmassage lösen.
▶ Systolenton am EKG-Monitor laut stellen.

Formen des Herzstillstands

▶ Asystolie: elektrische Aktivität ist nicht vorhanden.
▶ Elektrotechnische Entkoppelung: im EKG sind Herzaktionen zu erkennen, unter Umständen normaler QRS-Komplex, aber kein Auswurf, zentraler Puls ist nicht zu tasten (Perikarderguß, Herzbeuteltamponade).
▶ Kammerflimmern: vollkommen unkoordinierte elektrische Aktivität, funktionell keine Auswurfleistung des Herzens.

Defibrillation

▶ Wirkung: asynchrone Depolarisation aller Myokardfasern, erlaubt dem Sinusknoten die Kontrolle zu übernehmen.
▶ Indikation:
Kammerflimmern,
bestimmte tachykarde Rhythmusstörungen, z. B. polimorphe ventrikuläre Tachykardien.
▶ Voraussetzung: bestmögliche Oxygenierung.
▶ Technik:
Wahl der richtigen Elektroden (Kinder, Erwachsene),
Wahl der Energie: bei Kindern 2 Joule/kg KG,
Elektroden mit Gel oder Paste bestreichen,
Elektroden auflegen, negative Elektrode unterhalb des rechten Schlüsselbeins, positive Elektrode unterhalb der linken Brustwarze,
während der Defibrillation darf keiner Kontakt zum Patienten und zum Bett haben, Ausführender muß auf trockenem Boden stehen,
Elektroden laden, freischalten, fest andrücken und defibrillieren in der Exspiration,
Effektivitätskontrolle am EKG,
evtl. Wiederholung mit höherer Energie, 4 Joule/kg KG.

Kardioversion

▶ R-Zacken-gesteuerte Defibrillation bei paroxysmalen supraventrikulären Tachykardien, monomorphen ventrikulären Tachykardien und Vorhofflimmern.
▶ EKG-Ableitung über den Defibrillator ist notwendig.
▶ Sonstiges Vorgehen wie bei der Defibrillation.
▶ 1. Dosis: 2 Joule/kg, 2. Dosis: 4 Joule/kg.
▶ Nur in i.v.-Kurznarkose (z. B. *Hypnomidate* 0,2–0,3 mg/kg).
▶ Eine Alternative zur Kardioversion bietet heute das Medikament Adenosin (z. B. *Adenocard*).

F – Fluids

Infusionen werden gegeben, um Volumenmangel auszugleichen:

▶ Ringer-Lösung,
▶ NaCl 0,9 %ig,
▶ Humanalbumin 5 %ig, HAES,

▶ rasche Transfusion bei hämorrhagischem Schock,
▶ s. auch unter Punkt D, S. 158.

G – Gespräch

▶ Grunderkrankung des Patienten,
▶ Ursache des Herz/Kreislauf-Stillstands,
▶ Zwischenbilanz, Verlauf, Dauer, Prognose,
▶ Abbruch der Reanimation? Dazu außer dem Reanimationsteam die Beteiligten (Eltern) und Verantwortlichen (Oberarzt, diensthabender Arzt) hinzuziehen.

H – Hypothermie

▶ Wärmeverlust vermeiden,
▶ Temperatur der offenen Einheit, des Inkubators oder des Raumes erhöhen,
▶ Wärmestrahler, Decken,
▶ Zugluft vermeiden, Türen und Fenster zu.

I – Intensivtherapie und Überwachung

Jeder erfolgreich reanimierte Patient wird zunächst auf einer Intensivstation weiter überwacht und behandelt. Die Behandlung zielt darauf, hypoxische Folgeschäden zu vermeiden oder zu lindern.

▶ Kreislaufüberwachung:
   EKG, Herzfrequenz, Herzrhythmus kontinuierlich über Monitor,
   Blutdruck – guter MAD, Aussehen, Hautfarbe.
▶ Überwachung der Körpertemperatur:
   Patienten langsam erwärmen, 1°C/h, evtl. über Temperatursonde,
   Ziel: Normotemperatur; reaktive Hyperthermie vermeiden.
▶ Neurologische Überwachung:
   Das Gehirn reagiert am empfindlichsten auf den Sauerstoffmangel; je nach Dauer der Hypoxie kann der Patient sofort nach der Reanimation wieder erwachen, nach kurzer Wachphase wieder eintrüben oder nach der Reanimation bewußtlos bleiben,
   gefürchtetste Komplikation ist das Hirnödem → engmaschige Überwachung der zerebralen Funktion u. a. über GCS, Neurostatus, Pupillengröße und Pupillenreaktion,
   weiteres s. Kap. 5.2. „Schädel-Hirn-Trauma".

8.2.2
Komplikationen der Reanimation

▶ Fehlintubation,
▶ Rippenfrakturen, Pneumothorax,
▶ falscher, zu tiefer Druckpunkt: Leber-, Milzruptur, Magenverletzungen.

Voraussetzung für eine geringe Komplikationsrate und eine effektive Reanimation ist, daß sie regelmäßig unterrichtet und trainiert wird und daß sie entschlossen begonnen und durchgeführt wird.

8.3
Ausrüstung eines Notfallplatzes

- ▶ Absauggerät mit Zubehör,
- ▶ Notfallwagen mit Medikamenten, Spritzen, Kanülen,
- ▶ Beatmungsbeutel mit Sauerstoffanschluß und Reservoirschlauch/-beutel, Masken,
- ▶ Intubationszubehör in verschieden Größen,
- ▶ EKG-Monitor,
- ▶ Stethoskop,
- ▶ Defibrillator,
- ▶ Blutdruckmeßgerät, Manschetten in allen Größen,
- ▶ Perfusoren, Infusomat,
- ▶ Pflaster zum Fixieren von venösen Zugängen und Tuben,
- ▶ Güdeltuben,
- ▶ Herzbretter in verschiedenen Größen,
- ▶ Sättigungsgerät,
- ▶ Röntgengerät.

Die für eine Reanimation benötigten Instrumentarien müssen regelmäßig kontrolliert werden.

8.4
Nähere Erläuterungen zur Beatmung

B – Beatmung

Arten
- ▶ Mund zu Mund und Nase beim Neugeborenen und Säuglingen.
- ▶ Mund zu Nase beim Kind und Erwachsenen = einfach zu praktizieren: der Mund des Patienten muß bei der Inspiration geschlossen sein, dabei das Kinn hochziehen, andernfalls könnte die Zunge die Atemwege verlegen.
- ▶ Mund zu Mund = dabei die Nase mit Daumen und Zeigefinger zuhalten, den Mund des Patienten leicht öffnen und das Kinn dabei hochziehen.

Wegen des geringeren Atemzugvolumens (AZV) eines Kindes, darf kein voller Atemzug gegeben werden. Neugeborene und Säuglinge bis 1 Monat haben ein AZV von ca. 20–50 ml (6–10 ml/kg) = 1 Schnapsglas oder einen Mund voll.

Lagerung

Den Patienten flach lagern und den Kopf des Patienten in Mittelstellung halten. Die eine Hand auf die Stirn des Patienten legen, so läßt sich der Kopf gut fixieren. Die weitere Haltung des Kopfes richtet sich wieder nach dem Alter des Kindes:

▶ Beim Säugling wird der Kopf nicht überstreckt, sondern in gerade Haltung gebracht = Schnüffelstellung.
▶ Kleinkinder und Kinder bis zu 10 Jahren nur leicht überstrecken.
▶ Ab 10 Jahren kann der Kopf mehr überstreckt werden.

Zur Unterstützung kann man eine Rolle aus Tüchern unter die Schultern legen, bei Kleineren in den Nacken. Beim Beatmen ohne Hilfsmittel ist die eigene Position seitlich des Patienten. Bei der Exspiration des Patienten wird der Thorax beobachtet, dazu dreht man den Kopf zur Seite, gleichzeitig kann frische Luft eingeatmet werden.

Maskenbeatmung

Das Beatmen mit dem Beatmungsbeutel erfordert einige Übung. Schwierig kann es schon werden, die richtige Maske zu finden. Die Maske ist so aufzusetzen, daß sie Mund und Nase gut umschließt. Es ist einiger Druck nötig um sie richtig abzudichten.

Die Maske ist mit Daumen und Zeigefinger zu umfassen, der Mittelfinger zusammen mit dem Ring- und dem kleinen Finger hält das Kinn nach oben = C-Griff. Bei Säuglingen besteht die Gefahr, daß man die Halsweichteile nach innen drückt und dabei die Atemwege verschließt. Darauf achten, daß die Maske nicht auf die Augen drückt.

Bei NG gilt für das Beatmen mit dem Beatmungsbeutel die Regel pro 1 000 g einen Finger + Daumen (z. B. 2 000 g = Daumen + Zeige- und Mittelfinger).

Es wird beim Beatmen mit dem Beatmungsbeutel so viel Druck aufgewendet, daß der Thorax sich sichtbar hebt.

Der Umgang mit einem großen Beutel ist noch schwieriger, da wir ihn kaum mit einer Hand umfassen, geschweige denn komprimieren können. Um uns dies zu erleichtern, knien wir uns so, daß der Kopf des Patienten zwischen unseren Oberschenkeln liegt. Jetzt haben wir die Möglichkeit, den Beutel auf unseren Oberschenkel zu legen und so mit einer Hand gut zu komprimieren. Leichter geht es zu zweit, wenn einer die Maske hält und der zweite den Beutel komprimiert.

Bei der manuellen Beutelbeatmung gelangt leicht Luft in den Magen. Dies führt zur Überblähung und zur Gefahr der Regurgitation von Mageninhalt mit evtl. folgender Aspiration. Ein weiteres Problem ist der Zwerchfellhochstand durch den aufgeblähten Magen und die eingeschränkten Atemexkursionen der Lunge, d. h., die Beatmungssituation wird verschlechtert. Abhilfe schafft eine Magensonde, die möglichst zügig gelegt werden soll und dann offen und ablaufend bleibt.

Durch Anwendung des Sellick-Handgriffs (Druck auf den Ringknorpel zur Kompression des Ösophagus) wird die Regurgitation von Mageninhalt bei vollem Magen vermieden. Dieser Handgriff ist Geübten vorbehalten.

8.5
Ablauf einer Reanimation

Wichtig ist, daß es stationsinterne Absprachen zum Ablauf und den Zuständig-
keiten gibt und diese trainiert werden.

Ablauf auf unseren Intensivstationen

▶ Die erste Person (z. B. Schwester 1) ruft direkt eine weitere Person (oder
drückt den roten Notfallknopf) und beginnt sofort mit den Wiederbelebungsmaßnahmen.

Zu Beginn der Maßnahmen auf die Uhr sehen!

▶ Die zweite Person (z. B. Schwester 2) gibt den Notfall weiter und eilt anschließend sofort zu Hilfe, Reanimationswagen mitnehmen.
▶ Sind weitere Pflegepersonen oder ein Arzt auf der Station, diese benachrichtigen (Rufen über Station = anwesende Eltern nicht vergessen).
▶ Ist kein Arzt da, über die Zentrale (Telefonnr. 300) den Stationsarzt und Inten-
sivoberarzt herbeirufen und ihm gleichzeitig die Information über den
Zustand des Kindes (z. B. Herzstillstand) geben.
▶ Verständigen: kann Volumenmangel herrschen? Bei Blutung: sofern vorhanden, Infusion aufdrehen – was einläuft ist zunächst egal (s. auch Punkt D
und F). Bei leerem Kreislauf nutzt keine Herzdruckmassage!
▶ Nach Eintreffen der Ärzte optimale Bedingungen schaffen.
▶ Ein Arzt übernimmt die Beatmung (führt die Intubation durch) und übernimmt die Teamleitung.
▶ Der 2. Arzt übernimmt die Herzmassage, nachdem er vorher den evtl. notwendigen i.v.-Zugang gelegt hat, in der Zeit kann eine Schwester die Herzmassage
weiterführen.
▶ Die 2. Schwester bereitet Medikamente und Infusionen vor, beschriftet diese,
sorgt für Nachschub und dokumentiert (Reanimationsprotokoll); erleichtert
wird die Dosierung durch Medikamentenlisten, die an jedem Patientenplatz
hängen und die für den jeweiligen Patienten berechneten Medikamentendosie-
rungen enthalten.
▶ Die 3. Schwester verabreicht die angeordneten Medikamente und Infusionslö-
sungen über den i.v.-Zugang.
▶ Für die Bereitstellung weiterer Geräte muß gesorgt werden:
Blutgasanalyse-Bestimmung,
Blutzuckergerät bzw. -analyse,
Defibrillator falls erforderlich,
Sättigungsmeßgerät,
Blutdruckmeßgerät.

KAPITEL 9

Transport

9.1
Neonatologischer Transport und Erstversorgung

9.1.1
Neonatologischer Transport

Fast alle Frühgeburten und ca. 3/4 der neonatalen Verlegungsfälle sind vor der Geburt vorhersehbar, so daß eine rechtzeitige Verlegung der Mutter in ein Perinatalzentrum durchgeführt werden kann. Es gibt allerdings Fälle, bei denen Risiken und Komplikationen akut auftreten und eine Verlegung der werdenden Mutter nicht mehr möglich ist.

Für kranke Neugeborene und besonders für unreife Frühgeborene birgt der Transport nach der Geburt viele Risiken, die die postnatale Anpassungsphase stören und eine intensivmedizinische Behandlung unter Umständen verlängern können.

Voraussetzungen

Eine optimale Erstversorgung und ein sicherer Transport müssen durch einen Arzt und eine Pflegeperson der neonatologischen Intensivstation durchgeführt werden. Beide müssen Erfahrung in der Primärversorgung und ausreichende Sicherheit in der klinischen Beurteilung haben. Von Vorteil wäre es, wenn die Pflegeperson, die den Transport begleitet, auch das Kind später aufnimmt und versorgt.

Technische Ausstattung

Zur technischen Ausstattung eines Transports gehört eine mobile Intensivpflegeeinheit = Transportinkubator (Abb. 15). Dieser sollte mit folgenden Geräten und Zubehör ausgestattet sein:

- EKG-Monitor und Elektroden,
- Injektomat,
- Absauggerät und Absaugkatheter,

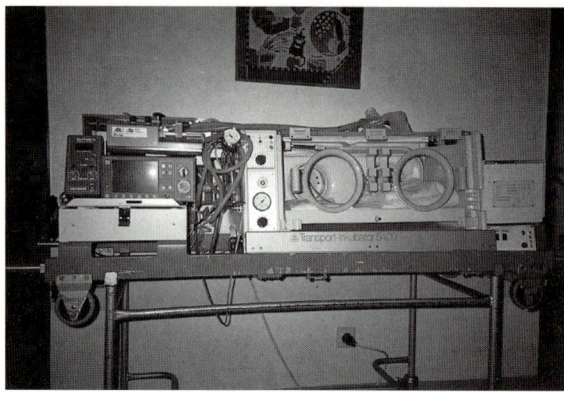

Abb. 15. Transportinkubator der Firma Dräger mit Stephan-Respirator, Injectomat, EKG-Monitor, Absaugung und Sauerstoffmeßgerät

▶ Möglichkeit zur Handbeatmung mit Sauerstoff,
▶ Beatmungsbeutel und Maske,
▶ Gasflaschen in gesicherter Halterung, Möglichkeit zum Umschalten auf die Gaszufuhr des Rettungswagens (RTW),
▶ Respirator mit längenadaptierten Schläuchen und Sauerstoffmeßgerät,
▶ Sauerstoffüberwachung, z. B. Sauerstoffsättigung,
▶ evtl. Blutdruckmeßgerät und Blutdruckmanschetten,
▶ Digitalfieberthermometer,
▶ Zwillingsschlauchsystem,
▶ vorgewärmte, saugfähige Tücher.

Alle Geräte müssen netzunabhängig arbeiten. Der Transportinkubator sollte immer komplett einsatzbereit und auf 37 °C aufgeheizt an das Stromnetz angeschlossen sein. Der Standort muß gut zugänglich sein.

Notfallkoffer/Transportkoffer

Der Notfallkoffer enthält alle Medikamente, Infusionslösungen und weitere Materialien, die zur Erstversorgung und Reanimation benötigt werden. Das Laryngoskop (Akkubetrieb), die Spatel, die Magill-Zange und der Beatmungsbeutel müssen bei uns extra mitgenommen werden.

Regeln für den Transport

▶ Hin so schnell wie möglich,
▶ Stabilisierung des Kindes in der Geburtsklinik so lange wie nötig,
▶ zurück so schonend wie möglich.

Indikationen für einen Transport

▶ Neugeborene nach primärer Reanimation und Intubation,
▶ Früh- und Neugeborene mit respiratorischen Problemen,

▶ Frühgeborene unter der 35. SSW und <2 500 g,
▶ hypotrophe Neugeborene mit einem Geburtsgewicht <2 500 g,
▶ Früh- und Neugeborene mit Adaptationsstörungen,
▶ Neugeborene mit Infektionsanamnese,
▶ Neugeborene mit Geburtsschock,
▶ Neugeborene mit Fehlbildungen:
   der Bauchdecke: Gastroschisis, Omphalozele,
   Menigomyelozelen,
   Pierre-Robin-Syndrom,
   Hydrozephalus,
▶ Vitien,
▶ Neugeborene mit Narkoseüberhang,
▶ Früh- und Neugeborene mit Anämie, Hyperbilirubinämie,
▶ Hydrops fetalis,
▶ Anamnese der Mutter, z. B. Diabetes,
▶ Früh- und Neugeborene mit zentralen Störungen, Krämpfen, Apnoen, intra-
   kraniellen Blutungen.

Anmeldung und Informationen vor dem Transport

Die Anmeldung erfolgt über ein spezielles Notruftelefon, das nicht anderweitig
benutzt werden darf. Während des Telefonats sollten gezielte Fragen gestellt
bzw. gezielte Informationen gegeben und dokumentiert werden:

▶ Geburtsgewicht, SSW,
▶ falls das Kind schon geboren ist:
   Wie alt?
   Allgemeinzustand?
   Beatmet?
▶ Risikofaktoren: Schwangerschaft, Geburtsverlauf, Mehrlinge,
▶ Verdachtsdiagnose,
▶ Name des Anmeldenden, Geburtsklinik, Kreißsaal oder Operationssaal,
▶ Uhrzeit des Anrufs.

Erste therapeutische Maßnahmen können telefonisch von einem Pädiater und
einem Gynäkologen besprochen werden.

Organisation des Transports

▶ Rettungswesen (Feuerwehr) informieren über:
   anfordernde Klinik,
   Transport mit Schwester, Arzt und Transportinkubator,
   Zielklinik,
▶ diensthabenden Arzt informieren,
▶ Teamabsprache darüber, wer fährt,
▶ Transporteinheit und Notfallkoffer überprüfen.

Optimalerweise trifft das Team vor der Geburt ein und hat Zeit, den Reanimationsplatz vorzubereiten. Ist das Kind bereits geboren, beginnt sofort nach Ankunft die Erstversorgung.

Überprüfung und Vorbereitung des Reanimationsplatzes in der Geburtsklinik

▶ Wärmestrahler, Licht und evtl. zusätzliche Wärmequelle vorbereiten,
▶ ausreichend warme saugfähige Tücher bereitlegen,
▶ Absaugung überprüfen und Katheter in zwei Größen bereitlegen (für Neugeborene Charr 8 und 10, bei sehr kleinen Frühgeborenen Charr 6 und 8),
▶ Beatmungsbeutel mit Reservoir an die Sauerstoffinsufflation anschließen, Maske auf den Beutel setzen,
▶ Intubationsbesteck und Tuben in verschiedenen Größen richten,
▶ Richten für einen i.v.-Zugang,
▶ Infusionslösung und bei entsprechender Anamnese Notfallmedikamente aufziehen,
▶ Handschuhe zum Eigenschutz bereitlegen,
▶ Fahrer des RTW sorgen für Stromanschluß des Transportinkubators.

9.1.2
Erstversorgung des Kindes

Wärmeproduktion entsteht im Körper durch Verbrennung unter Sauerstoffverbrauch → niedrige Temperaturen bedeutet erhöhten Sauerstoffverbrauch zur Erhaltung der Körpertemperatur.

Die Verdunstung von 1 ml Wasser erfordert 560 cal. Das kleine Frühgeborene verliert über die dünne Haut ca. 6mal stärker Wasser und damit Wärme, Kalorien und Sauerstoff.

▶ Raum vor Zugluft schützen; Unterlage und Reanimationsplatz vorwärmen.
▶ Das grüne Operationstuch sofort entfernen, und das Kind mit saugfähigen Tüchern abtrocknen.
▶ Kalte und nasse Tücher durch neue ersetzen, das Kind zudecken.
▶ Gleichzeitig die Atemwege freimachen, Absaugen des Rachen- und Nasenraums; meistens wird der Arzt das Kind abtrocknen (gleichzeitig manuelle Stimulation des Kindes) und die Herztöne kontrollieren, die Pflegeperson saugt in der Zeit das Kind ab (zuerst gründlich den Rachenraum wegen der Aspirationsgefahr, anschließend die Nase); Absaugen ist gezielte Therapie, sie streßt das Kind, zu heftiges Absaugen kann zu Schleimhautläsionen, Schwellungen mit sekundärer Verlegung der Atemwege, Auslösung einer Bradykardie durch Vagusreiz führen; das Absaugen sollte nicht länger als 10–15 s dauern.
▶ Gegebenenfalls Sauerstoffzufuhr über den Beatmungsbeutel. Reicht das nicht aus, dann Maskenbeatmung, 1- bis 2mal die Lunge blähen, dann mit einer Frequenz von ca. 60/min beatmen; der aufgewendete Druck ist abhängig von der Thoraxexkursion und dem Zustand des Kindes, dabei weiterhin Herztöne auskultieren, die Hautfarbe und Eigenatmung der Kinder beobachten.

▶ Stabilisiert sich das Kind, kann es weiter beobachtet und dann evtl. zur Mutter gebracht werden; ist der Zustand noch eingeschränkt, wird ein i.v.-Zugang gelegt, um eine Infusion (Humanalbumin 5%ig + Glukose 10%ig) zu verabreichen; wenn möglich dabei die bei Aufnahme routinemäßigen Blutentnahmen machen.

▶ Das Kind wird weiter beobachtet, und es kann im Verlauf entschieden werden, ob eine Intubation notwendig ist – dann Diazepam (z. B. *Stesolid*) i.v. 1 mg/kg.

▶ Stabilisiert sich das Kind nicht, ist bradykard ohne Eigenatmung, hat einen schlaffen Muskeltonus und wird nicht rosig → Maskenbeatmung zur Präoxygenierung mit folgender Intubation.

> **Sofortige Intubation ohne Maskenbeatmung bei:**
> **Mekoniumaspiration,**
> **Blutaspiration,**
> **Verdacht auf Zwerchfellhernie,**
> **Gastroschisis oder Omphalozele,**
> **Hydrops,**
> **Ösophagusatresie.**

▶ Bleibt das Kind trotz Intubation bradykard, wird z. B. *Suprarenin* 1:10.000 intratracheal gegeben; meistens hat sich ein Früh-/Neugeborenes jetzt erholt und kann weiter stabilisiert und beobachtet werden, ein fehlender i.v.-Zugang wird jetzt in Ruhe gelegt, die vorbereitete Infusion angeschlossen.

▶ In seltenen Fällen bessert sich der Zustand des Kindes nicht, es bleibt bradykard, schlaff, blaß/zyanotisch:
Überprüfen:
  technischer Fehler?
  Beatmungsdruck ausreichend?
  Pneumothorax?
  Tubuslage?
  Fehlbildung?

▶ Herzdruckmassage (3:1) bzw. gleichzeitige Inspiration mit Druckmassage, um intrathorakalen Druck maximal zu erhöhen.

▶ Schwere Anämie → Gabe von Erythrozytenkonzentrat 0 Rh negativ.

▶ Kinder mit Gastroschisis, Omphalozele, Meningomyelozele, Blasenextrophie und ähnlichen Defekten unmittelbar nach der Geburt bis zu den Achseln in einen sterilen Plastiksack stecken.

Wichtige Medikamente

▶ Sauerstoff,

▶ Humanalbumin 5%ig,

▶ *Suprarenin* 1:10.000 intratracheal (2- bis 3fache Dosis wie i.v.) oder i.v. 0,1–0,2 ml/kg KG.

Selten benötigte Medikamente

▶ Ungekreuztes Universalspenderblut (o Rh neg.),
▶ Naloxon (z. B. *Narcanti*),
▶ Atropin i.v., s.l. 0,02 mg/kg KG,
▶ Kalzium-Glukonat 10 %ig 1 ml/kg KG,
▶ Natriumbikarbonat 8,4 %ig verdünnt 1:1 mit Glukose 5 %ig:
  2 ml/kg KG der verdünnten Lösung nur in Ausnahmefällen, da es hochosmolar
  ist, besonders bei kleinen Frühgeborenen (Hirnblutungsgefahr, Hypernatriämie, Alkalose, Arrythmieneigung und Depression der Myokardfunktion),
  die beste Azidosetherapie ist eine optimale Oxygenierung und Perfusion der
  Organe durch Ventilationsmaßnahmen, Herzdruckmassage und Adrenalin-
  gabe.

Ausführliches zur Reanimation s. Kap. 8.

Weitere Maßnahmen vor Transportbeginn

▶ Blutzucker bestimmen.
▶ Septische Kinder → Blutentnahmen mit Blutkultur, Beginn der antibiotischen
  Behandlung.
▶ Legen einer Magensonde, offen ableitend; es ist besonders wichtig nach einer
  Maskenbeatmung und/oder Intubation, Luft aus dem Magen entweichen zu
  lassen, zur Verbesserung der Lungenentfaltung und Vermeidung einer Aspira-
  tion.
▶ Kinder evtl. vor Transportbeginn sedieren (Phenobarbital).
▶ Körpertemperatur messen.
▶ Elektroden anlegen.
▶ Respirator der Transporteinheit wird vom Arzt eingestellt.
▶ Kind sicher im Transportinkubator lagern, ggf. zudecken und Beatmungs-
  schläuche zugfrei mit dem Tubus verbinden.
▶ Nach Umlagerung die Lunge auskultieren.
▶ Monitor einschalten (Alarmgrenzen einstellen).
▶ Sättigungsabnehmer fixieren.
▶ Perfusorspritze einspannen und Laufgeschwindigkeit einstellen,
▶ Anmeldung auf der Station.

Vor der Abfahrt spricht der Arzt mit den Eltern. Je nach Zustand des Kindes
wird es den Eltern gezeigt oder auf den Arm gegeben. Während der ganzen
Fahrt muß das Kind gut beobachtet werden (→ Aussehen, Atmung, Herzfrequenz, Sauerstoffsättigung). Bei akuter Verschlechterung muß der RTW gestoppt
und das Kind wieder stabilisiert werden.

Der Arzt füllt das Transportprotokoll aus: Name, Geschlecht des Kindes,
Geburtsdatum und Zeit, Ablauf der Erstversorgung, Transportverlauf, Abfahrts-
zeiten, Ankunftszeiten bei der Kinderklinik und Frauenklinik. Technische Probleme, falls sie aufgetreten sind, müssen dokumentiert werden; ferner die
Namen des Transportteams.

Auf der Station wird das Kind aufgenommen. Übernimmt eine andere Pflege-person das Kind, erfolgt eine ausführliche Übergabe mit Anamnese, Erstversor-gung und Transportverlauf. Wichtig ist die Information über verabreichte Medi-kamente.

Nachsorge von Transportinkubator und Notfallkoffer

▶ Nach jedem Transport den Inkubator wieder an die Stromversorgung anschlie-ßen, aufwärmen, desinfizieren und nach der Einwirkzeit wieder beziehen.
▶ Sauerstoffflaschen überprüfen und ggf. wechseln.
▶ Gebrauchte Beatmungsschläuche entsorgen, neue Schläuche anschließen und den Respirator überprüfen.
▶ Alle aus dem Koffer entnommenen Materialien und Medikamente ersetzen.
▶ Transport im dafür vorgesehenen Buch eintragen.

9.2
Transport großer Kinder

Zu Notfalleinsätzen bei größeren Kindern werden wir nicht gerufen, es geht hier meist um geplante Transporte zu bestimmten Untersuchungen, die wir nicht in unserer Klinik durchführen können, z. B. CT, NMR, oder um Verlegungstrans-porte. Es fährt immer ein Arzt und eine Pflegeperson mit.
Die technische Ausstattung ist im wesentlichen die gleiche wie beim neonato-logischen Transport:

▶ Trage aus dem RTW, kleine Kinder mit vorgewärmten Decken zudecken,
▶ Monitor (Akkubetrieb) aus dem RTW,
▶ Perfusoren oder Infusomaten (Akkubetrieb),
▶ Oxylog zur Beatmung (evtl. vom RTW),
▶ Sauerstoffbombe, kombiniert mit dem Absauggerät, und entsprechende Kathe-ter (evtl. aus dem RTW),
▶ Maske und Handbeatmungsbeutel des Kindes,
▶ Stethoskop,
▶ Mitnahme von Pulsoxymeter oder Blutdruckgerät ist abhängig vom Patienten,
▶ Transportkoffer für große Kinder mit passendem Intubationszubehör.

Vorbereitung des Patienten

▶ Patient muß aufgeklärt werden.
▶ Tubus muß sicher fixiert sein.
▶ Venöser Zugang.
▶ Infusionen bis auf dringend benötigte Medikamente (Katecholamine, Sedativa) abstöpseln.
▶ Eventuell prophylaktische Sedierung und/oder Analgesierung.
▶ An einen ZVK z. B. *Tutofusin HG-5* oder *Päd*-Lösung mit Heparin anhängen.

▶ Drainagen zum Umlagern, evtl. abklemmen, an z. B. *Pleur-evac*-System ange-
   schlossene Drainagen müssen nicht abgeklemmt werden und können insgesamt mit auf den Transport genommen werden; Drainagen an der Trage
   unter Patientenniveau sicher befestigen.

▶ Blasenkatheter zum Umlagern abklemmen und anschließend unter Niveau des
   Patienten an der Trage ableiten.

▶ Es kann sinnvoll sein, sich schon einige Medikamente vorher aufzuziehen und
   in einer Schale mit sich zu führen, um auf bestimmte Situationen vorbereitet
   zu sein, z. B. Sedativa bei Patienten mit Schädel-Hirn-Trauma, Antikonvulsiva
   bei Patienten mit bekannten Krampfanfällen.

▶ Die Lagerung während des Umlagerns und auf der Trage sollte der des Patienten im Bett entsprechen, besonders bei Patienten mit Hirnödemprophylaxe.

Mitnahme von Unterlagen

▶ Anmeldung zur Untersuchung,
▶ 2 Transportscheine für den RTW (für Hin- und Rückfahrt),
▶ evtl. vorhandenes Bildmaterial,
▶ ggf. Akte oder Verlegungsbericht des Patienten,
▶ evtl. Einwilligung der Eltern (z. B. für Kontrastmitteluntersuchungen).

KAPITEL 10

Beatmung 10

10.1
Grundlagen der Beatmung

Spontanatmung

Bei der normalen Atmung wird die Lunge durch die Kontraktion von Zwerchfell und Atemhilfsmuskulatur nach unten gezogen und erweitert. Der Druck in der Lunge sinkt unter den Umgebungsdruck, und die Luft kann entlang diesem Druckgefälle in die Lunge strömen, bis es zum Druckausgleich kommt. Es ist ein aktiver Vorgang. Die Exspiration hingegen ist passiv. Durch Erschlaffung der Muskulatur werden die Lungen komprimiert, und die Luft strömt nach außen, bis wieder ein Druckausgleich erfolgt.

Maschinelle Beatmung

Sie dient als Ersatz der Spontanatmung und zur Behandlung einer respiratorischen Insuffizienz. Es ist meist eine Überdruckbeatmung, die dann über einen endotrachealen Tubus oder eine Trachealkanüle erfolgen muß.

Indikation

▶ Störung der pulmonalen Funktion,
▶ Gasaustauschstörungen durch Kreislaufinsuffizienz,
▶ Atemlähmungen,
▶ Störungen der Atemmechanik.

Eine Indikationsstellung sollte sehr streng erfolgen, da jede Beatmung ein Trauma darstellt und erhebliche Nebenwirkungen hat.

Ziel

▶ Verbesserung der Oxygenierung,
▶ Verbesserung der CO_2-Abgabe,
▶ Reduktion der Atemarbeit.

Auswirkungen auf den Organismus

▶ Durch den Überdruck in der Lunge ist der venöse Rückstrom vermindert, dadurch verringert sich das Herzzeitvolumen, und der arterielle Blutdruck sinkt ab,
▶ Rechtsherzbelastung durch Druckerhöhung im Lungenkreislauf,
▶ Ventilations-, Perfusionsstörungen,
▶ Verminderung des Harnvolumens durch niedriges Herzzeitvolumen, dadurch ADH-Ausschüttung mit Natrium- und Wasserretention und Gefahr von Magenbluten,
▶ Erhöhung des ICP mit Gefahr von intrakraniellen Blutungen (bei FG),
▶ pulmonales Barotrauma = Pneumothorax,
▶ Pneumonie und Sepsis,
▶ Schleimhauterosionen,
▶ Stenosenbildung,
▶ interstitielles Emphysem,
▶ Tubusverlegungen,
▶ Spontanextubation,
▶ falsche tiefe Beatmung mit Atelektasenbildung,
▶ bronchopulmonale Dysplasie (Membran- und Endothelschäden),
▶ Retinopathia praematurorum.

10.2
Begriffe und Abkürzungen

▶ Compliance: Dehnbarkeit von Lunge und Thorax.
▶ Resistance: Maß des Widerstands gegen die Luftströmung in den Atemwegen.
▶ AZV: Atemzugvolumen = Tidalvolumen; die Menge Luft, die pro Atemzug eingeatmet wird:
normal: 7–10 ml/kg KG,
bei der Beatmung spricht man auch von AHV = Atemhubvolumen.
▶ AMV: das Atemminutenvolumen errechnet sich aus AZV · AF; Beispiel: Kind, 2jährig, 20 kg,
AZV=20 kg · 10 ml = 200 ml,
AMV=200 ml · 20 AF = 4 l.
▶ AF: die Atemfrequenz ist abhängig vom Alter:
Kinder: 10–30/min,
Neugeborene: 25–60/min.
▶ Insp p: Inspirationsdruck; Druck, der am Ende der Inspiration in den Atemwegen erreicht wird.
▶ PEEP: positiver endexspiratorischer Druck; Druck, der während der Exspiration zur Stabilisierung der Alveolaren aufrechterhalten wird → Kollapsvermeidung, Verbesserung der funktionellen Residualkapazität (verbleibendes Gasvolumen in der Lunge), positiver Effekt bei allen Lungenerkrankungen (z. B. Pneumonie), meist 2–5 cm Wassersäule (bei Frühgeborenen);
Gefahr: venöser Rückstrom wird gedrosselt.

▶ Flow: Gasfluß/min, der durch die Beatmungsschläuche fließt; je nach Beatmungsgerät kontinuierlich (z. B. *Stephan*, *Babylog*) oder nur während der Inspiration (z. B. *Servo*).

▶ Insp t: Inspirationszeit; sie ist abhängig vom Gerät (0,3–2 s), meist 0,3–0,5 s, und abhängig vom AZV und von der Flußgeschwindigkeit des Gases = Flowrate (25–200 ml/s; 1.5–12 l/min),
errechnet sich aus Flow + AF + insp t.

▶ I:E: Verhältnis Inspiration zu Exspiration; normalerweise ist insp t <exp t;
normales Verhältnis 1:2–1:1,
der Intrathorakaldruck kann in der Exspirationszeit abfallen, wenn diese länger ist,
ist insp t >exp t, besteht die Gefahr der Luftansammlung in der Lunge (Pneumothoraxgefahr),
Ausnahme z. B. beim Asthma: wegen verminderter Lungencompliance muß man die insp t verlängern.

▶ Plateau = inspiratorische Pause: die Einatmungsluft wird für kurze Zeit im Patienten belassen, bevor die Exspiration beginnt, dadurch kann sie sich besser verteilen.

▶ Trigger = „sensitivity": Empfindlichkeit oder negativer Druck, den der Patient aufbauen muß, um einen Atemzug auszulösen.

▶ Arbeitsdruck: Druck, den ein Beatmungsgerät maximal aufbauen kann.

10.3
Beatmungsformen

▶ Volumenkontrollierte Beatmung: feste Einstellung von AMV und AF (insp p schwankt).

▶ Druckkontrollierte Beatmung: feste AF, Inspiration mit konstantem Druck, dadurch wechselndes AZV und AMV.

▶ IMV: „intermittent mandatory ventilation" = intermittierende kontrollierte Beatmung; kontrollierte Atemzüge durch das Gerät, zusätzliche Atmung durch den Patienten ist möglich.

▶ SIMV: synchronisierte IMV; die kontrollierten Atemzüge können durch den Patienten getriggert werden, dadurch ergibt sich eine bessere Koordination der kontrollierten und der spontanen Atemzüge.

▶ CPAP: „continuous positive airway pressure"; reine Spontanatmungsform mit gleichem erhöhten Atemwegsdruck in der Inspiration und der Exspiration,

▶ Druckunterstützte Beatmung: Spontanatmungsform bei der bei jedem Inspirationsversuch der Druck in den Atemwegen auf das eingestellte Niveau gebracht wird (Unterstützung bei flacher Atmung).

▶ Volumenunterstützte Beatmung: Spontanatmungsform bei der der Patient bei jedem Atemzug ein gewisses AZV spontan oder durch Unterstützung vom Gerät erreichen muß.

▶ HF-Beatmung: Hochfrequenzbeatmung mit AF zwischen 60–100/min.

▶ HFJV: „high frequency jet ventilation" mit AF bis ca. 600/min, wobei das Hubvolummen kleiner als der Totraum ist.

▶ HFO: „high frequency oscillation"; FQ 600–3000/min, durch die Schwingungen wird die Lunge konstant offen gehalten.

▶ Seufzer: z. B. Verdopplung des AHV bei doppelter insp t bei jedem 100. Atemzug als Atelektasenprophylaxe (Gefahr des Barotraumas).

10.4
Blutgasanalyse

Sie dient der Beurteilung des pulmonalen Gasaustauschs und des Säure-Basen-Haushalts (SBH), genaue Aussagen erhält man allerdings nur über die arterielle Blutgasanalyse (BGA). Sie ist notwendig zur Steuerung der Beatmung und der Puffertherapie.

Parameter

▶ pH: 7,36–7,44; negativer Logarithmus der Wasserstoffionenkonzentration (H^+), Maß für das Gesamtsäureverhältnis des Blutes.

▶ pCO_2: 36–44 mmHg (Neugeborene: bis 55 mmHg); Kohlendioxydpartialdruck; Maß für die pulmonale Ventilation (AF, Tiefe, AMV), teilweise auch für die Diffusionskapazität.

▶ pO_2: ist sehr altersabhängig; Neugeborene: 60 mmHg; Erwachsene: 90 mmHg; Sauerstoffpartialdruck; Maß für die Diffusionsfähigkeit der Lunge, teilweise für die Ventilation, wichtigste Größe zur Beurteilung von intra- und extrapulmonalen Shunts.

▶ HCO_3^-: 22–26 mmol/l; Standardbikarbonat; Maß für metabolische Kompensation des Säure-Basen-Gleichgewichts, ist eine errechnete Größe.

▶ BE: ±3 mmol/l; Überschuß oder Mangel an Pufferbasen, Titrationsmenge bis zu einem pH von 7,4; Rechengröße, die vom Standardbikarbonat abgeleitet wird; gibt Auskunft über die metabolische Seite.

▶ SO_2: 96–100 %, Sauerstoffsättigung des Hb; ermöglicht zusammen mit dem pO_2 Aussage über die Sauerstoffdissoziationskurve (Abb. 16).

Normalerweise erfolgen die Messungen bei 37°C; weicht die Körpertemperatur erheblich ab, sollte diese am Analysegerät nachgestellt werden, da es sonst zu Abweichungen besonders beim pO_2, pCO_2 und pH kommen kann.

Probengewinnung

▶ Verwendung von heparinisierten Kapillaren.

▶ Keine Luftblasen.

▶ Messung innerhalb von 5 min, da das Blut einen Eigenstoffwechsel hat und noch Sauerstoff verbraucht und CO_2 abgegeben wird (evtl. sonst Lagerung bei 4°C).

▶ Arterielle BGA: Abnahmeort Arteria radialis, wichtig vor allem bei hohen Sauerstoffgaben, nur verwertbar bei Abnahmezeit unter 30 s, da sonst der pO_2

Abb. 16.
Sauerstoffdissoziationskurve
und ihre Verschiebungen

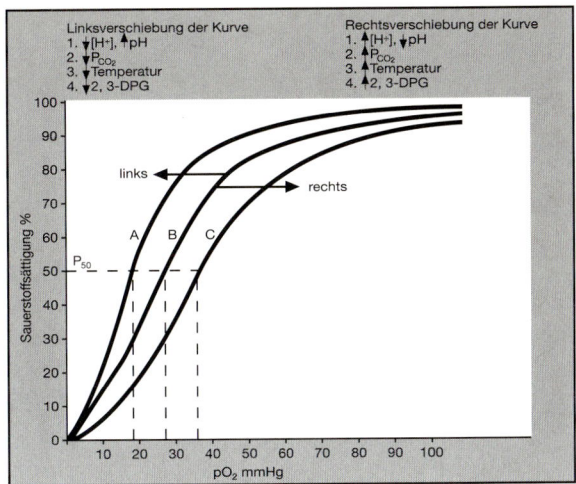

abfällt; bei häufigen Abnahmen ist das Legen einer arteriellen Verweilkanüle oder eines Nabelarterienkatheters sinnvoll.

▶ Kapilläre BGA: arterialisiertes Kapillarblut kann man an der Ferse, dem Ohrläppchen, der Fingerbeere und an der Großzehe entnehmen, wenn sie warm und gut durchblutet sind. Der pH stimmt mit den arteriellen Werten überein, der pCO_2 annähernd, der pO_2 aber überhaupt nicht.

▶ Venöse BGA: nur der pH läßt sich einigermaßen verwerten.

Der Organismus ist bestrebt, den pH-Wert möglichst konstant zu halten. Beeinflußt wird der pH durch den Stoffwechsel, vor allem durch die Nierenfunktion und durch die Atmung. Störungen auf der einen Seite, z. B. im metabolischen Bereich, versucht der Organismus durch Veränderungen im respiratorischen Bereich zu beheben und umgekehrt. Gelingt dieser Ausgleich, d. h., bleibt der pH annähernd im Normbereich, sprechen wir von einer kompensierten Störung; weicht der pH ab, spricht man von einer dekompensierten Störung.

Regulation des SBH

▶ Lunge: Regulation der Atemarbeit übers Atemzentrum (pH, pCO_2) → Abatmen von flüchtigen Säuren (Kohlensäure bzw. CO_2), dadurch schnelle Regulation des pH, Kompensation metabolischer Störungen.

▶ Niere: Regulation des pH über die Rückresorption und Ausscheidung von Bikarbonat und Säuren (d. h. durch H^+-Abgabe oder -Resorption, entsprechend Kaliumresorption oder -abgabe), Kompensation respiratorischer Störungen.

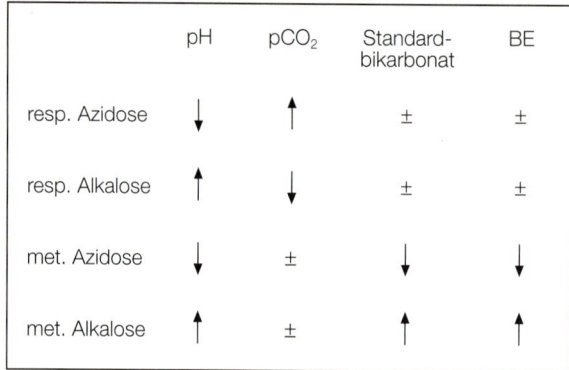

Abb. 17.
Störungen des Säure-Basen-Haushalts

	pH	pCO₂	Standard-bikarbonat	BE
resp. Azidose	↓	↑	±	±
resp. Alkalose	↑	↓	±	±
met. Azidose	↓	±	↓	↓
met. Alkalose	↑	±	↑	↑

Störungen des SBH (Abb. 17)

▶ Azidose: pH <7,36 – Auswirkungen: Blutdruckabfall, vermindertes Herzzeitvolumen mit verminderter Nieren- und Leberdurchblutung, Hyperkaliämie mit Herzrhythmusstörungen, Anstieg des peripheren und pulmonalen Widerstands mit Rechtsherzbelastung, Verwirrtheit bis Koma, Muskelschwäche.
Respiratorische: durch mechanische Störungen des Atemapparats (Zwerchfellhochstand bei Ileus und Peritonitis, Pleuraergüsse, Rippenserienfraktur, neuromuskuläre Störungen), Schädigungen des Lungenparenchyms (Lungenödem, Pneumonie, Emphysem, BPD), Störungen des Atemzentrums (Schädel-Hirn-Trauma, Frühgeborene, Medikamente), chronisch obstruktive Erkrankungen (Asthma).
Metabolische: durch vermehrte endogene Säureproduktion bei Schock, Hypoxie, Diabetes, Verbrennungen, Hungerzuständen, Hypothermie; bei Nierenschäden und Kreislaufversagen; durch Verlust körpereigener Basen bei Durchfall.
Kombinierte, d. h. respiratorische und metabolische Störungen.

▶ Alkalose: pH >7,44 – Auswirkungen: Hypoventilation, Tetanie, Hypoxie, Abfall des ionisierten Kalziums und Hypokaliämie mit Herzrhythmusstörungen und Darmatonie, Adynamie, Blutdruckabfall.
Respiratorische: bei psychogener Hyperventilation (Hysterie, Neurose, Angst, Schmerz, Schwangerschaft), bei organischen Erkrankungen (des zentralen Nervensystems, Schädel-Hirn-Trauma, Fieber), bei bestimmten Medikamenten (Phenole, Salicylaten).
Metabolische: durch Verlust körpereigener Säuren (Erbrechen, Diuretika-, Laxanziengabe, Hyperaldosteronismus), durch Überangebot alkalischer Substanzen (Überpufferung, Massentransfusion, natrium- und kaliumhaltige Antibiotika).
Kombinierte, d. h. respiratorische und metabolische Störungen.

Es ist wichtig, die Ursache der Störung herauszufinden, da eine respiratorische bzw. eine metabolische Störung entsprechend behandelt werden muß. Dazu ist es wichtig, sich nicht nur die BGA anzusehen, vielmehr muß auch die Klinik des Patienten berücksichtigt und im Zusammenhang mit der BGA gesehen werden. Auch andere Laborparameter müssen beachtet werden, z. B. bewirkt eine Hyperglykämie eine metabolische Azidose, d. h. eine Therapie der Hyperglykämie beim Diabetiker mit Insulin, und das Ersetzen des Flüssigkeitsverlustes mit NaCl-Lösung behebt auch die metabolische Azidose.

Therapie

Im Vordergrund sollte die Therapie der Grunderkrankung stehen. Bei dekompensierten Störungen des Säure-Basen-Haushalts muß man versuchen, den pH in den Normbereich zu bekommen, bis die Therapie der Grunderkrankung anschlägt.

▶ Respiratorische Azidose: Hyperventilation (evtl. *TRIS*-Puffer).
▶ Respiratorische Alkalose: Sedierung (evtl. Relaxierung), kontrollierte Normoventilation.
▶ Metabolische Azidose: Gabe von $NaHCO_3$ 8,4 %ig (BE x 0,3 x kg KG) mit Glukose 5 %ig, 1:1 verdünnt.
  Komplikation: Natriumanstieg im Extrazellulärraum, wodurch Wasser aus dem Intrazellulärraum gezogen wird → Gefahr des Hirnödems; Bildung von CO_2, welches vermehrt abgeatmet werden muß: $H^+ + HCO_3^- = H_2CO_3 = CO_2 + H_2O$.
    Natriumbikarbonat wird bevorzugt, da es ein natürlicher Puffer ist.
    TRIS/THAM-Puffer: Bindung von Kohlensäure, Bikarbonat fällt als Nebenprodukt an, CO_2 fällt ab mit Gefahr der Hypoventilation; wird renal ausgeschieden; ist stark venenreizend; Gefahr der Hyperkaliämie und Hypoglykämie, da TRIS in die Zelle wandert und dabei Glukose mitnimmt und Kalium dabei aus der Zelle geschleust wird, $Tris + H_2CO_3 = TrisH^+ + HCO_3^-$.
▶ Metabolische Alkalose: Therapie erst bei einem pH >7,6 oder einem BE >+ 6 mval/l:
  leichte Form: Volumengabe, evtl. Kalium- und Chlorgabe,
  schwere Form: Gabe von Lysinhydrochlorid 18,6 %ig verdünnt mit Glukose 5 %ig als Kurzinfusion (cave: Hämolyse, Gewebsnekrosen, intrazelluläre Azidose, Hyperventilation).

10.5
Umgang mit endotrachealen Tuben

10.5.1
Endotracheale Intubation

Hierunter versteht man die Einführung eines Tubus über den Kehlkopf in die Trachea.

Ziel

▶ Sicherung der Atemwege,
▶ Möglichkeit der maschinellen Beatmung,
▶ Schutz vor Aspiration,
▶ Absaugen von Bronchialsekret wird erleichtert.

Indikationen

▶ Pulmonal: alle Arten von Lungenerkrankungen, z. B. RDS, Surfactantmangel, Aspiration, Pneumonie, Atelektasen; Zufuhr hoher Sauerstoffkonzentration,
▶ zentral: Schädel-Hirn-Trauma, zerebrale Krampfanfälle, Störungen des Atemzentrums (z. B. schwere Infektionen),
▶ kardial: Entlastung bei Vitien,
▶ diagnostisch: Bronchoskopie,
▶ Operationen: Sicherung der Atemwege, Aspirationsschutz.

Anatomische Grundbegriffe

▶ Glottis: Raum zwischen den Stimmbändern (Stimmritze und Stimmbänder).
▶ Kehlkopf: wird aus verschiedenen Knorpeln gebildet (z. B. Schildknorpel); im Kehlkopf befinden sich die Stimmbänder.

Die Kenntnis von anatomischen Unterschieden im erweiterten Rachenbereich zwischen Erwachsenen und Kindern müssen bekannt sein, um die Bedingungen einer Intubation zu verstehen. Die Epiglottis beim kindlichen Larynx ist im Verhältnis länger und schmaler. Der Kehlkopfeingang ist enger und kann bei bestimmten Erkrankungen sehr leicht und rasch zuschwellen. Die Trachealknorpel beim Kind sind weicher. Die Trachealschleimhaut ist lockerer und reagiert sensibler mit Schwellungen. Die engste Stelle beim Erwachsenen ist die Glottis. Die engste Stelle beim Kind liegt 1 cm unterhalb der Stimmbänder (= subglottisch).

Die anatomischen Verhältnisse beim Kind machen deutlich, daß bei zu starker Überstreckung des Kopfes die Atemwege verlegt werden, deshalb sollte man Kinder immer in „Schnüffelposition" zur Intubation halten.

Möglichkeiten

▶ Orotracheale Intubation in Akutsituationen (da einfacher), zu Operationen, wenn die Intubation nur für kurze Zeit geplant ist, bei bestimmten Fehlbildungen der Nase (Choanalatresie), bei Kindern mit Schädelbasisbruch (Abb. 18); bei oral intubierten Patienten ist ein Bißschutz notwendig.
▶ Nasotracheale Intubation bei allen langzeitintubierten Patienten, Vorzüge: die Fixierung ist sicherer und einfacher, die Mundpflege ist einfacher durchzuführen, angenehmer für den Patienten, Würg- und Hustenreize werden vermieden, evtl. ist eine orale Nahrungsaufnahme möglich (Abb. 19), Nachteil: Sinusitis, Druckstellen an Nasenflügeln und -septum.

Vorbereitung und Material

▶ Tubus in entsprechender Größe wählen, außerdem eine Nummer kleiner und eine Nummer größer (Tabelle 6).

Abb. 18.
Orotracheale Intubation

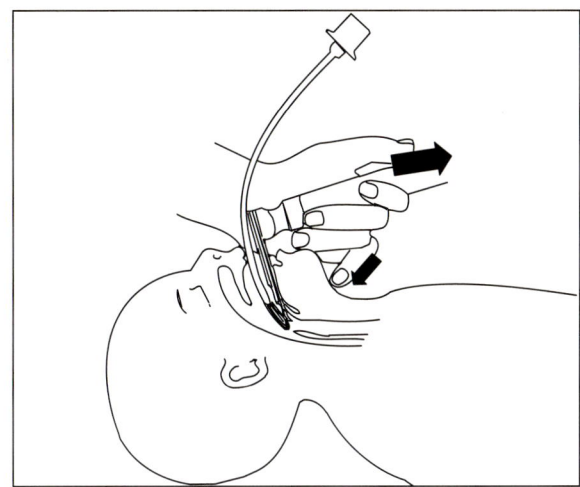

Abb. 19.
Nasotracheale Intubation

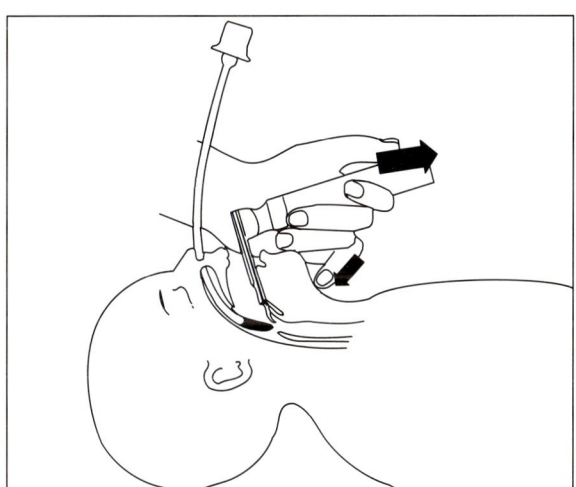

Tabelle 6.
Auswahl des richtigen Tubus

Alter	Gewicht	Tubusgröße
Frühgeborene:	< 1000 g	ID 2,0–2,5
	< 1500 g	ID 2,5
	> 1500 g	ID 3,0
Neugeborene:		ID 3,0–3,5
6–24 Monate:		ID 3,5–4,5
über 2 Jahre:		ID (Alter ÷ 4) + 4

An Material wird benötigt:

▸ Bei Kindern über 10 Jahre können Tuben mit Blockung (Cuff) verwendet werden.

▸ Tubuslänge bis 2 Jahre: Körperlänge (in cm) x 0,2 cm,
ab 2 Jahre: (Alter: 2) + 15 cm.

▸ Laryngoskop = Handgriff incl. Lichtquelle (Kaltlicht), auf Funktionstüchtigkeit und Lichtintensität überprüfen.

▸ Spatel: gerader Spatel für Früh-/Neugeborene und Säuglinge (Foregger, Miller), gebogener Spatel für Kleinkinder, Schulkinder und Erwachsene (Macintosh) (Abb. 20).
Während die Kehlkopfeinstellung beim Foregger-Spatel durch direktes Anheben der Epiglottis erfolgt, wird mit dem Spatel nach Macintosh die Epiglottis durch Bewegen des Zungengrunds nach vorn angehoben.
Bei Erwachsenen führt die Benutzung eines geraden Spatels zur Verletzung der Zähne, gebogene Spatel passen sich der Zunge besser an und folgen leichter der Rachenform.

▸ Magillzange, sollte an das Alter und die Größe des Kindes angepaßt sein.

▸ *Xylocain*-Gel.

▸ Stethoskop.

▸ Magensonde.

▸ Absaugung (funktionsüberprüft) und entsprechende Katheter.

▸ Handbeatmungsbeutel, dazu passende Maske.

▸ Möglichkeit Sauerstoff zuzuführen entweder über das Beatmungsgerät (z. B. *Stephan*-Respirator) oder über eine zusätzliche Sauerstoffinsufflation.

▸ Das Kind sollte bei der Intubation durch einen Monitor überwacht werden, so daß zumindest die Herzfrequenz, im Idealfall aber auch eine Sauerstoffsättigungsüberwachung möglich ist.

▸ Der Respirator muß vollständig aufgerüstet und funktionsüberprüft sein.

▸ Güdeltubus, Mundkeil oder Führungsstab, besonders für größere Kinder.

▸ Lagerungsrolle (nur für große Kinder).

▸ Blockerspritze für Tuben mit Blockung.

▸ Tubuspflaster.

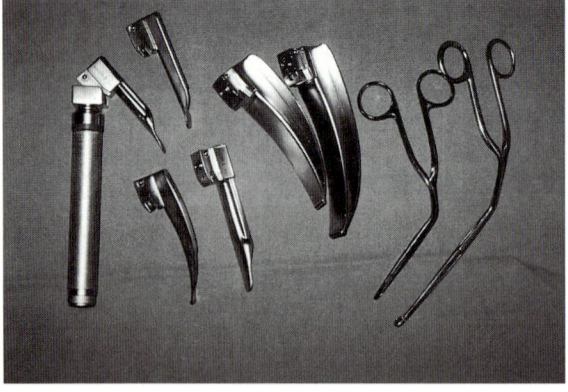

Abb. 20.
Laryngoskop mit Spatel nach Miller und Macintosh, Magill-Zangen

Abb. 21.
Material zur endotrachealen
Intubation

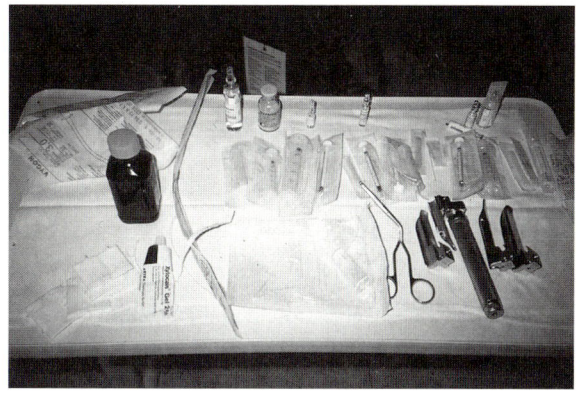

- ▶ i.v.-Zugang.
- ▶ Medikamente: welche Medikamente gegeben werden, hängt vom Intubateur und der Situation ab (Abb. 21):
  Fentanyl (Analgetikum),
  Thiopental, z. B. *Trapanal* (Kurznarkotikum),
  Vecuronium, z. B. *Norcuron* (Muskelrelaxans),
  Atropin (Parasympathomimetikum).

Durchführung

- ▶ Information des Patienten.
- ▶ Monitorüberwachung gewährleisten, evtl. Systolenton laut stellen.
- ▶ Magensaft abziehen oder absaugen, evtl. vorhandene Magensonde entfernen.
- ▶ Lagerung: der Patient wird in eine stabile und zur Intubation günstige Lage gebracht (flache Rückenlage).
- ▶ Oral absaugen, bei Umintubation auch endotracheal.
- ▶ Analgosedierung mit Fentanyl (cave: Atemdepression).
- ▶ Präoxygenierung für 3 min (Frühgeborene 1 min) mit 100 % Sauerstoff.
- ▶ Kurznarkose, z. B. mit *Trapanal* (Wirkdauer etwa 3 min).
- ▶ Relaxierung nur nach Bedarf, sie zieht eine suffiziente Maskenbeatmung oder Intubation nach sich.
- ▶ Zur nasalen Intubation wird der Tubus über die Nase bis in den Rachen eingeführt, mit dem Laryngoskop wird die Epiglottis eingestellt; Schleim, der die Sicht behindert, wird abgesaugt; der Tubus wird mit der Magill-Zange in die Stimmritze eingelegt und mit drehender Bewegung vorgeschoben, bis das Ende der schwarzen Markierung auf Stimmbandebene liegt; ist die Epiglottis schwer einzustellen, kann es hilfreich sein, von außen auf den Kehlkopf zu drücken (Sellick-Handgriff).
- ▶ Über den Tubus mit dem Beatmungsbeutel beatmen und auskultieren: die Lunge muß seitengleich belüftet sein, symmetrische Thoraxexkursionen.
- ▶ Tubus fixieren.
- ▶ Respirator anschließen.

▶ Legen und Fixieren der Magensonde, Aspiration von Luft.
▶ Thoraxröntgen-Kontrolle, mit Kopf in Mittelstellung, der Tubus soll 1–2 cm oberhalb der Bifurkation liegen.

Dokumentation

▶ Zeitpunkt der Intubation,
▶ Tubusart und -größe,
▶ Tubuslänge,
▶ nasale oder orale Intubation,
▶ Liegedauer des Tubus fortlaufend dokumentieren,
▶ Zeitpunkt jeder Tubusfixierung,
▶ Zeitpunkt des endotrachealen Absaugens,
▶ Medikamente zum Anspülen,
▶ Beschreibung des Trachealsekrets: Menge, Farbe, Konsistenz,
▶ Untersuchung für die Bakteriologie,
▶ Extubation,
▶ Umintubation.

Komplikationen

▶ Tubusfehllage: im rechten Hauptbronchus; im Ösophagus; auf der Karina, kein Atemgeräusch zu hören.
▶ Verletzung von Zähnen, Hornhaut, Schleimhaut, Rachenmandeln, Tracheahinterwand, Ösophaguswand, Kehlkopf, Lippen, Stimmbänder.
▶ Auslösen eines Vagusreizes mit Bronchospasmus, Glottisspasmus, Asystolie, Blutdruckabfall.
▶ Bei mangelnder Sedierung Husten- und Würgereiz mit Erbrechen (Aspirationsgefahr), Tachykardie.
▶ Infektion durch unsteriles Arbeiten.
▶ Tuben mit Cuff: Ballonhernie, Cuff schiebt sich über das Tubuslumen, Blockmanschette befindet sich oberhalb der Stimmbänder.
▶ Spätschäden: Stenosen, Stimmbandlähmungen.

10.5.2
Tuben mit Niederdruckcuff

Ziel

▶ Abdichtung des Raumes zwischen Tubus und Trachealwand, so daß keine Luft kehlkopfwärts entweichen kann,
▶ Fixierung des Tubus in Tracheamitte,
▶ Schutz vor Aspiration.

Der Niederdruckcuff übt an jeder Stelle der Trachea den gleichen Druck aus und soll mit einem minimalen Druck die Trachea abdichten. Er wird erst bei Kindern ab ca. 8–10 Jahren benutzt; unterhalb dieses Alters ist der Abstand zwischen Tubus und Trachealschleimhaut der Trachea zu gering, und es besteht die Gefahr von bleibenden Trachealwandschäden.

Die Blockmanschette wird über einen gesonderten Zuleitungsschlauch geblockt.

Vorgehen

▶ Cuff vor der Intubation überprüfen, aber die Luft wieder vollständig abziehen.
▶ Nach der Intubation den Cuff aufblasen, bis keine Nebengeräusche mehr zu hören sind, dazu Stethoskop an den Mund halten.
▶ Überwachung des Cuffdrucks mit „Cuffwächter", der Druck sollte maximal 20 cm H_2O betragen.
▶ Dokumentation der zur Blockung notwendigen Menge Luft.

Entblocken des Tubus mit Niederdruckcuff

▶ Einmal pro Schicht, wenigstens aber zweimal am Tag den Tubus für 3 bis maximal 10 min entblocken, um die Ausbildung von Nekrosen der Trachealschleimhaut zu vermeiden.
▶ Vor dem Entblocken sollte oral abgesaugt werden (Aspirationsgefahr).
▶ Unmittelbar bei der Entblockung oder kurz danach muß man endotracheal absaugen (Sekret, das oberhalb des Cuff sitzt, läuft in Richtung Lunge).
▶ Patient bei entblocktem Tubus engmaschig überwachen und im Zimmer bleiben.
▶ Bei geöffneter Blockung kann Nebenluft entweichen und der Patient nicht mehr optimal beatmet sein; es kann notwendig sein, die Beatmungsparameter zu verstellen; nach erneuter Blockung daran denken, die Beatmung wieder zurückzustellen.
▶ Bei wieder geblockter Manschette die Lunge auskultieren und evtl. wieder tracheal absaugen.

10.5.3
Kleben des Tubuspflasters

Allgemeines

▶ Es gibt verschiedene Methoden der Tubusfixierung.
▶ Pflasterwechsel nie aus kosmetischen Gründen vornehmen.
▶ Der Tubus wird mit weißem Pflaster (*Fixomul strech*) fixiert, es ist luftdurchlässig und wesentlich hautfreundlicher.
▶ Zusätzlich kann man den Tubus mit einem Bändchen sichern.

Material

▶ Tubus- und Magensondenpflaster,
▶ Benzin oder Alkohol zum Entfetten der Haut,
▶ Kompressen.

Durchführung

▶ Immer zu zweit den Tubus neu fixieren: einer hält den Kopf des Kindes und den Tubus, die zweite Person entfernt das alte Pflaster und klebt das neue.

▶ In Ausnahmefällen können sehr unruhige Kinder sediert werden.

▶ Bei instabilen Kindern evtl. vorher die Beatmungsfrequenz und/oder die Sauerstoffkonzentration erhöhen.

▶ Die haltende Person muß das Kind gut fixieren, evtl. das Kind einwickeln oder die Arme festbinden.

▶ Darauf achten, daß der Tubus an der richtigen Markierung am Naseneingang fixiert wird.

▶ Tubus ruhig halten (Trachealschleimhaut kann verletzt werden).

▶ Die klebende Person löst das alte Pflaster vorsichtig von der Haut, evtl. Pflaster vorher mit Öl oder Alkohol einweichen; Haut mit Benzin entfetten und alte Pflasterreste vollständig entfernen, Kompressen nicht zu naß machen, und Benzin nicht mit den Augen oder Lippen in Kontakt kommen lassen.

▶ Beim Kleben keine Hautfalten des Kindes zukleben.

▶ Nicht zu fest kleben, Tubus soll im Lumen der Nase liegen und nicht an der Nasenscheidewand scheuern; die Nase darf nicht weiß werden.

▶ Veränderte Beatmungsparameter wieder zurückstellen.

Komplikationen

▶ Hautläsionen und Trachealschleimhautverletzungen,

▶ Druckstellen an der Nasenscheidewand und der Nase,

▶ Dislokation des Tubus,

▶ Bradykardien,

▶ Sättigungsabfälle,

▶ Bronchospasmus.

**10.6
Extubation**

Hierunter versteht man die Entfernung eines endotrachealen Tubus.

Voraussetzungen

Das Kind sollte während der Pflegerunde, des Absaugens und Umlagerns gut belastbar sein:

▶ keine extremen Bradykardien (bei Frühgeborenen),

▶ keine Atemstörungen,

▶ gute Eigenatmung,

▶ keine Belastungszyanosen,

▶ ausgeglichene Blutgasanalyse,

▶ keine Sättigungsabfälle in Ruhe.

Entwöhnung

▶ Bei Frühgeborenen wird die Beatmungsfrequenz auf 8–10(–12)/min reduziert, sind die Kinder weiterhin stabil und die Blutgasanalysen ausgeglichen, werden sie extubiert.

▶ Neugeborene werden entweder bei einer Beatmungsfrequenz von 6–8/min, oder nachdem sie für ca. 1 Stunde mit CPAP beatmet wurden, extubiert.

▶ Große Kinder werden über eine SIMV-Beatmung (evtl. mit Druckunterstützung), die immer weiter verringert wird, entwöhnt; dann CPAP-Beatmung über einige Stunden, evtl. „Feuchte Nase" und dann Extubation.

Alle Kinder müssen während der Entwöhnungsphase gut überwacht und beobachtet werden. Zur technischen Überwachung gehört die regelmäßige Kontrolle der Blutgase, die Überwachung der Herz- und Atemfrequenz sowie der Sauerstoffsättigung über den Monitor. Wünschenswert wäre ein erweitertes Monitoring mit transkutaner Sauerstoff- und Kohlendioxydüberwachung, besonders nach der Extubation.

Für die Extubation sollte ein guter Zeitpunkt gewählt werden, d. h. nicht während oder vor Übergaben und Visiten.

Vorbereitung

▶ Ältere Kinder immer informieren.

▶ Alle Materialien für eine erneute Intubation bereitlegen.

▶ Bei Bedarf Ultraschallvernebler oder Inhalationsgerät mit angeordneter abschwellender Lösung vorbereiten (s. Kap. 3.6.2 „Akute stenosierende Laryngotracheobronchitis").

▶ Liegender i.v.-Zugang muß vorhanden sein.

▶ Für größere Kinder evtl. Nasentropfen vorbereiten

▶ Mahlzeit vor der Extubation ausfallen lassen, evtl. Infusion höher stellen.

▶ Magenrest abziehen, Magensonde entfernen.

▶ Endotracheal (evtl. Trachealsekret abnehmen), oral und nasal absaugen.

▶ Dem Kind eine Erholungspause einräumen.

▶ Entblocken des geblockten Tubus.

▶ Tubuspflaster entfernen, neuen Absaugkatheter vorbereiten.

▶ Lunge über Handbeatmungsbeutel 3- bis 4mal blähen.

▶ Tubus ziehen, bei kleinen Kindern in der Inspirationsphase, damit in nachfolgender Exspiration Sekret abgehustet werden kann; bei großen Kindern evtl. während des endotrachealen Absaugens, um gleichzeitig Sekret mit abzusaugen.

▶ Sofortiges Absaugen des Nasen-/Rachenraums; besonders aus dem Tubusnasenloch läßt sich häufig viel Sekret absaugen.

▶ Lunge auskultieren (gut und seitengleich belüftet).

▶ Beruhigung des Kindes.

▶ Atemaktivität unterstützen, das Kind z. B. in Bauchlage oder Oberkörperhochlage legen.

▶ Gute Krankenbeobachtung, besonders der Atmung.

▶ Alarmgrenzen am Monitor überprüfen und eng einstellen.

▶ Blutgasanalysekontrollen, die erste ca. 1 h nach der Extubation.

Weiteres Vorgehen

▶ 6 h Nahrungspause, die Infusionsgeschwindigkeit erhöhen bzw. eine Infusion anhängen.

▶ Sauerstoffzufuhr nur nach Bedarf, sie sollte abhängig sein vom aktuellen pO_2.

▶ Je nach Notwendigkeit folgen physikalische Therapie, Vernebler, Inhalation.

▶ Respirator sollte erst einmal belassen werden, bis das Kind ganz stabil ist.

▶ Thoraxröntgen erfolgt nach der Extubation im Verlauf des nächsten Tages.

10.7
Nasen- und Rachen-CPAP

Unter CPAP („continuous positive airway pressure" – kontinuierlich positiver Atemwegsdruck) versteht man eine Atemhilfe, bei der ein Tubus in den Nasen- oder Rachenraum vorgeschoben und mittels eines Beatmungsgeräts ein positiver Druck in den Atemwegen aufgebaut wird. Diese Methode ist nur für Frühgeborene und Neugeborene geeignet, da sie ausschließlich Nasenatmer sind.

Es besteht die Möglichkeit, zusätzlich zum PEEP eine Beatmungsfrequenz (maximal 12) einzustellen. Diese Einstellung ist bei Frühgeborenen mit häufigen Apnoen sinnvoll.

Ziel

▶ Umgehen einer Intubation bzw. Reintubation,

▶ schonendes Abtrainieren vom Beatmungsgerät,

▶ Verhinderung von Atelektasenbildung,

▶ Vermeidung von Apnoen,

▶ Freihalten der Atemwege.

Nasen-CPAP = hoher CPAP

Der schwarz markierte Teil des Tubus soll ganz in der Nase liegen. Durch den Flow werden die Rezeptoren des hinteren Rachenraums angeregt, das Atemzentrum stimuliert.

Rachen-CPAP = tiefer CPAP

Der Tubus liegt im Nasen-Rachen-Raum und geht bis kurz vor den Kehlkopf. Bei jedem Atemzug entsteht ein positiver Druck im hinteren Rachenraum, dies bewirkt eine Blähung der Lunge. Außerdem wird die Zunge durch den Tubus daran gehindert zurückzufallen.

Der Rachen-CPAP wird vom Arzt unter Sicht gelegt und die angegebene Länge in der Kurve dokumentiert.

Indikation

▶ Kleine Frühgeborene nach Extubation,
▶ Frühgeborene mit leichtem RDS zur Vermeidung einer Intubation,
▶ Neugeborene mit Adaptationsstörungen,
▶ Säuglinge mit Pierre-Robin-Syndrom,
▶ Säuglinge mit leichten Muskeldystrophien.

Material

▶ Gekürzter weicher Endotrachealtubus, möglichst Innendurchmesser von 3,0–
3,5; er kann besser abgesaugt werden als kleinere Tuben und muß dadurch
weniger oft gewechselt werden,
▶ Pflasterstreifen zur Fixierung,
▶ z. B. *Xylocain*-Gel oder Panthenol, um den Tubus gleitfähig zu machen,
▶ funktionsbereites Beatmungsgerät.

Durchführung und Überwachung

▶ Tubusspitze dünn mit *Xylocain* oder Panthenolsalbe bestreichen.
▶ Tubus vorsichtig in die Nase einführen und unter drehenden Bewegungen so
weit wie gewünscht vorschieben.
▶ Mit Pflaster fixieren.
▶ Mit den Beatmungsschläuchen verbinden.
▶ Positiven Druck, in der Regel zwischen 3 und 5 cm H_2O, einstellen.
▶ Floweinstellung 2–4 l.
▶ Gute Monitorüberwachung, sinnvoll eingestellte Alarmgrenzen.
▶ Sorgfältige Krankenbeobachtung.
▶ Blutgasanalysekontrollen.

Pflege

▶ Sorgfältiges Absaugen des Nasen-Rachen-Raumes, um Sekretansammlungen
vor dem Tubus zu verhindern.
▶ Tubus zum Absaugen nie anspülen, da Aspirationsgefahr besteht!
▶ Wechsel des Nasentubus alle 4–6–8 h je nach Menge des Sekrets, evtl. auch das
Nasenloch wechseln.
▶ Wechsel des Rachentubus je nach Menge des Sekrets, mindestens einmal pro
Tag.
▶ Sorgfältige Mund-, Nasen- und Lippenpflege.
▶ Sauerstoffzufuhr erfolgt abhängig von den Sättigungswerten.
▶ Durch den ständigen Luftstrom gelangt viel Luft in den Magen, deshalb mög-
lichst eine dicke Magensonde, offen hochhängend (regelmäßige Bauchmassage,
bei Bedarf Darmrohr).
▶ Bei offenem Mund der Kinder baut sich kein positiver Druck auf; es kann
daher sinnvoll sein, den Kindern einen Schnuller anzubieten.

Komplikationen

▶ Extreme Belastung der Nasenschleimhäute,
▶ Unruhe, schlechte Toleranz,
▶ Nahrungsunverträglichkeit durch Überblähung des Magens und des Darms,
▶ beim Rachen-CPAP Verlegung der Atemwege durch zu tiefe Lage.

KAPITEL 11

Apparative Überwachung

11.1
Standardüberwachung

11.1.1
Allgemeines

Neben der klinischen Beobachtung und Überwachung spielt die apparative Überwachung auf den Intensivstationen eine überaus wichtige Rolle. Die Überwachung muß geplant und gezielt erfolgen. Sie dient der frühzeitigen Erkennung von physiologischen Störungen. Die Ergebnisse müssen zuverlässig sein. Dies alles setzt einen geübten und bewußten Umgang mit den Geräten voraus. Jeder neue Mitarbeiter auf einer Intensivstation muß zu Beginn in die Funktion aller Geräte eingewiesen werden (MedGV).

In der Regel sind die Monitore mit mehreren Überwachungsmöglichkeiten ausgestattet. Neben der EKG-Überwachung ist der zweite Überwachungsparameter eines jeden Monitors die Atmung, die in unmittelbarem Zusammenhang zur Herzfrequenz zu sehen ist. Bei modernen Monitoren läßt sich das Monitoring durch spezielle Einschübe beliebig erweitern.

Mögliche Überwachungsparameter

▶ EKG,
▶ Blutdruck,
▶ Atmung,
▶ Sauerstoffsättigung,
▶ $tcpO_2$, $tcpCO_2$,
▶ Temperatur,
▶ arterielle Druckmessung,
▶ zentraler Venendruck,
▶ intrakranieller Druck.

Die Funktionen EKG und Atmung werden bei jedem Intensivpatienten kontinuierlich überwacht. Alle weiteren Überwachungsparameter sind vom Zustand des Patienten abhängig.

11.1.2
EKG-Überwachung

Die Überwachung der Herz- und Kreislauffunktion erfolgt immer kontinuierlich. Hierzu gehören die Herzfrequenz, der Rhythmus, der Blutdruck und evtl. der zentrale Venendruck.

EKG-Monitor

Er ermöglicht eine Beurteilung der Herzfrequenz, des Herzrhythmus sowie deren Störungen (Bradykardie, Tachykardie, Asystolie, Kammerflimmern, supraventrikuläre und ventrikuläre Extrasystolen), Medikamentenwirkungen und Elektrolytentgleisungen (z. B. Hyperkaliämie).

Die Frequenz kann durch Lautstellen des Systolentons akustisch überwacht werden. Dies kann wichtig sein bei vom Kind abgewandten Tätigkeiten und bei besonderen Eingriffen, wie Intubation, Punktionen oder Absaugen. Im Normalfall ist der Ton leise gestellt, um eine unnötige Geräuschkulisse zu vermeiden. Die Herzfrequenz wird digital angezeigt. Die Alarmgrenzen werden dem Alter entsprechend eingestellt.

Für die Ableitung der Herzfrequenz verwenden wir Klebeelektroden unterschiedlicher Größe aus hautfreundlichen Materialien, die bereits mit Elektrodengel versehen und möglichst röntgendurchlässig sind.

Die Monitore verfügen über einen 24-Stunden-Speicher, so daß alle Begebenheiten zurückverfolgt werden können. Einige Monitore sind mit einem Schreiber ausgestattet. Dieser zeichnet entweder kontinuierlich oder alarmaktiviert das Kardiorespirogramm des betreffenden Patienten auf.

Auswahl möglicher Fehlerquellen der EKG-Überwachung

▶ Grundlinie wackelt oder fehlt:
  evtl. ist die Sensibilität des Geräts zu niedrig eingestellt,
  kein richtiger Kontakt zwischen Patienten- und Elektrodenkabel,
  unruhiger Patient,
  schlechte Vorbereitung der Haut,
  Elektrodengel ist ausgetrocknet.
▶ EKG-Amplitude zu klein:
  ungünstige Ableitung gewählt,
  Größe falsch eingestellt.
▶ Ständiger Alarm, Artefakte:
  Patientenkabel oder Elektrodenkabel defekt,
  Alarmgrenzen sind nicht dem Patienten angepaßt,
  schlechte Ableitung gewählt,
  Elektroden falsch angebracht.

11.1.3
Atmung

Veränderungen des transthorakalen Widerstands während der Atembewegung werden über 2 Elektroden aufgezeichnet. Am Monitor wird die Empfindlichkeit so eingestellt, daß die angezeigte Atemfrequenz der aktuell am Kind beobachteten entspricht. Ist die Empfindlichkeit zu hoch eingestellt, werden auch EKG-Impulse registriert. Andererseits sollen auch flache Atemzüge erfaßt werden. Die obere Alarmgrenze richtet sich nach der Atemtätigkeit des Patienten, die untere wird durch die Apnoezeit bestimmt (20 s).

Die Atemmodule geben keine Auskunft über die Qualität der Atmung (Atemrhythmus, -tiefe, -geräusche, Einziehungen, Nasenflügeln, Unruhe, Schwitzen, Angst, Zyanose). Hinweise für das Vorliegen einer Atemnot können nur durch Beobachtung durch das Pflegepersonal erfaßt werden. Durch Auskultation der Lungen mit dem Stethoskop kann die Lungenbelüftung festgestellt werden.

Die weitere Kontrolle der Atmung und des Gasaustauschs ist über Blutgasanalysen (möglichst arteriell), transkutane Sonden und endexspiratorische CO_2-Messung möglich (s. entsprechende Kapitel).

11.1.4
Blutdruckmessung

Der arterielle Blutdruck ergibt sich aus der Auswurfleistung der linken Herzkammer im Zusammenspiel mit dem Gefäßwiderstand und der Speicherkapazität des Gefäßsystems.

Die manuelle Messung des Blutdrucks erfolgt i.a. nach Riva-Rocci. Wichtig bei der Blutdruckmessung ist die richtige Manschettengröße, die Manschette sollte 2/3 des Oberarmes bedecken. Die Manschettenbreite kann auch folgendermaßen berechnet werden: Oberarmumfang x 0,6–1,2 cm.

Die arterielle unblutige Messung kann über spezielle Blutdruckmeßgeräte auch in festen Zeitintervallen erfolgen. Diese Geräte zeigen neben den systolischen und diastolischen Werten auch den Mitteldruck an, der meist der genaueste Wert ist. Bei diesen Geräten wird die Oszillationsmethode angewendet. Hierbei wird die Manschette über den systolischen Wert aufgeblasen, beim Ablassen des Drucks werden die Amplituden der pulsatorischen Druckschwankungen zur Bestimmung der Werte herangezogen.

11.1.5
Temperatur

Neben der Intervallmessung mittels digitalem Thermometer gibt es auch bei der Temperaturüberwachung die Möglichkeit der kontinuierlichen Messung über eine rektale Temperatursonde, deren ermittelte Daten digital am Monitor abzulesen sind. Des weiteren gibt es Hauttemperatursensoren, die in Kombination mit rektalen Sonden verwendet werden. Ein Vergleich beider Temperaturen gibt zusätzlich Auskunft über die Kreislaufsituation (Zentralisation).

Die Indikation sollte eng gestellt werden, da die Sonden aus relativ hartem Material bestehen und gerade bei Frühgeborenen leicht zu Nekrosen führen.

Indikation

▶ Patienten mit starken Temperaturschwankungen (z. B. Sepsis),
▶ Schock,
▶ Schädel-Hirn-Trauma,
▶ Ertrinkungsunfall,
▶ neurologische Störungen,
▶ kleine Frühgeborene, besonders bei der Aufnahme.

Eine regelmäßige Gegenkontrolle der rektalen Sonde mit dem Digitalthermometer zu Beginn und dann einmal pro Schicht ist anzuraten.

11.2
Transkutane Überwachung

11.2.1
Allgemeines

Indikation

▶ Beatmung,
▶ Sauerstoffbedarf,
▶ instabiler Allgemeinzustand,
▶ Abfall des Sauerstoffpartialdrucks,
▶ Apnoen,
▶ Narkosen,
▶ postoperativ.

Grundbegriffe

▶ Hypoxämien = Sauerstoffmangel im Blut; Folgen:
  Ductus arteriosus Botalli des Früh-/Neugeborenen bleibt offen,
  Lungengefäße, besonders des Neugeborenen, verengen sich → fetale Kreislaufverhältnisse bleiben erhalten (PPHN).
▶ Hypoxie = Sauerstoffmangel in den Zellen; Folgen:
  anaerober Zellstoffwechsel → Bildung von Laktat → Azidose → Zelluntergang auch von Hirnzellen; Gefahr von Hirnschädigungen; anaerober Stoffwechsel verbraucht viel Energie.
▶ Hyperoxie nur möglich, wenn FiO_2 >21 %; Folgen:
  bei Frühgeborenen Retinopathia praematuorum,
  Entwicklung einer BPD,
  Schädigung des Flimmerepithels von Trachea und Bronchien.

▶ Hyperkapnie = hoher Kohlendioxydgehalt des Blutes; Folgen:
Steigerung der Hirndurchblutung und des Hirndrucks → Krämpfe, CO_2-Narkose,
Erhöhung des Lungengefäßwiderstands,
Azidose,
Ausschüttung von Adrenalin und Noradrenalin.

▶ Hypokapnie: niedriger Kohlendioxydgehalt des Blutes; Folgen:
Senkung der Hirndurchblutung und damit auch des Hirndrucks,
Verminderung des Lungengefäßwiderstands,
Atemdepression,
Alkalose.

Partialdruck

Die Luft besteht aus einem Gasgemisch: Stickstoff, Sauerstoff, Kohlendioxyd, Edelgase und Wasser. Diese Gase liegen in unterschiedlichen Konzentrationen vor und üben jeweils einen spezifischen Druck aus, den Teildruck oder Partialdruck (Luftdruck: ca. 760 mmHg = 100 %, Partialdruck des Sauerstoffes: 159 mmHg = 21 %).

In den Alveolen sind die Gase des Luftgemischs durch Membranen vom Lungenkapillarblut getrennt. Sie diffundieren auf Grund des Partialdruckgefälles zwischen Alveolen und Blut, bis ein Gleichgewichtszustand zwischen den Gasen der Alveolarluft und des Lungenkapillarblutes eingetreten ist.

Die Konzentration der im Blut gelösten Gase hängt nicht nur von der Partialdruckdifferenz ab, z. B. hat Sauerstoff eine höhere Partialdruckdifferenz. Ein weiterer Faktor ist die Löslichkeit der Gase, Kohlendioxyd z. B. löst sich besser als Sauerstoff.

Abkürzungen

▶ paO_2 – partieller Sauerstoffdruck im arteriellen Blut,
▶ $paCO_2$ – partieller Kohlendioxyddruck im arteriellen Blut,
▶ FiO_2 – Sauerstoffgehalt der Inspirationsluft,
▶ $tcpO_2$ – transkutaner Sauerstoffpartialdruck,
▶ $tcpCO_2$ – transkutaner Kohlendioxydpartialdruck,
▶ SaO_2 – arterielle Sauerstoffsättigung.

11.2.2
Pulsoxymetrie

Das Pulsoxymeter zeigt die arterielle Sauerstoffsättigung des Blutes an und wird über verschiedene, dem Anlageort angepaßte Hautsensoren gemessen: Ohr-, Finger- und Fußsensoren.

Die Sonde besteht aus einer Lichtquelle, die Licht zweier unterschiedlicher Wellenlängen, roter und infraroter Bereich, aussendet, und aus einem Detektor, der die durch das strömende Blut absorbierte Lichtmenge einfängt und in ein elektrisches Signal umwandelt. Um zuverlässige arterielle Sättigungswerte zu erreichen, müssen Störungen, die durch den venösen Anteil des Blutes und durch andere Einflüsse (Gewebe, Streulicht) entstehen, ausgefiltert werden.

Oxyhämoglobin und reduziertes Hämoglobin lassen unterschiedliche Lichtmengen durch den Photodetektor. Das Signal variiert je nach Anteil der relativen Menge der Blutbestandteile (Anteil des Oxyhämoglobin hoch → aufgefangene Lichtmenge gering → Sättigung hoch). Das Pulsoxymeter verstärkt das empfangene elektrische Signal, die Information wird durch rechnerische Verarbeitung im Gerät in Werte für Sättigung und Puls umgewandelt und im Display des Pulsoxymeters digital angezeigt.

Bei der Interpretation der gewonnenen Werte ist zu beachten, daß bei schlechter peripherer Durchblutung, peripherer Vasokonstriktion, erheblicher Anämie die so gemessenen Werte eingeschränkt verwertbar sind.

Lichtsensor und Detektor müssen sich gegenüberliegen und so fixiert werden.

Vorteile

▶ Schnelle Reaktion bei Veränderung des Sauerstoffgehalts,
▶ keine Verbrennungsgefahr,
▶ lange Liegedauer; trotzdem auf Druckstellen achten,
▶ kalibrieren nicht notwendig, sofort einsatzbereit,
▶ hypoxische Zustände werden sicher angezeigt.

Nachteile

▶ Störung bei Lichteinfall (Phototherapie) und bei Bewegungen des Patienten,
▶ Hyperoxien sind nicht sicher zu erkennen.

Grenzen

Eine enge situationsangepaßte Einstellung der Alarmgrenzen ist notwendig.

▶ Früh-/Neugeborene:
in den ersten Lebenstagen unter Sauerstofftherapie: untere Alarmgrenze 85 % – obere Alarmgrenze 95 %,
ohne zusätzlichen Sauerstoffbedarf: untere Alarmgrenze 85 % – obere Alarmgrenze 100 %.
Wird die Sauerstoffkonzentration auf >21 % erhöht, muß die obere Alarmgrenze neu eingestellt werden.
▶ Kinder:
mit Pneumonien unter Sauerstofftherapie: untere Alarmgrenze 90 % – obere Alarmgrenze 98 %,
mit Schädelhirntrauma unter Sauerstofftherapie: untere Alarmgrenze 95 % – obere Alarmgrenze 99 %.

11.2.3
Transkutane Sauerstoffpartialdruckmessung

Die Elektrode zur Messung des tcpO$_2$ wird auf 43–44°C aufgeheizt. Die Temperatur der Elektrode ist abhängig von der Dicke der Epidermis des betreffenden Kindes. Bei kleinen Frühgeborenen können schon 43°C zu Verbrennungen der Haut führen. Durch die lokale Erwärmung der Haut wird die Durchblutung gesteigert, Sauerstoff diffundiert durch die Haut und kann an der Elektrode gemessen werden. Erfahrungswerte zeigen, daß die Werte der transkutanen Sauerstoffmessung gut mit den arteriellen Blutwerten übereinstimmen.

Gründe für ungenaue Meßergebnisse

▶ Gestörte Mikrozirkulation,
▶ Vitien,
▶ Therapie mit Vasodilatatoren,
▶ ausgeprägte Ödeme,
▶ Hypothermie,
▶ zerkratzte Elektroden,
▶ Luft unter der Elektrodenmembran,
▶ nicht entfettete Haut.

Durchführung

▶ Meßtemperatur wählen.
▶ Luftkalibrierung.
▶ Geeignete Meßstelle auswählen: nicht über Knochen, Gelenken, Hautdefekten.
▶ Kontaktgel auftragen und Sensor auf der entfetteten Haut mit dem Klebering so befestigen, daß keine Luft dazwischen ist.
▶ Anlaufzeit des Sensors abwarten, erst nach der Stabilisierung können die gemessenen Werte bewertet werden.
▶ Wechsel der Sonde spätestens nach 4 h bzw. nach Bedarf; bei Verbrennungen der Haut niedrigere Temperatur wählen oder Sonde häufiger umkleben (<43°C werden die Messungen ungenau).
▶ Sonde nie vor Manipulationen am Kind wechseln.
▶ Genaue Dokumentation.
▶ Alarmgrenzen sollten dem Kind angepaßt eingestellt werden:
   Frühgeborene unter Sauerstofftherapie: untere Alarmgrenze: 30 mmHg – obere Alarmgrenze: 50 mmHg,
   Neugeborene unter Sauerstofftherapie: untere Alarmgrenze: 40 mmHg – obere Alarmgrenze: 60 mmHg.

Nachteile der transkutanen Sauerstoffmessung

▶ Lange Stabilisationszeit,
▶ langsame Reaktion auf Veränderung,

▶ lokale Verbrennungen,
▶ Rekalibrierung ist häufig notwendig.

Es empfiehlt sich, die gemessenen Werte durch eine arterielle Blutgasanalyse überprüfen zu lassen. Die Sonde zur Messung des transkutanen Sauerstoffpartialdrucks wird mindestens 1mal/Schicht kalibriert.

11.2.4
Transkutane Kohlendioxidpartialdruckmessung

Das Vorgehen ist dem der transkutanen Sauerstoffmessung ähnlich.

Je nach Gerätetyp muß die Elektrode nur auf 41°C geheizt werden, die Verbrennungsgefahr ist geringer, die Sonde muß nicht so häufig umgeklebt werden.

Die Sonde wird mit 1 oder 2 Gasen geeicht. Der transkutan gemessene $tcpCO_2$ ist durch die Hyperämisierung höher als der $paCO_2$ bei einer Körpertemperatur von 37°C. Der gemessene Wert muß daher mit einem Korrekturfaktor umgerechnet werden, der sich aus der Heizleistung der Elektrode ergibt. Die Kapnode läßt auch eine transkutane CO_2-Überwachung bei älteren Kindern zu.

Es reicht, die Werte durch eine kapillare Blutgasanalyse zu überprüfen.

Verschiedene Firmen bieten kombinierte Sonden an, so daß zur Messung des $tcpO_2$ und $tcpCO_2$ nur eine Sonde notwendig ist. Die Haut gerade sehr kleiner Frühgeborener wird so geschont.

Alarmgrenzen

▶ Früh-/Neugeborene:
mit Ductussymptomatik: untere Alarmgrenze 28 mmHg – obere Alarmgrenze 35 mmHg,
mit bronchopulmonaler Dysplasie: untere Alarmgrenze 40 mmHg – obere Alarmgrenze 55 mmHg.
▶ Kinder mit Schädel-Hirn-Trauma: untere Alarmgrenze 30 mmHg – obere Alarmgrenze 35 mmHg.

Kalibrierung der Kapnode oder Kombisonde ist nur 1mal/Tag notwendig, wird aber immer zusätzlich bei großen Abweichungen der gemessenen Werte vorgenommen.

11.3
Kapnometrie

Messung des endexspiratorischen CO_2 am Ende des Tubus. Dadurch ist ohne eine Blutgasanalyse eine Aussage über die Ventilation des Patienten möglich. Die CO_2-Konzentration am Ende der Exspiration entspricht bei Lungengesunden der CO_2-Konzentration in den Alveolen. Diese wiederum entspricht dem arteriellen CO_2 (maximal 1 mmHg Unterschied). Die Messung erfolgt über Infrarot-Spektroskopie.

Abb. 22.
Adapter zur Messung des
endexspiratorischen CO_2 im
Hauptstrom

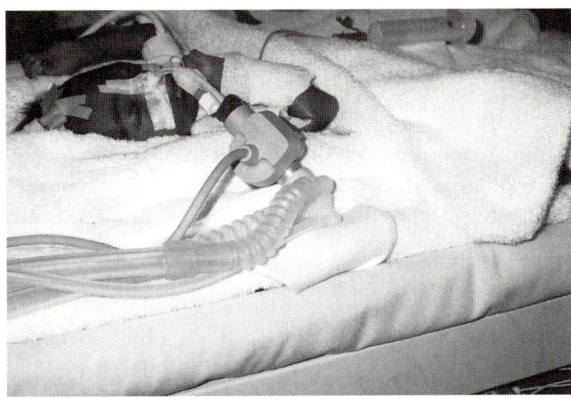

Abb. 23.
Adapter zur Messung des
endexspiratorischen CO_2 im
Nebenstrom

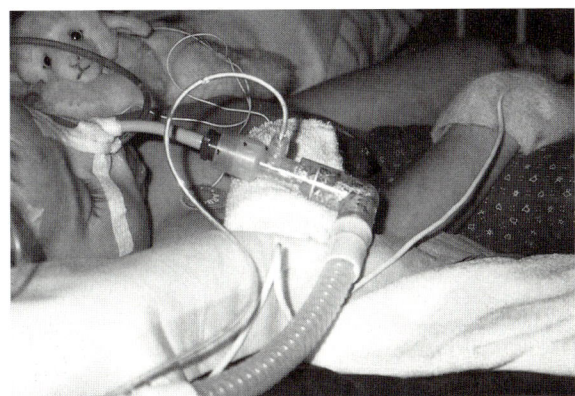

Möglichkeiten

▶ Im Hauptstrom: Meßküvette wird direkt zwischen Tubus und Beatmungssystem patientennah angebracht (Abb. 22):
Nachteil: Meßküvetten sind schwer; der Totraum ist relativ groß; falsche Werte
entstehen, wenn sich Wasserdampf niederschlägt; Nullkalibrierung erfolgt in
der Inspiration.

▶ Im Nebenstrom: ein Adapter wird patientennah angebracht, über den ständig
über einen dünnen Schlauch ein Teil der Ausatemluft in ein Analysegerät
gesaugt wird (Abb. 23):
Vorteil: leichter Adapter mit geringem Totraum; höhere Genauigkeit durch
Referenzgasmessung, da es 2 Meßkammern mit CO_2-Gemischen in bestimmten Konzentrationen gibt; externe Kalibrierung durch Ansaugen externer Luft,
Nachteil: Verstopfung der Leitung durch Ansaugen von Feuchtigkeit, daher
muß der Abgang der Gasleitung immer nach oben zeigen.

11.4
Arterielle Druckmessung

Messung des Blutdrucks direkt im Gefäßsystem über einen flüssigkeitsgefüllten Katheter oder eine Kanüle in Verbindung mit einem Druckaufnehmer. Der arterielle Blutdruck ist ein Indikator für die Durchblutung der Organe und ist abhängig vom Herzzeitvolumen und vom peripheren Gesamtwiderstand.

Vorteile

▶ Kontinuierliche Blutdruckmessung ohne wiederholte Belästigung des Patienten,
▶ rasches Erkennen hämodynamischer Störungen,
▶ Meßgenauigkeit auch bei niedrigen Werten,
▶ Zugang für arterielle Blutgasanalysen.

Indikation

▶ Alle Schockformen,
▶ hypertensive Krisen,
▶ Gabe von Katecholaminen oder Vasodilatatoren,
▶ nach Reanimation,
▶ nach großen Operationen, z. B. einer Herzoperation.

Zugangswege

▶ A. radialis (am häufigsten),
▶ A. ulnaris,
▶ A. brachialis (nur über Seldinger-Technik punktierbar),
▶ A. dorsalis pedis (Puls gegenüber der A. radialis um 0,1 s verzögert und der Druck um 5–10 mmHg höher, Pulskurve zeigt keine Inzisur),
▶ A. femoralis (nur in Ausnahmefällen, z. B. bei langer Liegedauer oder Verbrennung des Armbereichs; Nachteile: schlechte Beurteilbarkeit, Infektions- und Thrombosegefahr),
▶ Nabelarterie bei Neugeborenen.

Vor der Punktion muß der Kollateralkreislauf geprüft werden: an der A. radialis durch den Allen-Test (A. radialis und ulnaris werden manuell komprimiert → Handfläche wird weiß → bei Freigabe der A. ulnaris folgt eine gute Durchblutung der Handfläche innerhalb von 7–10 s, sonst handelt es sich um eine unzureichende Funktion des Umgehungskreislaufs). Zur Prüfung der A. ulnaris benutzt man ein entsprechendes Vorgehen mit Freigabe der Radialis. Bei der A. dorsalis pedis wird der Kollateralkreislauf über die A. tibialis posterior geprüft.

Meßverfahren

Der Druck in der Arterie wird über eine Flüssigkeitssäule auf einen Druckaufnehmer oder Druckwandler übertragen. Eine Membran nimmt die Druckschwankungen auf, indem sie sich durchbiegt. Diese Bewegung ist proportional zum einwirkenden Druck. Im Druckwandler werden diese Bewegungen in elektrische Signale umgewandelt, verstärkt und im Monitor zu einem analogen Kurvenzug und einer digitalen Druckanzeige umgewandelt.

Drucksystem (Abb. 24)

▶ Einmalsystem bestehend aus:
Infusionsbesteck ohne Belüftung (A),
Rollerklemme (B),
Intraflow, bewirkt eine Durchflußreduzierung auf z. B. 3 ml/h bei 300–400 mmHg (C),
Flushventil, erlaubt Spülungen mit ca. 1,5 ml/s (C),
Druckdom mit Druckaufnehmer = Transducer (E),
Anschluß für das Druckkabel zum Monitor (F)
rotem 3-Wege-Hahn druckdomnah zum Nullabgleich (D),
Druckschlauch aus PVC, flexibel, aber steif, nicht dehnbar (P),
rotem 3-Wege-Hahn patientennah zur Blutentnahme (I),

Abb. 24.
Arterielles Drucksystem der
Firma Braun (Erklärungen s.
Text)

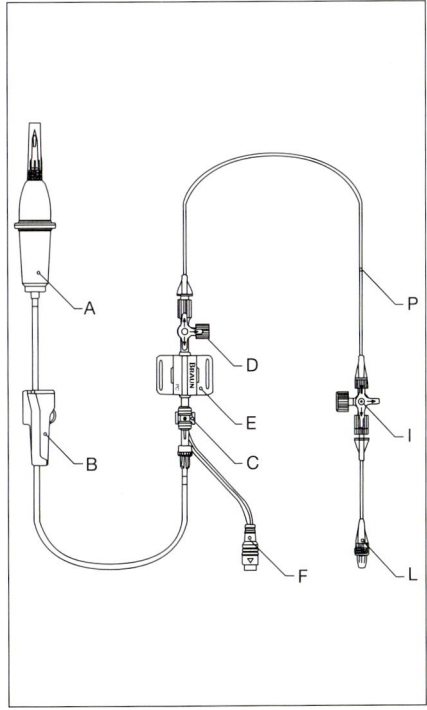

kleinem Verbindungsschlauch zum Anschluß an die Verweilkanüle oder Katheter (L),

► elektronisches Verbindungskabel zum Monitor,
► Monitor mit Einschub für eine Druckmessung,
► Infusionsbeutel mit NaCl 0,9 %ig und Zusatz von 1 IE Heparin/ml,
► Druckmanschette mit Manometer.

Bei Säuglingen und Neugeborenen, für die die Durchflußrate mit 3 ml/h eine zu
große Volumenbelastung darstellt, kann man eine Perfusorspritze (50 ml NaCl
0,9 %ig mit 50 E Heparin) anstelle des Spülsystems an den Druckdom anschließen.
Die Laufgeschwindigkeit des Perfusors kann auf 1–2 ml/h gestellt werden. Ein kurz-
fristiges stärkeres Spülen des Systems z. B. nach Blutentnahmen ist mit Bolusper-
fusoren möglich.

Vorbereitung des Intraflowsystems

► Vorbereitung unter dem Laminar Air Flow unter aseptischen Bedingungen.
► Der NaCl-Beutel wird mit 1 IE Heparin je ml Lösung versehen.
► Anschließen des speziellen Infusionssystems an den NaCl-Beutel.
► Eventuell Druckmanschette um den Beutel legen und leicht aufpumpen
   (System läßt sich dann leichter füllen).
► Füllen des Systems durch Drücken des Flushventils; dabei darauf achten, daß
   keine Luftblasen im System zurückbleiben, speziell am Druckdom; dazu das
   System und den Druckdom senkrecht halten und reichlich Spülflüssigkeit ver-
   wenden; auch alle 3-Wege-Hähne durchspülen; Schlauchklemme schließen und
   Manschette auf 300–400 mmHg aufblasen.

Richten

► Sterile Handschuhe,
► sterile Tupfer,
► Desinfektionsmittel,
► Pflaster zum Fixieren,
► ein Pflaster rot beschriften mit „Arterie",
► 5 ml Spritze mit NaCl 0,9 %ig,
► Verweilkanüle (kleine Kinder 20–22 Gauge, Erwachsene 18 Gauge),
► evtl. Schiene und Fixationspflaster,
► fertig vorbereitetes arterielles Drucksystem an das Kabel anschließen,
► Monitor mit Druckmodul und Kabel,
► bezogene Klemme.

Vorgehen

► Information des Patienten.
► Überprüfung des Kollateralkreislaufs, z. B. Allen-Test.
► Hautdesinfektion.

▶ Punktion der A. radialis unter aseptischen Bedingungen (dabei das Handgelenk überstrecken).
▶ Ziehen des Mandrins.
▶ Durchspülen mit NaCl 0,9 %ig.
▶ Sichere Fixierung der Kanüle und Kennzeichnung des Zugangs mit dem rot beschrifteten Pflaster.
▶ Anschluß des Drucksystems und Öffnen der Rollerklemme.
▶ Evtl. Fixierung des Handgelenks in Supinationsstellung auf einer Schiene oder freie Lagerung, dabei das Handgelenk leicht überstrecken.
▶ 3-Wege-Hahn unterpolstern zur Vermeidung von Druckstellen.
▶ Fixierung des Druckaufnehmers in Höhe des rechten Vorhofs (2/5:3/5 in Höhe der Mamille; falsche Höhenpositionierung bewirkt je 10 cm fehlerhafte Meßwerte von ca. 8 mmHg).
▶ Nullabgleich des Systems am druckdomnahen 3-Wege-Hahn: Öffnen des 3-Wege-Hahns zur Luft und zum Druckdom, Taste Null drücken.
▶ Öffnen des 3-Wege-Hahns zum Patienten und zum Druckdom → Druckkurve erscheint.
▶ Einstellen der Alarmgrenzen.
▶ Dokumentation.

Blutentnahme

Stets unter sterilen Bedingungen vornehmen.

▶ Patientennahen 3-Wege-Hahn zur Spülung schließen.
▶ 2 ml Vorlauf aus der Arterie abziehen und mit einer anderen Spritze Blut für Blutentnahmen abziehen; den abgezogenen Vorlauf über den ZVK (nicht Silastik) oder peripheren Zugang dem Patienten zurückgeben, nicht in die Arterie spritzen; bei Blutentnahmen aus dem NAK kann der Vorlauf auch darüber zurückgegeben werden.
▶ Spülung des 3-Wege-Hahns nach außen durch Betätigung des Flushventils (Reinigung des Konus und Entfernung von Luftblasen).
▶ Spülung des Verbindungsschlauchs zum Patienten (maximal für 1 s, sonst entsteht Spasmus; lieber mehrmals Spülen).

Klinische Überwachung

▶ Zimmeranwesenheit wegen der Blutungsgefahr,
▶ Hand und Druckdom müssen gut sichtbar sein, nicht abdecken,
▶ Beobachtung der Punktionsstelle (Schwellung, Rötung, Schmerzen),
▶ Beobachtung der Finger (rosig, warm),
▶ sichere Fixierung,
▶ System: luftleer, Diskonnektion, Druckmanschette,
▶ Dokumentation der Fingerpulse (Sättigung an den Fingern),
▶ Beurteilung der Druckkurve,
▶ Wechsel des gesamten Drucksystems alle 24 h,
▶ Klemme für Notfälle muß griffbereit liegen.

Wechsel des Drucksystems

Es sollte immer zu zweit gearbeitet werden.

▶ Drucksystem unterm Flow vorbereiten,
▶ Rollerklemme vom alten Spülsystem und patientennahen 3-Wege-Hahn zum Patienten schließen,
▶ Manschettendruck ablassen,
▶ Druckmanschette um neuen Beutel legen und auf 300 mmHg aufpumpen,
▶ Abdrücken der Arterie,
▶ zügiges Dekonnektieren des alten Systems und Anschließen des neuen Systems an die Verweilkanüle,
▶ Rollerklemme öffnen und kurzes Spülen der Verweilkanüle,
▶ evtl. Wechsel des Systems bis auf den Verbindungsschlauch zum Patienten, um die Manipulation an der Verweilkanüle gering zu halten,
▶ Öffnen des 3-Wege-Hahns zum Patienten und zum Druckdom,
▶ neue Nulleichung.

Störungen der Druckmessung

▶ Schleuderzacken: verschmutzter 3-Wege-Hahn; kleine Kanüle; überlange Zuleitung; bei pflegerischen Maßnahmen (z. B. Betten).
▶ Gedämpfte Kurve: Luftblasen; Blutgerinnsel in der Kanüle oder dem System.
▶ Druck zu niedrig: Kurve gedämpft (Luft im System); Transducer zu hoch plaziert; kein korrekter Nullabgleich.
▶ Druck zu hoch: Transducer zu niedrig plaziert; kein korrekter Nullabgleich; evtl. Beeinflussung durch die Spülflüssigkeit (der Druck wird zwar durch das Intraflowsystem erheblich reduziert, es kann aber bei einem Druck von 300 mmHg und einem Blutdruck von 100 mmHg eine 2- bis 3 %ige höhere Darstellung bewirkt werden).

Bei lageabhängigen Kanülen ist generelles Mißtrauen angesagt.

Vergleich zum NBP („non blood pressure")

Die direkte Messung erfolgt anders als beim NBP, daher stehen beide Meßverfahren in keinem Verhältnis zueinander. Der Manschettendruck kann nicht zur Überprüfung des arteriellen Blutdrucks herangezogen werden. Bei guter Kurve ist die direkte Messung genauer, besonders bei Hypotension, niedrigem Herzzeitvolumen und peripherer Vasokonstriktion. Allerdings können hohe Katecholamingaben die Messung beeinflussen (Druck in der A. radialis ist niedriger als zentral).

Komplikationen

▶ Blutungen bei Diskonnektion,
▶ Hämatome nach dem Entfernen der Verweilkanüle,

▶ Thrombosen (durch möglichst kleine Verweilkanülen und kurze Verweildauer vermeiden),
▶ Ischämien mit notwendiger chirurgischer Intervention,
▶ Arterienspasmus,
▶ Infektion,
▶ Aneurysma,
▶ arteriovenöse Fistel,
▶ Gangrän nach versehentlicher arterieller Injektion (Katheter auf keinen Fall entfernen, um gefäßerweiternde Medikamente injizieren zu können),
▶ Luftembolie.

Entfernung der arteriellen Kanüle

▶ Möglichst früh,
▶ ziehen unter Aspiration (kleine Thromben werden mit entfernt),
▶ manuelle Kompression für 3–5 min,
▶ Druckverband,
▶ Pulskontrolle und -dokumentation noch über 24 h,
▶ Beobachtung hinsichtlich möglicher Nachblutungen.

11.5
Zentraler Venendruck

Das ist der Druck in den herznahen, intrathorakal gelegenen klappenlosen Hohlvenen, der in etwa dem Füllungsdruck der rechten Herzkammer gleichzusetzen ist. Er ist abhängig vom intravasalen Volumen, von der Funktion und Dehnbarkeit der rechten Herzkammer, vom intrathorakalen Druck und vom Venentonus. Zur Messung ist ein zentraler Venenkatheter (ZVK) oder Nabelvenenkatheter (NVK) nötig.

Indikation

▶ Überwachung und Steuerung einer Volumensubstitution bei Störungen des Flüssigkeitshaushalts, z. B. Verbrennungen, Niereninsuffizienz, septischer Schock, hypovolämischer Schock, Hydrops.
▶ Störung der Myokardfunktion z. B. bei dekompensierten Herzvitien, postoperativ, kardiogenem Schock.

Normalwerte

▶ 1 mmHg = 1,36 cm H_2O,
▶ Kinder: 3–8 cm H_2O oder   1–5 mmHg,
▶ Erwachsene: 6–12 cm H_2O oder   1–10 mmHg.

Anstieg

▸ Hypervolämie; z. B. bei rascher Infusionstherapie, Niereninsuffizienz,
▸ Herzbeuteltamponade, z. B. Perikarderguß,
▸ Rechtsherzinsuffizienz, z. B. nach einer Operation am rechten Herzen, fixiertem pulmonalen Hochdruck,
▸ intrathorakale Drucksteigerung, z. B. Überdruckbeatmung, PEEP, Spannungspneu,
▸ Lungenembolie,
▸ gesteigerter Venentonus bei Noradrenalin- und Dopamingabe.

Abfall

▸ Hypovolämie,
▸ akuter oder chronischer Blutverlust,
▸ Gabe von Vasodilatatoren.

Meßmöglichkeiten

Die Messungen sollten immer in der gleichen Lage durchgeführt werden, am besten in Rückenlage und Flachlagerung. Der Nullpunkt des Thorax liegt in Höhe des rechten Vorhofs und liegt in Mammillenhöhe bei 2/5:3/5 zwischen Sternum und Rücken.

Venotonometrie (Prinzip der kommunizierenden Röhren) mit Meßlatte und Steigleitung (Abb. 25)

▸ Material:
steriles ZVD-Besteck,
Infusionsständer,

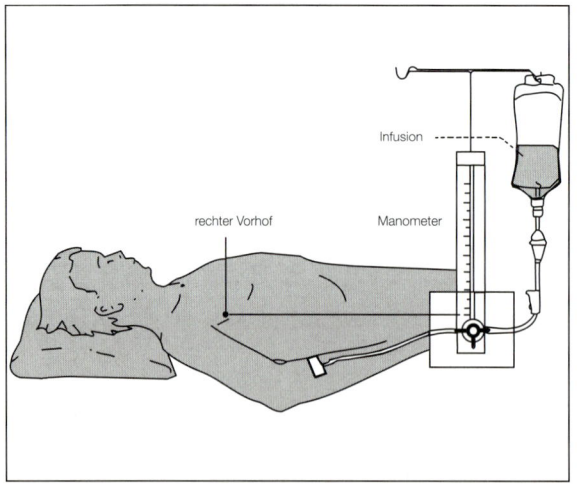

Abb. 25.
ZVD-Messung über Venotonometrie

Infusion

rechter Vorhof   Manometer

Meßlatte, Graduierung von –10 bis +25 cm H_2O,
Infusionsflasche mit NaCl 0,9 %ig.
▶ Durchführung:
Meßlatte am Infusionsständer befestigen,
Nullpunkt der Meßlatte mit dem Nullpunkt am Thorax auf das gleiche Niveau
bringen,
ZVD-System an der Meßlatte befestigen und Infusionsflasche anstechen,
Leitungssystem mit NaCl füllen,
Anschluß des Systems möglichst zentral an den ZVK über einen 3-Wege-Hahn,
3-Wege-Hahn zur Hauptinfusion schließen,
Katheter mit NaCl-Spüllösung durchspülen,
3-Wege-Hahn zwischen ZVK und Meßschenkel öffnen, abwarten, bis die Säule
sich eingependelt hat und in Exspiration ablesen,
3-Wege-Hahn zur Infusion öffnen und zum Meßschenkel schließen.

Vorteil: technisch einfach, kein spezielles Monitoring; Nachteil: Volumenbelastung, zeitaufwendig, es sind keine genauen Bilanzen möglich.

Druckwandler

▶ Material:
Monitor mit Druck-Einschub,
Druckaufnehmer,
ZVD-System für das Monitoring.
▶ Durchführung:
ZVD-System luftfrei mit NaCl 0,9 %ig füllen und über einen 3-Wege-Hahn
patientennah am ZVK anschließen,
Druckaufnehmer in Höhe des thorakalen Nullpunkts am Bett befestigen,
Nullpunkteichung: 3-Wege-Hahn zur Luft öffnen und zum Patienten schließen,
zur Messung den 3-Wege-Hahn zur Infusion schließen und zum Druckaufneh-
mer öffnen,
Druckwert am Monitor ablesen.

Vorteil: Eine kontinuierliche Messung ist möglich, keine Volumenbelastung, da
keine Spülung. Nachteil: Ein Monitor mit Druckaufnehmer ist nötig, keine
genaue Messung bei parenteralen Lösungen.

Fehlerquellen

▶ Fehllage der Katheterspitze (nicht klappenloser Teil),
▶ fehlerhafte Nullpunktbestimmung,
▶ Thrombosierung der Katheterspitze,
▶ Abknicken des Katheters,
▶ Lageveränderungen des Patienten,
▶ Berücksichtigung von PEEP und hochprozentigen Lösungen (wenn keine Spü-
lung),
▶ vorzeitiges Ablesen ohne Druckausgleich.

11.6
Intrakranielle Druckmessung

Meßmöglichkeiten (Abb. 26)

Epidurale Druckmessung
Häufigste Methode ist z. B. *Spiegelberg*-Sonde.

▶ Anbringen eines Bohrlochs und Einbringen des Druckaufnehmers in den Epiduralraum (zwischen Kalotte und Dura).
Vorteil: geringe Infektionsgefahr; gute Übereinstimmung der Werte mit intra-
ventrikulären Messungen.
Nachteil: es ist keine Liquorentnahme möglich; Transducer darf die Dura nur
berühren und nicht eindrücken.

Subdurale oder subarachnoidale Schraube
Es handelt sich dabei um eine Hohlschraube mit Gewinde.

▶ Anbringen eines Bohrlochs und Fixierung der Schraube in der Kalotte. Nach
Eröffnung der Dura ragt das distale Ende 1 mm in den Subduralraum (zwischen Dura und Arachnoidea) oder in den Subarachnoidalraum (Arachnoidea
und Pia Mater) hinein.
Vorteil: bei der Subarachnoidalschraube ist eine Liquorentnahme möglich.
Nachteil: hohes Infektionsrisiko durch die Eröffnung der Dura; für Kinder
unter 6 Jahren ungeeignet, da die Kalotte eine bestimmte Stärke aufweisen
muß; eine Messung ist nur bei geschlossenem Schädel möglich.

Ventrikeldruckmessung
Gemessen wird bei offener Ventrikeldrainage.

▶ Einbringen eines Katheters über ein Bohrloch in einen Seitenventrikel.
Vorteil: bei Hirndruckerhöhung ist gleich eine Druckentlastung möglich;
Liquorentnahme zur Diagnostik möglich.
Nachteil: hohes Infektionsrisiko (Ventrikulitis); Verlegung des Katheters durch
Blut und Gewebe.

Nichtinvasive ICP-Messung
Bei Neugeborenen und kleinen Säuglingen mit noch offener Fontanelle besteht
die Möglichkeit, den ICP mit einem speziellen Druckaufnehmer über der Fontanelle zu messen.

▶ Der Druckaufnehmer muß fest auf der Kopfhaut fixiert werden, evtl. mit Gips.
Vorteil: keine invasive Maßnahme, daher kein Infektionsrisiko.
Nachteil: ungenaue Meßergebnisse, wenn der Aufnehmer nicht gut fixiert ist.

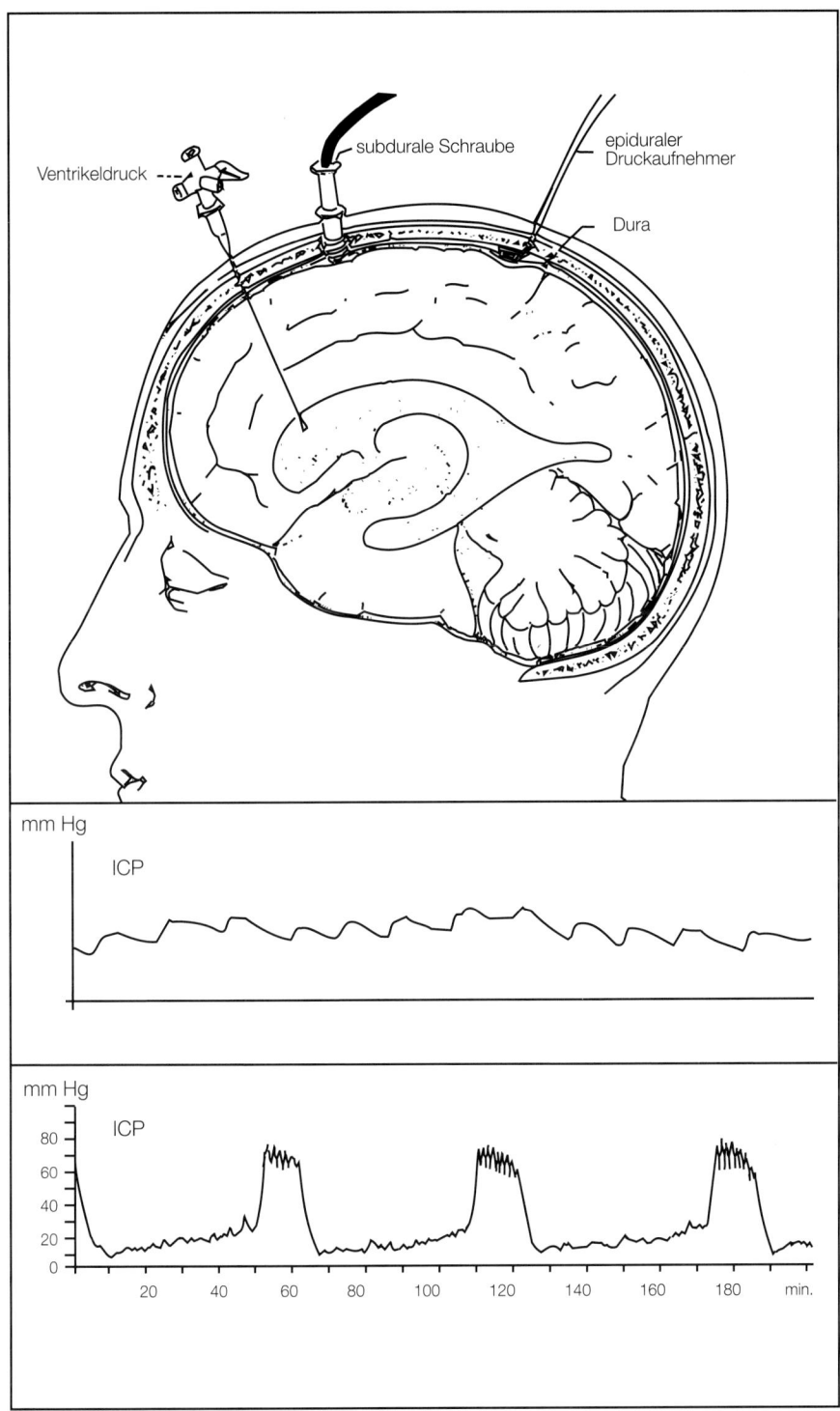

Abb. 26. *Oben* Möglichkeiten zur intrakraniellen Druckmessung, *Mitte* normale intrakranielle Druckmessung mit Atem- und arteriellen Blutdruckschwankungen, *unten* pathologische Kurve mit Plateauwellen

Normalwerte

▶ Neugeborene: 0– 5 mmHg,
▶ Säuglinge: 5–10 mmHg,
▶ Kleinkinder: 6–15 mmHg,
▶ Kinder: 6–20 mmHg.

Pathologische Werte

Für Kinder gelten folgende Werte:

▶ -30 mmHg = leicht erhöht,
▶ 30–50 mmHg = stark erhöht,
▶ 50 mmHg = extrem erhöht mit Gefahr der Hirnstammeinklemmung,
▶ >80 mmHg = Einklemmungszeichen,
▶ >100 mmHg = irreversibles Versagen des Hirnstammes.

KAPITEL 12

Invasive Maßnahmen **12**

12.1
Nabelarterienkatheter

Bei diesem Prinzip wird ein Katheter von einer Nabelarterie aus über die Arteria iliaca interna bis in die Aorta geschoben. Ein Nabelarterienkatheter (NAK) kann meist in den ersten Lebensstunden recht leicht gelegt werden, wenn der Nabel noch feucht ist. Ist der Nabel eingetrocknet, kann ein NAK ca. bis zum 4. Lebenstag unter Sondierung des Nabels gelegt werden.

Indikation

▶ Kontrolle der arteriellen Blutgasanalyse bei zusätzlichem Sauerstoffbedarf (>40 %) über mehrere Stunden,
▶ arterielle Druckmessung.

Ist ein NAK gelegt, so kann man ihn zusätzlich für schonende Blutentnahmen, zur parenteralen Ernährung und zur Verabreichung von Katecholaminen nutzen.

Katheterposition

▶ Zwischen dem 6. und 8. Brustwirbel = hohe Lage oder
▶ zwischen dem 3. und 4. Lendenwirbel = tiefe Lage,
▶ Länge bei 1 500 g: 15 cm, ± 300 g: ± 1 cm.

NAK-Set (Abb. 27)

▶ 1 große anatomische Pinzette,
▶ 1 gebogene anatomische Irispinzette,
▶ 1 kleine chirurgische Pinzette,
▶ 1 feine anatomische Pinzette,
▶ 1 Stickschere,
▶ 1 scharfes Klemmchen,
▶ 1 Cooper-Schere, spitz-stumpf,
▶ 1 anatomischer Nadelhalter,

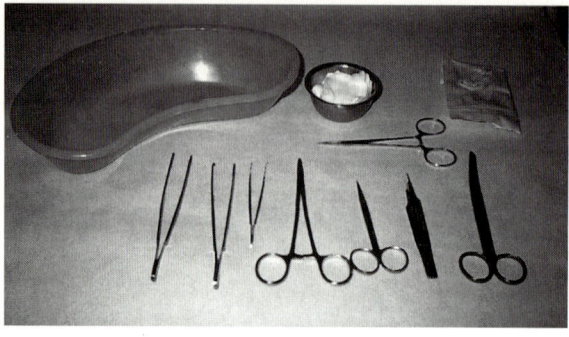

Abb. 27.
NAK-Set

- ▶ 1 Nabelbändchen,
- ▶ 1 kleines Vogelschälchen,
- ▶ mehrere Kompressen.

Richten

- ▶ Abstelltisch,
- ▶ steriles NAK-Set,
- ▶ steriles Lochtuch und Abdecktuch,
- ▶ Mundschutz und Haube, auch für die Schwester,
- ▶ steriler Kittel, sterile OP-Handschuhe,
- ▶ NAK, Größe je nach Kind,
- ▶ 5 ml-Spritze, Aufziehkanüle,
- ▶ NaCl 0,9 %ig oder Glukose 5 %ig, Heparin,
- ▶ Hautdesinfektionsmittel,
- ▶ Nahtmaterial,
- ▶ roter 3-Wege-Hahn, steriler IN-Stopfen (Injektion),
- ▶ brauner Pflasterstreifen mit „NAK" (rot) beschriftet,
- ▶ steril aufgezogene Infusion mit Y-Verbindungsstück mit Rückschlagventil,
- ▶ NAK-Spülflüssigkeit (100 ml Glukose 5 %ig mit 100 IE Heparin).

Vorbereitung

- ▶ Gute Lichtquelle,
- ▶ ausreichende Wärmequelle,
- ▶ vermeiden von Zugluft,
- ▶ Sedierung und Analgesierung des Kindes,
- ▶ automatische Blutdruckmessung in kurzen Intervallen,
- ▶ zusätzliche Überwachung mit SaO_2 oder $tcpO_2$, evtl. Temperatursonde,
- ▶ keine Elektroden oder andere Überwachungssensoren im Bereich des Nabels oder über dem linken Thorax,
- ▶ Urinbeutel ankleben, oberen Rand vom Nabel wegkleben,
- ▶ Fixieren des Kindes in der Rückenlage an allen 4 Extremitäten,
- ▶ Röntgenplatte unter das Kind legen,
- ▶ Tubus muß gut fixiert sein.

Vorgehen

▶ Desinfektion des Nabels (cave: Verbrennungsgefahr bei Verwendung von zu nassen Kompressen bei offenen Einheiten oder bei Verwendung von farbigen Desinfektionsmitteln in Verbindung mit Phototherapie).
▶ Nabelbändchen um den Hautnabel legen und leicht festziehen.
▶ Abschneiden des Nabels 0,5–1 cm vom Hautrand, nicht unter Spannung abschneiden, da die Arterien spiralig gedreht im Nabel liegen.
▶ Arzt zieht sich steril an.
▶ Nabel mit dem Lochtuch abdecken.
▶ Katheterisierung des Nabels mit dem vorgefüllten Katheter, dabei den Nabel nach oben ziehen.
▶ Röntgenkontrolle.
▶ Fixierung des NAK mit einer Tabaksbeutelnaht.
▶ Knoten des Fadens mit „NAK-Pflaster" am Katheter fixieren.
▶ Anschluß des roten 3-Wege-Hahns und der neuen Infusion.
▶ 3-Wege-Hahn mit sterilen Kompressen umwickeln.
▶ Dokumentation.

Pflege und Überwachung

▶ Zimmeranwesenheit wegen der Blutungsgefahr.
▶ Beobachtung der Beine und des Rumpfs (Farbe, Temperatur), Beine nicht abdecken.
▶ Auf Nachblutungen im Bereich des Nabels achten.
▶ Fußpulse stdl. kontrollieren und dokumentieren; Aufnehmer der Sauerstoffsättigung am Fuß anbringen.
▶ Lage des Katheters kontrollieren,
▶ Auf Diskonnektion und Luft im System achten.
▶ Wechsel der Infusion und des 3-Wege-Hahns alle 24 h.
▶ Wechsel des IN-Stopfen nach jeder Blutentnahme, vorher den Katheter und den 3-Wege-Hahn gut durchspülen und säubern.
▶ Bezogene Klemme muß am Bett sein für Notfälle, beim Wechsel des Systems Katheter abklemmen.
▶ Alle 6 h die NAK-Spülflüssigkeit erneuern.
▶ Wichtig: über den NAK kein FFP, Humanalbumin oder Blut geben, keine Blutzuckerbestimmung.

Komplikationen

▶ Fehlsondierung der Nabelvene,
▶ Fehllagen,
▶ Gefäßperforation,
▶ periphere Ischämie durch Arterienspasmus,
▶ Thrombose oder Embolie,
▶ Blutung bei Diskonnektion,
▶ intraarterielle Injektion,

- systemische Infektion,
- Katheterabriß,
- nekrotisierende Enterokolitis,
- renovaskuläre Hypertension.

Entfernen des Katheters

- So früh wie möglich, spätestens am 5. Tag.
- Abstöpseln des NAK, Infusion an den peripheren Zugang hängen (auf Konzentration achten).
- Katheter mit einer Pinzette langsam bis auf 5 cm herausziehen → es kommt zum Spasmus der Arterie.
- Dann alle 30 min 1 cm weiter ziehen.
- Spitze in die Bakteriologie schicken.
- Nabelbändchen noch nicht entfernen.
- Auf Nachblutungen achten.
- Fußpulse noch für 24 h kontrollieren und dokumentieren.
- Keine Bauchlage für 24 h.

12.2
Nabelvenenkatheter

Beim Nabelvenenkatheter (NVK) wird ein Katheter von der Nabelvene aus in die Pfortader und über den Ductus venosus Arantii in die untere Hohlvene vorgeschoben.

Indikation

- Blutaustauschtransfusion,
- Notfallversorgung im Kreißsaal,
- ZVD-Messung,
- Herzkatheter,
- Angiographie,
- Gabe von Katecholaminen,
- parenterale Ernährung.

Richten

- Siehe Kap. 12.1 „Nabelarterienkatheter",
- Silastikkatheter oder Nabelvenenkatheter,
- braunes Pflaster mit blauer Aufschrift „NVK",
- Infusion mit Heparin, Y-Verbindungsstück mit Rückschlagventil und Einspritzmuffe oder blauem 3-Wege-Hahn.

Vorbereitung des Patienten

▶ Siehe Kap. 12.1 „Nabelarterienkatheter".

Vorgehen

▶ Siehe Kap. 12.1 „Nabelarterienkatheter".
▶ Vorschieben des Katheters über den Ductus venosus Arantii in die Vena cava inferior, dabei Nabel nach unten ziehen, die Katheterspitze sollte ca. 1 cm oberhalb des Zwerchfells liegen.

Überwachung und Pflege

▶ Beine beobachten,
▶ auf Nachblutungen achten,
▶ Katheterlage kontrollieren,
▶ auf Diskonnektion achten,
▶ Infusion alle 24 h wechseln,
▶ Katheteransätze auf einem grünem Tuch lagern oder in sterile Kompressen einwickeln,
▶ Klemme am Bett für Notfälle anbringen, beim Wechsel der Infusion Katheter abklemmen,
▶ wichtig: kein Blut, FFP, HA oder leicht ausfallende Medikamente über den NVK geben, keine Blutentnahmen über den Silastikkatheter.

Komplikationen

▶ Infektion, Sepsis,
▶ Fehlsondierung der Arterie,
▶ Fehlpositionen vor der Leberpforte mit Lebernekrosen, Pfortaderthrombosen und späterer portaler Hypertension,
▶ Katheterabriß,
▶ Blutungen nach Diskonnektion.

Entfernen des Katheters

▶ So früh wie möglich, evtl. einen ZVK als „Ersatz" legen,
▶ Katheter abstöpseln und Infusion umhängen (auf die Konzentration achten),
▶ vorsichtig ziehen,
▶ Spitze in die Bakteriologie einschicken,
▶ Tabaksbeutelnaht zuziehen,
▶ sterilen Druckverband anlegen,
▶ auf Nachblutungen achten.

12.3
Zentraler Venenkatheter

Der zentrale Venenkatheter (ZVK) ist ein Dauerkatheter, dessen Spitze im klappenlosen Teil der oberen Hohlvene liegt, unmittelbar vor der Einmündung in den rechten Vorhof.

Indikation

Wegen schwerwiegender Komplikationen sollte er nur nach strenger Indikationsstellung gelegt werden:

▶ parenterale Ernährung (wegen hoher Osmolarität),
▶ Zufuhr hochwirksamer Medikamente, z. B. Katecholamine, Zytostatika,
▶ sicherer venöser Zugang über längere Zeiträume bei schlechten Venenverhältnissen,
▶ häufige Blutentnahmen,
▶ Messung des ZVD bei Schockzuständen etc.,
▶ sofern ein anderer Zugang nicht möglich ist, z. B. bei starker Zentralisation, Verbrennung.

Katheterarten (Abb. 28)

▶ Silastikkatheter (Frühgeborene und Neugeborene),
▶ *Cavafix*-Katheter in verschiedenen Größen,
▶ mehrlumige *Arrow*-Katheter (nur bei besonderer Indikationsstellung).

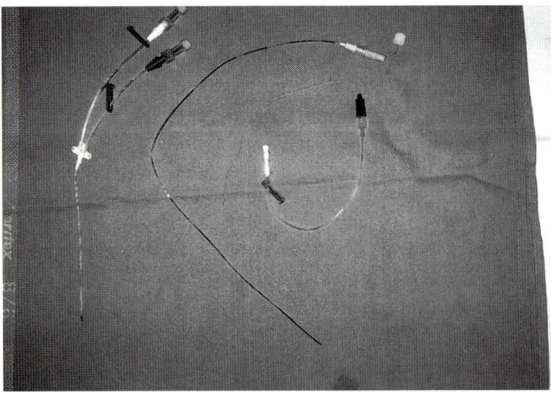

Abb. 28.
Verschiedene Arten von zentralen Venenkathetern. *Links* doppellumiger Arrow-Katheter, *Mitte* Cavafix-Katheter, *rechts* Silastikkatheter

Zugangswege

▶ V. jugularis interna und externa,
▶ V. subclavia,
▶ V. femoralis,
▶ V. anonyma (Neugeborene, Achsel),
▶ V. cephalica (Neugeborene, Oberarm),
▶ V. basilica (Ellenbeuge),
▶ V. saphena magna (Knöchel),
▶ Nabelvene (Neugeborene).

Vorbereitung

▶ Information des Patienten,
▶ gute Sedierung und Analgesierung (*Dolantin-Atosil*-Gemisch),
▶ Überwachung (EKG, SaO_2, bei Frühgeborenen evtl. Temperatur),
▶ evtl. Fixierung mit Manschetten oder eine Schwester zum Halten,
▶ Röntgenplatte unterlegen,
▶ Abmessen der ungefähren Länge vom Punktionsort zum Vorhof,
▶ Lagerung des Patienten.

Besondere Lagerungen

▶ V. jugularis: Kopftieflage wegen der Emboliegefahr; Schulter unterpolstern, Kopf zur Gegenseite; zur besseren Füllung die Vene fingerbreit über der Klavikula abdrücken.
▶ V. subclavia: Oberkörper tieflagern wegen der Emboliegefahr; Schultern unterpolstern, Kopf leicht zur Gegenseite, evtl. beim Vorschieben des Katheters in Richtung der Punktionsseite drehen; Anheben der Schulter und leichte Außenrotation des dem Thorax anliegenden Arms.
▶ V. basilica, cephalica und axillaris: Kopf zur Punktionsseite, Schulter leicht überstrecken.

Richten

▶ Steriles Katheterset,
▶ steriler Kittel und OP-Handschuhe,
▶ Mundschutz und Haube,
▶ steriles Lochtuch und 2 Abdecktücher,
▶ sterile Kompressen und Hautdesinfektionsmittel,
▶ NaCl 0,9 %ig, Heparin,
▶ Spritze je nach Größe des Kindes; Aufziehkanüle,
▶ 19er Butterfly bei Silastikkathetern,
▶ evtl. steriles Zentimetermaß,
▶ evtl. Lokalanästhetikum (Mepivacain 0,5 %ig), Spritze und 17er Kanüle,
▶ Nahtmaterial und Nadelhalter (nicht bei Silastikkatheter),
▶ sterile Pinzette und Klemme,

▶ *Steristrips*, Verbandsfolie,
▶ Kontrastmittel, Spritze, Aufziehkanüle.

Direkt benötigtes Material wird auf einem Tisch auf einem sterilen Tuch gerichtet.

Vorgehen bei Silastikkatheter

▶ Gute Hautdesinfektion,
▶ Arzt zieht sich steril an,
▶ nochmalige Desinfektion,
▶ Lochtuch auflegen,
▶ Stauung der Vene,
▶ Punktion mit der 19er Butterfly,
▶ Vorschieben des Katheters über die Punktionsnadel bis ca. 1–2 cm über die gemessene Länge hinaus, dabei. auf Extrasystolen achten (Systolenton am Monitor laut stellen),
▶ Punktionskanüle ziehen,
▶ provisorische Fixierung z. B. mit *Steristrips*,
▶ Thoraxröntgen zur Lagekontrolle und Abflußrichtung mit Kontrastmittel, dabei Sterilität wahren (Kontrastmittel möglichst wieder abziehen),
▶ evtl. Lagekorrektur,
▶ Fixierung z. B. mit *Steristrips*,
▶ Folie erst auf die Punktionsstelle kleben, wenn sie absolut trocken ist, sonst bildet sich eine feuchte Kammer,
▶ Anschluß eines sterilen Y-Ansatzstücks mit Einspritzmuffe,
▶ auf Heparin in der Infusion achten.

Legen eines *Cavafix*-Katheters

▶ Punktion der Vene,
▶ Entfernen der inneren Stahlkanüle,
▶ Katheter mit der Kunststoffkanüle verbinden,
▶ Einführen des Katheters,
▶ Schutzhülle entfernen,
▶ Kupplungsstück von der Plastikkanüle lösen und entfernen,
▶ Kunststoffkanüle aus der Vene ziehen und in die Überwurfmutter des Luer-Lock-Ansatzes eindrehen,
▶ Röntgenkontrolle,
▶ evtl. Lagekorrektur,
▶ Mandrin entfernen und Infusion (mit Heparin; steriles Y-Stück mit Einspritzmuffe) anschließen,
▶ Fixierung des Katheters mit einer Naht,
▶ Verband anlegen.

Legen eines *Arrow*-Katheters über Seldinger-Technik

▶ Punktion mit der Kanüle,
▶ Vorschieben eines feinen Drahts,
▶ Entfernen der Kanüle,
▶ Vorschieben des Katheters über den Draht,
▶ Draht entfernen und Infusion anschließen (mit Heparin; steriles Y-Stück mit Einspritzmuffe),
▶ Röntgenkontrolle,
▶ Fixierung mit einer Naht,
▶ Verband anlegen.

Pflegerische Maßnahmen

▶ Tägliche Wundinspektion (auf Rötung, Schwellung, Stauungen und Sekret achten).
▶ Kontrolle der Katheterlage.
▶ Bei Silastikkathetern darf kein Zug auf den Katheter ausgeübt werden, deshalb ist eine zusätzliche Fixierung am Patienten nötig.
▶ Katheter dürfen nicht abknicken.
▶ Lagerung der Katheteransätze auf einem grünen Tuch oder in sterilen Kompressen.
▶ Wechsel der Folie nur wenn sich eine feuchte Kammer gebildet hat oder bei grober Verunreinigung.
▶ 1 Klemme muß immer am Bett vorhanden sein für den Fall einer Diskonnektion.
▶ Manipulationen unter sterilen Kautelen; Wechsel der Infusion, dabei Katheter bei spontanatmenden Kindern abklemmen, da bei der Inspiration ein negativer Druck im Thorax erzeugt wird, wodurch Luft angesaugt werden kann.
▶ Wechsel der Infusion alle 24 h.
▶ Wichtig: kein Blut, FFP, HA oder leicht ausfallende Medikamente (z. B. Phenytoin) über den ZVK geben und keine Blutentnahmen über den Silastikkatheter.

Dokumentation

▶ Legen des Katheters,
▶ Lokalisation,
▶ Liegedauer,
▶ Manipulationen, z. B. Flicken des Silastikkatheters,
▶ Inspektionsbefund, Verbandwechsel,
▶ Grund für die Entfernung.

Komplikationen

▶ Fehllagen,
▶ Infektionen,
▶ Blutungen, Hämatothorax,

▶ Pneumothorax, Infusionsthorax,
▶ Arterienpunktion,
▶ Rhythmusstörungen,
▶ Kathetersepsis,
▶ Thrombosen, Embolien,
▶ Katheterabriß,
▶ Vorhofperforation,
▶ Chylothorax,
▶ Nervenschädigungen,
▶ Luftembolien.

Entfernen des Katheters

▶ So früh wie möglich,
▶ bei Verdacht einer Infektion auf Grund des Katheters z. B. bei unklarem Fieber,
▶ bei Rötung, Schwellung, Sekretaustritt aus der Einstichstelle,
▶ Einschicken der Katheterspitze in die Bakteriologie,
▶ Einstichstelle gut komprimieren, sterilen Verband anlegen.

12.4
Thoraxdrainage

Indikation

▶ Absaugen von Luft beim Pneumothorax,
▶ Ableiten von Blut (Hämatothorax), Wundsekret, Eiter (Pleuraempyem), Chylus (Chylothorax),
▶ nach thoraxchirurgischen Eingriffen mit dem Ziel, einen negativen Druck zu erzeugen, um die Lunge zu entfalten.

Ein Pneumothorax kann sowohl spontan auftreten als auch als Folge einer Verletzung am Thorax (Thoraxtrauma), z.B. durch einen Messerstich oder ein Geschoß, als Folge chronischer Lungenerkrankung, nach thoraxchirurgischen Eingriffen oder als Folge der positiven Druckbeatmung entstehen.

Physiologie und Anatomie

Die Lunge ist im Thorax nicht fest fixiert und mit der Pleura pulmonalis/visceralis (Brustfell) überzogen, die umliegenden Organe (Rippen und Zwerchfell) sind mit der Pleura parietalis (Rippenfell) überzogen. Zwischen den beiden Pleuren befindet sich der Pleuraspalt, der mit einem dünnen Flüssigkeitsfilm gefüllt ist. Auf Grund der Eigenelastizität der Lunge (sie enthält elastische Fasern) hat sie das Bestreben, sich zusammenzuziehen. Durch den Flüssigkeitsfilm bleibt die Lunge jedoch an der Brustkorbinnenseite haften und erzeugt einen Sog (negativer Druck gegenüber der Umgebung) im Pleuraspalt. Der negative intrapleurale Druck beträgt ca. –4 mmHg, bei der Inspiration bis –12 mmHg.

Pneumothorax

Durch Lungenverletzungen (Beatmung, Infektionen, Operationen) oder äußere Brustkorbverletzungen gelangt Luft in den Pleuraspalt. Auf Grund der Eigenelastizität der Lunge kollabiert die betroffene Seite.

Spontanpneumothorax

Im Pleuraspalt befindet sich Luft ohne nachweisbare Ursache. Es besteht keine Verbindung zwischen Pleuralraum und Außenluft. Im Thoraxröntgen-Bild ist oft ein dünner Saum Luft entlang des gesamten Pleuraspalts zu sehen (= Mantelpneu). Häufig gibt es eine Spontanheilung durch Resorption der Luft. 1–2 % aller Neugeborenen sind betroffen.

Spannungspneumothorax (Abb. 29)

Luft tritt bei jeder Inspiration in die Pleurahöhle und kann dort durch einen Ventilmechanismus in der Exspiration nicht entweichen. Durch die Luftansammlung im Pleuralraum steigt der Druck im Pleuraspalt an, die betroffene Lungenseite kollabiert und verschiebt das Mediastinum, in dem sich das Herz und die großen Gefäße befinden, zur Gegenseite, wodurch das Herz und die gesunde Lunge komprimiert werden. Die Folgen sind schwerste Störungen der Atmung und der Herz-Kreislauf-Funktion.

Abb. 29.
Spannungspneumothorax mit Mediastinalverschiebung.
(Aus: *Thoraxdrainage richtig verstehen* der Firma Deknatel)

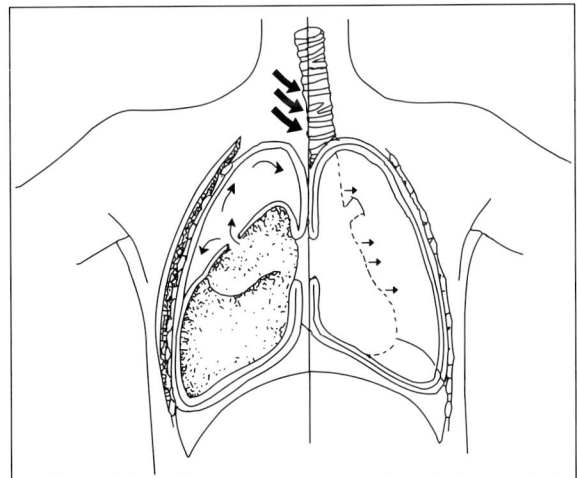

Ursachen eines Pneumothorax

▶ Wiederbelebungsmaßnahmen,
▶ Aspiration (Blut, Schleim, Mekonium),
▶ unkontrollierte Beutelbeatmung,
▶ CPAP-Beatmung,
▶ kontrollierte Beatmung,
▶ einseitige Intubation,
▶ Staphylokokkenpneumonie,
▶ Zwerchfellhernie,
▶ Lungenhypoplasie,
▶ Legen eines ZVK (Subclavia),
▶ endotracheales Absaugen.

Symptome

▶ Plötzliche Verschlechterung,
▶ Dyspnoe oder Tachypnoe,
▶ paradoxe Atmung,
▶ Einziehungen,
▶ asymmetrische Thoraxstellung,
▶ Apnoe,
▶ paO_2-Abfall, $paCO_2$-Anstieg,
▶ Stöhnen,
▶ Tachykardie, evtl. Bradykardie,
▶ Blässe bis Zyanose,
▶ geblähtes Abdomen,
▶ Unruhe, Angstzustände,
▶ Stauung der Halsvenen,
▶ Verlagerung der Herztöne,
▶ abgeschwächte Herztöne,
▶ Blutdruckabfall,
▶ erhöhter Inspirationsdruck bei volumenkontrollierter Beatmung.

Diagnosestellung

Tubusobstruktion oder andere Ursachen für die Verschlechterung müssen ausgeschlossen sein. Während der diagnostischen Maßnahmen muß man ausreichend Sauerstoff zuführen.

▶ Auskultation: fehlendes oder abgeschwächtes Atemgeräusch, hörbare Seitendifferenz, Verlagerung der Herztöne bei Lokalisation links.
▶ Thorakale Diaphanoskopie (Ohrenspiegel, Kaltlicht): betroffener Hemithorax leuchtet; bei sehr kleinen Frühgeborenen unzuverlässig, da der gesamte Thorax noch sehr durchscheinend ist.
▶ Probepunktion (NaCl 0,9 %ig, 5 ml-Spritze, 14er Kanüle oder 24er Verweilkanüle):
Aspiration: Luftblasen steigen auf = Befund positiv.

▸ Thoraxröntgen = sichere Diagnose, Ausdehnung der Luftansammlung ist gut erkennbar. Ein Thoraxröntgen-Bild ist bei jedem Kind mit einer Atemstörung notwendig, um einen Pneumothorax auszuschließen. Die Entscheidung, ein Röntgenbild zu machen, hängt vom Zustand des Patienten ab, evtl. wird sofort eine Probe- und Entlastungspunktion durchgeführt. Stabilisiert sich der Patient, kann dann in Ruhe eine Thoraxdrainage gelegt werden.

Material

▸ Sterile OP-Handschuhe, Kittel,
▸ Mundschutz, Haube,
▸ sterile Kompressen, Desinfektionsmittel,
▸ steriles Lochtuch, Abdecktuch,
▸ Sedativum, Analgetikum (z. B. *Dolantin-Atosil*-Gemisch),
▸ Lokalanästhetikum (Mepivacain/ z. B. *Meaverin* 0,5 %), Spritze, Kanüle,
▸ Trokarkatheter, Charr. je nach Größe des Patienten,
▸ spitzes Einmalskalpell,
▸ Nadelhalter, Nahtmaterial,
▸ sterile Schere, anatomische und chirurgische Pinzette,
▸ 2 bezogene Klemmen,
▸ sterile 10 ml und 20 ml Spritze,
▸ *Fixomull, Steristrips,*
▸ Pflasterstreifen zur zusätzlichen Fixierung,
▸ Schraubsteckverbindung oder Ansatzstücke je nach Katheter,
▸ sterilen Drainageschlauch mit etwas NaCl füllen, damit man sehen kann, ob Luft gefördert wird,
▸ Fingertip als Verbindung zwischen Ansatzstück und Schlauch,
▸ auf Funktion überprüfte Saugdrainage (Abb. 30), gefüllt mit Aqua dest.,
▸ evtl. geschlossenes System, z. B. Pleur-evac-Einheit (Abb. 31), Vorteil gegenüber dem offenen 2-Kammer-System: genaue Bilanzierung des geförderten Sekrets, Wasserschloß verhindert Lufteintritt in den Pleuraspalt bei einem Sogausfall bzw. während eines Transports (Drainage braucht nicht abgeklemmt zu werden).

Durchführung

▸ Ältere Kinder informieren.
▸ Analgosedierung verabreichen.
▸ Elektroden evtl. umkleben, vorzugsweise auf die nicht betroffene Thoraxseite.
▸ Kind fixieren (Rückenlage, Arm der zu punktierenden Seite nach oben, Schultergürtel und Beckenkamm stabilisieren, Oberkörper hochlagern).
▸ Desinfektion der Punktionsstelle.
▸ Lokalanästhesie.
▸ Arzt zieht sich steril an.
▸ Punktionsstelle steril abdecken (Lochtuch) → 2.–3. oder 3.–4. Interkostalraum (ICR), (bei einem Erguß 4.–5. ICR) in der vorderen oder mittleren Axillarlinie.
▸ Arzt prüft, ob der Mandrin leicht im Trokar gleitet.

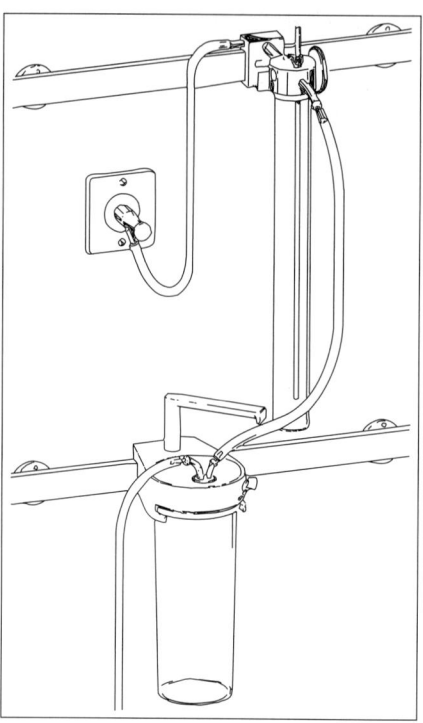

Abb. 30
Saugdrainage nach dem
2-Kammer-System der
Firma Medap

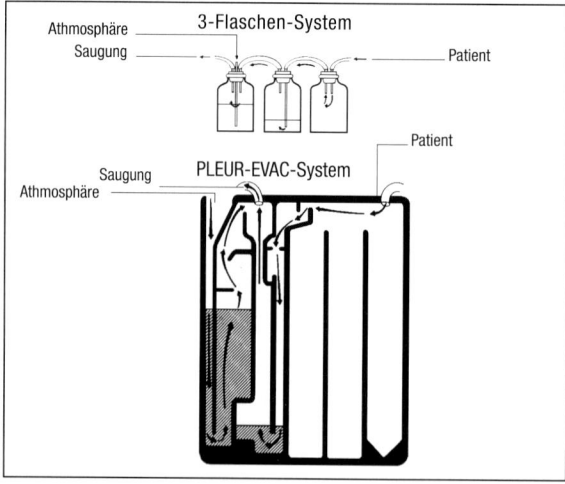

Abb. 31.
Funktionsprinzip der Pleur-
evac-Einheit der Firma
Deknatel nach dem 3-Fla-
schen-System. *Rechts* die
Sekretkammer, *Mitte* das
Wasserschloß, *links* die Saug-
kontrollkammer

▶ Hautinzision am Oberrand der den ICR nach unten begrenzenden Rippe, ca. 2–3 mm tief, sonst besteht die Gefahr der Gefäßverletzung.

▶ Stabilisierung des Thorax durch Halten und Gegendruck durch die Schwester.

▶ Trokarkatheter kurz fassen, senkrecht die Muskelwand durchstoßen (Gefahr der Organverletzung bei ruckartigem Durchstoßen – Hand sorgfältig abstützen).

▶ Mandrin entfernen, Spritze aufsetzen.

▶ Katheter flach hinter der Thoraxwand nach oben auf das Sternum zuschieben (beim Erguß nach unten schieben).

▶ Kontrolle der richtigen Lage durch Aspiration von Luft.

▶ Anschluß an die Saugdrainage über einen sterilen Schlauch und einen Fingertip, Sogstärke nach Anordnung des Arztes (ein zu großer Sog kann den Defekt offenhalten), Steckverbindungen zusätzlich mit Pflaster sichern.

▶ Fixierung durch Naht oder z. B. mit *Steristrips*, Verband.

▶ Äußere Fixierung am Patienten und am bzw. im Bett (Vorsicht beim Lagern und Betten).

▶ Radiologische Kontrolle zur Lageüberprüfung.

Überwachung und Pflege

▶ Aussehen des Kindes.

▶ Überwachung:
Atmung,
Herzfrequenz und Rhythmus,
Blutdruck,
transkutane pO_2/pCO_2-Messung.

▶ Ableitende Schläuche dürfen nicht abknicken und müssen sicher fixiert sein.

▶ Förderung von Luft beobachten; bei Ergüssen den Sekretfluß, die Konsistenz, Menge und das Aussehen des Sekrets beobachten, evtl. bakteriologische Untersuchungen veranlassen.

▶ Ableitendes System regelmäßig durchkneten und „melken"; es darf nicht durchhängen.

▶ Einstichstelle beobachten, regelmäßiger Verbandwechsel.

▶ Sogeinstellung und Wassermenge im Wasserschloß regelmäßig kontrollieren, ggf. Stab tiefer stecken oder Wasser auffüllen.

▶ 2 Klemmen müssen immer griffbereit liegen.

▶ Wechsel des Sekretauffangtopfes je nach Sekretmenge bzw. alle 2 Tage (Datum anbringen), geschlossene Systeme sollte man nur bei Bedarf wechseln; dabei den Schlauch bei spontanatmenden Kindern abklemmen, dagegen bei kontrollierter Beatmung nicht.

Dokumentation

▶ Zeitpunkt des Legens der Drainage,

▶ Lage der Drainage,

▶ Liegedauer fortlaufend dokumentieren,

▶ Sogstärke,

▶ Verbandwechsel,

▷ bakteriologische Untersuchungen,
▷ Manipulationen an der Drainage, z. B. Anspülen,
▷ Menge, Beschaffenheit, Farbe des geförderten Sekrets,
▷ Zeitpunkt des Entfernens der Drainage.

Entfernen der Drainage

▷ Die Drainage sollte entfernt werden, wenn nur wenig oder keine Luft mehr gefördert wird, bzw. Sekret abläuft.
▷ Abklemmen der Drainage frühestens 24 h nach Legen der Drainage.
▷ Thoraxröntgen ca. 4 h nach Abklemmen.
▷ Bei unauffälligem Befund den Katheter unter Sog und während der Exspiration ziehen.
▷ Sterilen Dachziegelverband anlegen oder das Loch mit Tabaksbeutelnaht verschließen.
▷ Nach Ziehen der Drainage sollte weiterhin eine gute Beobachtung des Patienten erfolgen.
▷ Engmaschige Atem- und Kreislaufüberwachung.
▷ Thoraxröntgen ca. 12 h nach der Entfernung der Drainage, bei klinischer Verschlechterung sofort.

Komplikationen

▷ Perforation von Lunge, Zwerchfell, Mediastinum, Ösophagus und Herz,
▷ Verletzung der Interkostalgefäße mit Blutungen,
▷ Infektion,
▷ Lage im Bronchus → anhaltende, sehr heftige Förderung von Luft,
▷ Fehllagen (wenn der Pneumothorax nach dem Anlegen der Drainage nicht beseitigt ist),
▷ Verstopfung,
▷ Ansaugen von Luft von außen bei Diskonnektion,
▷ Herzrhythmusstörungen bei Kontakt der Drainage mit dem Herzen bei links liegender Pleuradrainage,
▷ Chylothorax bei Verletzung von Chylusgefäßen.

12.5
Externe Ventrikeldrainage

Dabei handelt es sich um einen Katheter, der intraoperativ über ein Bohrloch in einen Seitenventrikel eingesetzt wird. An den Katheter wird ein geschlossenes Liquorauffangsystem angeschlossen. Die Leitung ist lang genug, um Spielraum bei der Lagerung zu haben; es besteht die Möglichkeit der sterilen Liquorentnahme für Diagnostikzwecke. Der Auffangbehälter ist zur genauen Abmessung der Menge skaliert, und er ist entleerbar. Mit einer Rollerklemme kann das System geschlossen werden, ein Zentimetermaß am System ermöglicht eine Fixierung im richtigen Niveau.

Indikation

▶ Hydrozephalus mit Ventilinfektionen, evtl. auch postoperative Spülungen (bis zum Ausheilen der Infektion und Einsetzen eines neuen Ventils),
▶ postoperativ nach Operationen im Bereich des Hinterhauptes (vorübergehende Schwellung mit Abflußbehinderung),
▶ posthämorrhagischer Hydrozephalus (bis Liquor unblutig),
▶ Hydrozephalus mit erhöhtem Liquoreiweiß (bis Liquor normal).

Angaben der Chirurgen

▶ Niveau der Drainage (Nullpunkt ist immer die Nasenwurzel = NW, Angaben erfolgen in cm über NW),
▶ Lagerung des Patienten,
▶ Liquormenge, die abfließen darf (evtl. intermittierend schließen),
▶ spezielle Therapie.

Die Drainage darf nie unter Niveau befestigt sein, da Gefahr der Überdrainage besteht. Über einen 3-Wege-Hahn und ein Drucksystem (ZVD-System zum Anschluß an ein Druckmodul) besteht die Möglichkeit der kontinuierlichen ICP-Messung.

Pflege und Überwachung

▶ Sichere Fixierung des Auffangbehälters im angegebenen Niveau.
▶ Bei Lageänderungen das Niveau neu anpassen.
▶ Abknicken und Zug auf das ableitende System vermeiden.
▶ Abklemmen des Systems bei Manipulationen am Patienten, z. B. Absaugen, Heben, da sonst zu viel Liquor abläuft (aber auch auf Hirndruckzeichen achten).
▶ Liquormenge dokumentieren, auf Mengenvorgaben der Chirurgen achten (normale Liquorproduktion: Neugeborene: 30 ml/Tag, Kinder: 10 ml/kg/Tag).
▶ Beobachtung von Aussehen und Konsistenz des Liquors.
▶ Regelmäßige Laborkontrollen des Liquors, bakteriologische Untersuchung.
▶ Beurteilung der Fontanelle bei Neugeborenen und Säuglingen.
▶ Gute neurologische Beurteilung des Patienten (Pupillenreaktion und CGS).
▶ Manipulation an der Drainage nur unter strenger Asepsis.
▶ Auf Leckagen und Bildung von Liquorkissen achten.
▶ Regelmäßiger Verbandwechsel an der Eintrittsstelle.
▶ Regelmäßige Kontrolle der Vitalzeichen und der Temperatur.
▶ Kontrolle der Infektionsparameter.
▶ Antibiotische Behandlung i.v.
▶ Bei ICP-Messung: Beobachtung der Druckkurve, Dokumentation der Werte, Kennzeichnung von Druckspitzen im Rahmen pflegerischer Maßnahmen.
▶ Fortlaufende Dokumentation der Liegedauer der Drainage.

12.6
Fontanellenpunktion

Von der Fontanelle aus lassen sich beim Säugling die beiden Seitenventrikel (= Ventrikelpunktion), der Subarachnoidalraum (= Fontanellenpunktion im eigentlichen Sinne) und der Subduralraum punktieren.

Möglichkeiten

▶ Ventrikelpunktion: Blindpunktion der Seitenventrikel seitlich vom Blutsinus, meist zur Entlastung bei Hydrozephalus (z. B. nach Hirnblutung bis zum Legen eines internen Ventils).
▶ Fontanellenpunktion: Punktion des Subarachnoidalraums bei Verdacht auf Blutung, zur Druckentlastung.
▶ Subduralpunktion: bei subduralen Ergüssen zur Entlastung.

Richten

▶ Steriles Lochtuch,
▶ sterile OP- und Einmalhandschuhe,
▶ 4 sterile Kompressen,
▶ Haube, Mundschutz,
▶ steriler Kittel,
▶ Desinfektionsmittel,
▶ Kanülen für Lumbalpunktion oder dünne Verweilkanülen,
▶ Einmalrasierer,
▶ evtl. z. B. *Microcath* als Steigleitung und Zentimetermaß (zur Druckmessung),
▶ steriles Röhrchen, Liquorröhrchen,
▶ braune Pflasterstreifen für Druckverband,
▶ Laborzettel und Aufkleber.

Vorbereitung

▶ Verabreichung von Analgetika bzw. Sedativa (z. B. *Dolantin-Atosil*-Gemisch),
▶ Lagerung flach in Kopfmittelstellung,
▶ Rasur der Kopfhaut,
▶ steriles Ankleiden des Arztes,
▶ Desinfektion,
▶ Punktion und Entfernen des Mandrins der Kanüle,
▶ evtl. Messung des Drucks,
▶ Druckentlastung,
▶ Mandrin wieder einführen und Ziehen der Kanüle,
▶ Anlegen eines Druckverbands.

Nachsorge

▶ Leicht erhöhte Kopflage; wurde viel abgezogen, auch Flachlagerung,
▶ gute Beobachtung der Punktionsstelle auf Blutungen und Liquoraustritt,
▶ Überwachung der Vitalparameter,
▶ Beobachtung des Patienten.

Komplikationen

▶ Erbrechen,
▶ Subduralblutung,
▶ intrazerebraler Abszeß,
▶ Gefäßverletzungen,
▶ Ventrikulitis,
▶ Porenzephalie.

12.7
Lumbalpunktion

Die Lumbalpunktion (LP) ist eine Punktion des Subarachnoidalraums in Höhe der lumbalen Wirbelsäule.

Indikation

▶ Liquorgewinnung für diagnostische Zwecke (Zellzahl, Tumorzellen, Keime, Blutung),
▶ Druckentlastung,
▶ Spinalanästhesie,
▶ Injektion von Medikamenten (Antibiotika, Zytostatika, Analgetika).

Punktionsstellen

▶ Zwischen dem 3. und 4. bzw. dem 4. und 5. Lendenwirbel.

Richten

▶ Sterile OP- und Einmalhandschuhe,
▶ Butterfly Nr. 25 (nur Frühgeborene und Neugeborene); LP-Kanülen je nach Patient,
▶ evtl. z. B. *Microcath* als Steigleitung zur Messung des ICP,
▶ 4 sterile Kompressen,
▶ Desinfektionsmittel,
▶ Liquorröhrchen (für das Labor),
▶ 1–2 sterile Röhrchen (für Bakteriologie und evtl. Virologie),
▶ breites Pflaster als Druckverband (Dachziegelverband),
▶ Laborzettel und Aufkleber,

▸ bei größeren wachen Patienten evtl. Lokalanästhetikum, 2 ml Spritze, 17er Kanüle.

Vorbereitung

▸ Information des Patienten,
▸ Spiegelung des Augenhintergrunds zum Ausschluß einer Stauungspapille,
▸ Tubuspflaster muß gut fixiert sein,
▸ EKG- und SaO_2-Überwachung,
▸ Lagerung des Patienten in sitzender oder liegender Position auf sauberer Unterlage (bei Intubierten wird die liegende Position bevorzugt),
▸ bei instabilen Patienten evtl. Beatmungsfrequenz und FiO_2 erhöhen,
▸ gute Beobachtung.

Durchführung

▸ Patient lagern, Kinn auf die Brust, Katzenbuckel (Dornfortsätze müssen auseinandertreten),
▸ Punktionsstelle desinfizieren, dazu Einmalhandschuhe verwenden,
▸ evtl. Lokalanästhetikum injizieren,
▸ nochmalige Desinfektion,
▸ sterile OP-Handschuhe anziehen,
▸ Punktion des Lumbalkanals,
  Entfernen des Mandrins, evtl. Messung des Hirndrucks,
▸ Röhrchen füllen (erst Röhrchen für Bakteriologie, dann Röhrchen für weitere Untersuchungen),
▸ Mandrin einführen und Ziehen der Punktionsnadel,
▸ Druckverband anlegen.

Nachsorge

▸ Patient flach lagern für 1–2 h,
▸ evtl. verstellte Beatmungsparameter zurückstellen,
▸ Kontrolle des Verbands auf Nachblutungen und Liquoraustritt,
▸ auf Kopfschmerzen, Übelkeit und Erbrechen achten,
▸ auf Schmerzen an der Punktionsstelle und in den Beinen achten.

Komplikationen

▸ Fehlpunktion mit Verletzung des Rückenmarks und der Gefäße,
▸ Einklemmen des Hirnstamms bei Hirndruck mit Atem- und Herzstillstand,
▸ Infektion.

KAPITEL 13

Elternbetreuung

13.1
Der erste Besuch

Kommt ein Kind auf die Intensivstation, stehen die Eltern meistens unter Schock; sie haben Angst um ihr Kind, vielleicht auch Schuldgefühle, weil sie nicht aufgepaßt haben oder ihr Kind nicht haben schützen können. Etwas anderes ist es natürlich, wenn der Aufenthalt geplant war, z. B. nach bestimmten Operationen.

Kommen die Eltern oder ein Elternteil zum ersten Mal auf die Station, werden sie von einer Pflegeperson oder der Stationssekretärin empfangen und in die hygienischen Vorschriften wie Kittelpflege und Händedesinfektion eingewiesen. Dann werden sie in das Elternzimmer geführt, wo ein Arzt mit ihnen spricht und sie auf das vorbereitet, was sie erwartet (Beatmung, Drainagen, Bewußtlosigkeit, Sedierung etc.). Wird das Kind noch versorgt, müssen die Eltern warten, bis sie ins Zimmer geholt werden; man kann ihnen dann etwas zu trinken anbieten. Es ist sinnvoll, den Eltern zwischendurch mitzuteilen, daß es noch etwas dauern werde, daß ihr Kind aber stabil sei und keine Lebensgefahr bestehe.

Werden die Eltern endlich ins Zimmer geführt, stellt sich die betreuende Pflegeperson mit Namen vor. Wir tragen alle Namensschilder, damit die Eltern sich bei den vielen Personen auf der Station besser orientieren können. Am Eingang der Station hängt außerdem ein großer Bilderrahmen mit Fotos und Namen des gesamten pflegerischen und ärztlichen Personals der Station, und die Eltern stehen häufig davor und suchen die Schwester/den Pfleger, die/der ihr Kind versorgt.

Sehen die Eltern ihr Kind zum ersten Mal, erklären wir ihnen die Bedeutung der Kabel und Schläuche, um ihnen die Angst davor zu nehmen. Wir sollten dabei etwas Zeit haben, um Fragen zu beantworten. Wichtig ist es auch zu erklären, daß Kinder, die intubiert sind, keine Laute von sich geben können. Wir ermuntern aber die Eltern, ihr Kind anzufassen, es zu streicheln und mit ihm zu sprechen. Reagiert ein Kind nicht, muß man den Eltern erklären, warum es das nicht kann (Sedierung, Bewußtlosigkeit etc.), und ihnen auch sagen, daß die Kinder sie aber im Unterbewußtsein fühlen und hören und daß dies sehr wichtig für die Kinder ist.

Bei ihrem ersten Besuch erhalten die Eltern Informationsbroschüren, in denen Wichtiges über die Station, den Ablauf, die Besuchszeiten, die Elternmitaufnahme, die Kantinenöffnungszeiten etc. steht. Eltern von Früh-/Neugeboren erhalten außerdem ein Merkblatt über das Abpumpen und den Transport der Muttermilch. Eltern größerer Kinder bitten wir, einen kurzen Fragebogen zu ihren Kinder auszufüllen; hierdurch erhalten wir einige wichtige Informationen über unsere Patienten. Desweiteren erhalten alle Eltern einen Bogen, auf dem sie angeben sollen, wo sie telefonisch zu erreichen sind, wer Auskunftsrecht über ihr Kind hat und wer auch ohne Begleitung der Eltern das Kind besuchen darf.

13.2
Allgemeine Besuchsregeln

Wir haben rund um die Uhr Besuchszeit, wobei aber auf ausreichende Ruhezeiten, vor allem während der Nacht geachtet wird. Der Besuch von Geschwisterkindern ab 12 Jahren ist gestattet, nach Absprache auch von jüngeren. Auf unserer Früh- und Neugeborenenintensivstation ist z.B. jeden Sonntagnachmittag der Besuch von Geschwisterkindern jeden Alters möglich. Außerdem gibt es in unserem Haus ein Spielzimmer, in dem Geschwisterkinder nachmittags betreut werden, so daß die Eltern ausreichend Ruhe und Zeit haben, ihr krankes Kind zu besuchen. Freunde und Verwandte können mit Erlaubnis der Eltern zu Besuch kommen. Es dürfen jedoch maximal 2 Personen gleichzeitig ins Patientenzimmer, damit es dort nicht zu unruhig wird.

Bei den weiteren Besuchen müssen die Eltern sich immer über die Sprechanlage am Eingang der Station melden, so daß wir wissen, wer kommt, und Eltern vor dem Zimmer ihres Kindes abfangen können, wenn es sich gravierend verschlechtert hat oder wenn gerade Untersuchungen oder invasive Eingriffe vorgenommen werden, auf die die Eltern erst vorbereitet werden müssen.

Auf der Station gibt es ein Elternzimmer mit einer Sitzecke, Kaffeemaschine, Kühlschrank, Waschbecken und etwas Spielzeug für Geschwisterkinder, so daß die Eltern sich hin und wieder zurückziehen können. In Ausnahmefällen darf ein Elternteil auch einmal eine Nacht auf der Couch dort schlafen. Im übrigen gibt es Elternzimmer auf dem Gelände im Schwesternheim. Die Mitaufnahme eines Elternteils ist bei intensiv betreuten Kindern medizinisch indiziert und wird daher von den Krankenkassen i.allg. bezahlt. Ein Imbiß oder auch Mahlzeiten können im Kasino eingenommen werden.

Wenn sie es möchten, leiten wir die Eltern früh zu den pflegerischen Verrichtungen an. Allerdings sind sie meistens froh, wenn sie etwas für ihr Kind tun können, sie kommen sich dann nicht so unnütz vor. Sie helfen uns bei der Körperpflege, der Mundpflege, beim Betten und Umlagern oder beim Fiebermessen. Bestimmte Tätigkeiten können später dann ganz von ihnen übernommen werden. Allerdings sagen wir stets, daß allein schon ihre Anwesenheit, ihre Nähe und Zuwendung für die Kinder von größter Wichtigkeit sind und daß es sinnvoll ist, durch Stimme und Körperkontakt die Verbindung aufzunehmen und Kommunikation zu entwickeln. Wir ermuntern die Eltern, mit ihrem Kind zu reden, ihm von zu Hause zu erzählen, es zu berühren und zu streicheln. Sie können den Kindern etwas vorlesen oder ihre Lieblingskassetten vorspielen. Manche

Eltern besprechen Kassetten, die wir dann vorspielen, wenn sie nicht anwesend sind. Häufig beobachten wir, daß unruhige Kinder sich dann beruhigen und entspannen.

Sobald es der Zustand eines Kindes erlaubt, dürfen die Eltern es auf den Arm nehmen, da die sensomotorische Stimulation besonders wichtig ist. Andererseits müssen wir aber auch darauf achten, daß die Eltern sich und ihre Kinder nicht überfordern, denn häufig geht ihnen manches nicht schnell genug. Wir erklären den Eltern, daß sie selbst ausreichend Ruhe brauchen, da sie noch über einen längeren Zeitraum gefordert sein werden. Außerdem dürfen die Geschwisterkinder nicht vernachlässigt werden, auch sie brauchen die Eltern. Oft gibt es Verwandte oder Freunde, die die Eltern vorübergehend am Krankenbett ablösen können. Können Eltern aus unterschiedlichen Gründen jedoch ihr Kind nicht regelmäßig besuchen, sollten wir Verständnis dafür zeigen, damit sie kein schlechtes Gewissen bekommen.

Kinder mit nichtinfektiösen Erkrankungen dürfen eigene Wäsche tragen, u. U. ist auch eigene Bettwäsche erlaubt, sofern die Eltern sie regelmäßig waschen. Den meisten macht dies jedoch keine Mühe, wenn sie sehen, daß die Kinder sich so wohler fühlen; außerdem mildert es etwas die sterile Krankenhausatmosphäre.

Nicht nur für die Kinder, sondern auch für die Eltern sind feste Bezugspersonen wichtig, damit sich ein Vertrauensverhältnis aufbauen kann. Die Schwestern und Pfleger sollten deshalb auch nach einheitlichen Pflegerichtlinien arbeiten, da eine unterschiedliche Handhabung die Eltern verunsichert und dies einem Vertrauensverhältnis im Wege stünde. In diesem Zusammenhang ist es auch wichtig, daß die Eltern von allen Personen gleichlautende Informationen erhalten, weshalb ein entsprechender Informationsaustausch untereinander unbedingt notwendig ist. Ferner sollte man nie vergessen, Beobachtungen der Eltern ernst zu nehmen, da sie ihre Kinder am besten kennen.

Für Gespräche sind wir immer offen, und häufig ergeben sie sich während der pflegerischen Verrichtungen. Allerdings achten wir darauf, daß über nichts gesprochen wird, was das Kind belasten könnte. Probleme sollten nur außerhalb des Krankenzimmers besprochen werden, z. B. im Elternzimmer. Bei Arztgesprächen sollte die betreuende Schwester dabei sein, zumal später meistens noch Nachfragen zu diesen Gesprächen von seiten der Eltern kommen. Bei ausländischen Eltern muß evtl. ein Dolmetscher eingeschaltet werden, um sicherzugehen, daß sie alles verstehen. Ganz allgemein sollte man darauf achten, sich in einer für Laien verständlichen Sprache auszudrücken.

Bei Bedarf vermitteln wir auch Gespräche mit unseren Psychologen oder dem Seelsorger, und bei sozialen Problemen kann die Sozialarbeiterin eingeschaltet werden. Desweiteren kann man den Eltern Informationsquellen und Literatur anbieten oder ihnen Hilfsorganisationen oder Selbsthilfegruppen nennen.

Haben wir Probleme mit Eltern, verstehen z. B. ihr Verhalten nicht, sprechen auch wir mit unseren Psychologen, die uns häufig das Verhalten der Eltern erklären und uns Tips für den Umgang mit ihnen geben können.

Wenn ein Kind auf eine Normalstation verlegt werden kann, sollten die Eltern rechtzeitig darauf vorbereitet werden, und man kann ihnen auch schon einmal vorher diese Station zeigen. Manche Eltern empfinden die Verlegung als einen enormen Fortschritt; es ist für sie ein Zeichen, daß es ihrem Kind besser geht.

Andere Eltern hingegen haben Angst, daß ihr Kind nicht mehr so gut überwacht und betreut werden wird, da es nicht mehr an einen Monitor angeschlossen ist und eine Schwester auf einer Normalstation mehr Kinder betreuen muß.

13.3
Eltern von Früh- und Neugeborenen

Ist der Aufenthalt eines FG oder NG auf einer Intensivstation vorhersehbar (extreme Unreife, angeborene Mißbildung, wie z. B. MMC, Zwerchfellhernie etc.), sollte ein vorbereitendes Gespräch des Neonatologen und evtl. auch des Chirurgen mit den Eltern erfolgen. Die Eltern sollten danach die Möglichkeit haben, schon einmal die Intensivstation zu besichtigen. In Perinatalzentren z. B. kann der Vater dann sein Kind auf die Intensivstation begleiten und bei der Aufnahme anwesend sein. So haben wir den ersten Kontakt i.allg. mit dem Vater, der allein am Bett seines Kindes steht. Oft ist er in den ersten Tagen Vermittler zwischen der Station und der Mutter. Unter Umständen muß er sich nicht nur um das Kind, sondern auch um die Mutter sorgen, und befindet sich daher in einer besonders schwierigen Situation, für die wir Verständnis aufbringen müssen. Wir geben dem Vater ein Polaroidfoto für die Mutter mit, da sie häufig ihr Kind nach der Geburt gar nicht oder nur kurz gesehen hatte. Wenn möglich, halten wir telefonischen Kontakt mit ihr. Der Vorteil von perinatologischen Zentren liegt nicht nur in der schnellen Versorgung gefährdeter Kinder und in den kurzen Transportwegen, sondern auch darin, daß die Mutter ihr Kind auch nach einer Sectio früh besuchen kann.

Kommt die Mutter das erste Mal zu Besuch, sollte man sich Zeit für sie nehmen. Gerade Mütter von extrem unreifen Kindern sind meistens sehr geschockt, wenn sie ihr Kind sehen. Sie geben sich die Schuld an der Frühgeburt oder der angeborenen Infektion und fragen sich, was sie falsch gemacht haben. Hier sind fast immer intensive Gespräche notwendig. Wir bestärken die Mütter in ihrem Bemühen abzupumpen, da sie so die Möglichkeit haben, etwas Sinnvolles für ihr Kind zu tun. Sollte hingegen das Abpumpen nicht klappen, müssen wir die Mutter beruhigen, daß ihr Kind auch mit künstlicher Nahrung gut gedeihen wird. Die Eltern können ebenfalls einfache pflegerische Verrichtungen früh übernehmen. Sie können waschbare oder abwischbare Spieluhren und waschbare Kuscheltiere mitbringen, auch eigene Wäsche ist erlaubt, wobei sich für Frühgeborene Puppenwäsche aus Baumwolle eignet. Eltern können Kassetten selber besprechen oder mit der Musik bespielen, die sie in der Schwangerschaft viel gehört haben. Diese Kassetten spielen wir den Kindern über einen Walkman vor, wenn die Eltern nicht da sind, und häufig beobachten wir, daß sich unruhige Kinder dann entspannen.

Sobald wie möglich dürfen die Eltern ihr Kind auf den Arm nehmen und „Känguruhen"; dazu haben wir bequeme verstellbare Sessel. Es ist erwiesen, daß regelmäßiges „Känguruhen" einerseits die Gewichtszunahme der FG fördert und den Stationsaufenthalt verkürzt, andererseits die Milchproduktion bei der Mutter fördert. Aus dem gleichen Grunde sollten die FG schon früh an die Brust angelegt werden; außerdem wird so auch der Saugreflex der FG trainiert.

Beim „Känguruhen" brauchen allerdings FG <27. SSW zusätzliche Wärme, z. B. Wärmestrahler und Mütze, da es sonst doch zu einem Wärmeverlust kommt.

Wir sollten alles tun, um die Eltern-Kind-Beziehung zu fördern, da sie sich durch den Klinikaufenthalt nur langsam aufbauen kann. Es ist erwiesen, daß der Anteil von ehemaligen Frühgeborenen bei später mißhandelten Kindern relativ groß ist und auf ein gestörtes Eltern-Kind-Verhältnis zurückzuführen ist.

Da der Klinikaufenthalt der extrem unreifen Frühgeborenen in der Regel mehrere Wochen dauert, bieten engagierte Schwestern auf unserer Früh- und Neugeborenenintensivstation regelmäßig ein Elterntreffen an, bei dem Eltern sich in lockerer Atmosphäre treffen und unterhalten können.

13.4
Eltern sterbender Kinder

Auf einer Intensivstation kann der Tod plötzlich eintreten, wenn z. B. ein Kind in sehr schlechtem Zustand eingeliefert wird, oder er ist vorhersehbar, und nur dann kann man von einer Sterbebegleitung im eigentlichen Sinne sprechen.

Um das Verhalten von Eltern sterbender Kinder zu verstehen, ist es notwendig, die Phasen zu kennen, die sie im Verlauf des Sterbeprozesses durchmachen. Nach Elisabeth Kübler-Ross sind dies:

▶ 1. Phase: Verleugnen, ein Nicht-Wahrhaben-Wollen, wenn es deutlich wird, daß das Kind nicht mehr gerettet werden kann. Die Eltern geraten in einen Schockzustand.

▶ 2. Phase: Schuldgefühle, etwas falsch gemacht oder versäumt zu haben.

▶ 3. Phase: Wut auf sich selbst aus dem Gefühl heraus, als Eltern versagt zu haben, und Wut auf die Ärzte, Schwestern und Pfleger, die das Kind nicht haben retten können.

▶ 4. Phase: Angst vor dem bevorstehenden Tod und vor weiteren Verlusten.

▶ 5. Phase: Trauer, Tränen und Depressionen, die die Eltern handlungsunfähig machen können.

Es ist wichtig, diese Phasen zu kennen und die Gefühle der Eltern zu akzeptieren und zuzulassen. Wir sollten den Eltern diese Empfindungen nicht nehmen, sie auch nicht trösten, denn in dieser Situation gibt es keinen Trost. Sätze wie „Sie können noch mehr Kinder bekommen" oder „Für ihr Kind ist es am besten so" sind in dieser Situation völlig falsch; viel nötiger haben die Eltern jetzt gute Zuhörer. Trauer ist eine tiefe menschliche Emotion, die eine Beziehung zu dem Verlorenen, zu etwas Wertvollem, das man bewahren möchte, aufbaut. Deshalb sollten Eltern dem verlorenen Kind, auch einem totgeborenen, unbedingt einen Namen geben. Trauer sollte ermöglicht und gefördert werden, da sie zu heilen vermag. Wird sie hingegen unterdrückt, kann dies zu chronischen Depressionen führen.

Gleichzeitig sollte uns klar sein, daß wir beim Sterben eines Kindes ähnliche Phasen durchlaufen; auch wir sollten diese Gefühle zulassen und sie auch vor den Eltern nicht verbergen. Ein Mitfühlen und Mitleiden kann mehr helfen als viele Worte, und die Eltern fühlen sich dann in ihrem Schmerz nicht mehr so allein.

Sterbende Kinder sollten weitgehend genauso behandelt werden wie die anderen Patienten. Dies gilt im besonderen für die Grundpflege wie Waschen, Mundpflege, Umlagern, Betten und Freihalten der Atemwege. Die Ernährung erfolgt über eine Magensonde oder über eine Glukose-/Elektrolytinfusion. Auch Sauerstoff und Wärme sollten nach Bedarf zugeführt werden. Alle belastenden Maßnahmen allerdings wie Wiegen und Blutentnahmen werden abgesetzt, und bei Schmerzen muß an eine angepaßte Analgesierung gedacht werden.

Man sollte für eine ruhige Umgebung sorgen, evtl. nach Absprache mit den Eltern das Kind in ein Einzelzimmer legen. Dabei dürfen die Eltern auf keinen Fall das Gefühl haben, daß sie abgeschoben werden, sondern vielmehr, daß ihnen die Möglichkeit geboten wird, in Ruhe Abschied von ihrem Kind zu nehmen. Andere Verwandte oder Bekannte sollten nach Wunsch der Eltern Zugang erhalten. Bei christlichen Familien sollte man danach fragen, ob das Kind getauft ist oder noch eine Taufe gewünscht wird. Sie kann durch einen von den Eltern benannten Seelsorger oder durch den Krankenhausseelsorger vorgenommen werden, ggf. kann auch eine Nottaufe vom Klinikpersonal durchgeführt werden. Auch sollte auf Wunsch eine ständige Begleitung durch einen Seelsorger ermöglicht werden. Bei ausländischen Familien muß man deren Riten erfragen und diese auch, wenn irgend möglich, berücksichtigen. Wichtig ist es, immer nach den Wünschen der Eltern zu fragen und ihnen nicht seine eigenen Vorstellungen aufzuzwingen.

Möchten die Eltern, daß eine bestimmte Schwester, zu der sie Vertrauen gefaßt haben, die Familie begleitet, sollte diese Schwester weitgehend von anderen Pflichten auf der Station freigestellt werden.

Ist ein Kind verstorben, so wird noch einmal eine Ganzkörperwäsche vorgenommen, die auch die Eltern durchführen können. Alle Schläuche und Katheter werden gezogen und Wunden sorgfältig verklebt, damit kein Sekret mehr fließen kann. Auf Wunsch kann dem Kind eigene Wäsche angezogen und ihm ein Kuscheltier oder Spielzeug mitgegeben werden. Anschließend sollte man der Familie noch so viel Zeit geben, wie sie braucht, um sich von ihrem Kind zu verabschieden.

Konnten Eltern beim Tod ihres Kindes nicht anwesend sein, weil er zu plötzlich eintrat, sollte man immer ein Foto des Kindes machen; auch eine Haarlocke, das Kuscheltier oder die Spieluhr, bei Neugeborenen ein Fußabdruck und das Namensbändchen können für Eltern wichtige Erinnerungsstücke sein. Auf einigen Stationen gibt es vor allem für Eltern von FG und NG Trauerkarten, auf denen Name, Geburts- und Sterbedatum und Maße des Kindes eingetragen werden. Es kann ein Vers mit tröstenden Worten darauf stehen, und es sollte Platz geben für ein Foto des Kindes und evtl. persönliche Worte. Auf alle Fälle aber sollten die Eltern von ihrem Kind Abschied nehmen können. Wir geben den Familien auch noch am nächsten Tag Gelegenheit, ihr Kind in unserer Kapelle aufzubahren und noch einmal zu sehen. Es sollte auch die Möglichkeit geben, verstorbene Kinder zu Hause aufzubahren; dies wäre gerade für Familien anderer Kulturen sehr wichtig.

Nach dem Tod eines Kindes sollte man den Eltern Hilfestellung geben bei der Erledigung der Formalitäten, da sie damit in dieser Situation häufig überfordert sind. Hat eine seelsorgerische Betreuung während des Sterbens stattgefunden, sollte diese auf jeden Fall in der Trauerphase weiter erfolgen oder aber ermöglicht werden. Wichtig ist auch die Betreuung der Geschwisterkinder, die nicht nur einen Bruder oder eine Schwester verlieren, sondern häufig auch für einige Zeit die Eltern.

Haben Kinder sehr lange auf unserer Station gelegen und hat sich ein gutes Verhältnis zu ihnen aufgebaut, freut sich die Familie, wenn Personal der Intensivstation zur Beerdigung kommt.

Allen Eltern bieten wir noch Gesprächstermine für einen späteren Zeitpunkt an; und oft kommen sie nach Wochen auf dieses Angebot zurück. Man sollte den Familien auch Adressen von Selbsthilfegruppen nennen, z. B. „Verwaiste Eltern".

Es ist bekannt, wie wichtig die Eltern für die Genesung der Kinder sind, aber daß die Eltern selber auch eine Betreuung benötigen, das wurde erst in letzter Zeit mehr beachtet. Es hat sich in diesem Bereich bereits vieles gebessert. Allerdings kann lange nicht adäquat genug auf die Eltern eingegangen werden auf Grund von Zeitmangel und Personal, das in der Gesprächsführung nicht entsprechend geschult worden ist. Dies müßte in der Ausbildung, aber auch in den Weiter- und Fortbildungen noch stärker berücksichtigt werden.

Abkürzungen

ACC	Acetylcystein
ADH	antidiuretisches Hormon
AF	Atemfrequenz
AHV	Atemhubvolumen
AMV	Atemminutenvolumen
ANS	Atemnotsyndrom des Neugeborenen
ARDS	„adult respiratory distress syndrome"
art.	arteriell
AS	Aortenstenose
ASD	Atriumseptumdefekt/Vorhofseptumdefekt
ATP	Adenosintriphosphat
AV	atrioventrikulär
AZ	Allgemeinzustand
AZV	Atemzugvolumen
BB	Blutbild
BGA	Blutgasanalyse
bds.	beidseitig
BPD	bronchopulmonale Dysplasie
BE	„base excess"/Basenüberschuß
BK	Blasenkatheter
BTMG	Betäubungsmittelgesetz
BZ	Blutzucker
CAPD	kontinuierliche ambulante Peritonealdialyse
CBF	zerebraler Blutfluß
CCT	zerebrale Computertomographie
Charr	Charriere
CO_2	Kohlendioxid
CPAP	„continuous positive airway pressure"/kontinuierlicher positiver Atemwegsdruck
CPP	zerebraler Perfusionsdruck
CPR	kardiopulmonale Reanimation
CRP	C-reaktives Protein
D.a.B.	Ductus arteriosus Botalli
DHB	Dihydrobenzperidol
DIC	disseminierte intravasale Gerinnung/Verbrauchskoagulopathie

die	Tag
DNS	Desoxyribonukleinsäure (Träger der genetischen Information)
DT	Dauerinfusion
ECMO	extrakorporale Membranoxygenierung
ED	Einzeldosis
EEG	Elektroenzephalogramm
EKG	Elektrokardiogramm
Erw.	Erwachsener
ES	Extrasystole
exp.	exspiratorisch
EZR	Extrazellulärraum
FFP	„fresh frozen plasma"
FG	Frühgeborenes
FiO$_2$	O$_2$-Konzentration in der Einatemluft
F.o.	Foramen ovale
FQ	Frequenz
G	Gauge (Maßeinheit für Verweilkanülen)
GCS	Glasgow-Coma-Scale
ggf.	gegebenenfalls
h	Stunde
HA	Humanalbumin
HAES	Hydroxyethylstärke
Hb	Hämoglobin
HCO$_3$	Standardbikarbonat
HDM	Herzdruckmassage
HF	Herzfrequenz
HF-Beatmung	Hochfrequenzbeatmung
HFJV	„high frequency jet ventilation"
HF-Katheter	Hochfrequenzkatheter
HFO	„high frequency oscillation"/Oszillationsbeatmung
HIB	Hämophilus influenzae B
Hkt	Hämatokrit
HKU	Herzkatheteruntersuchung
HN	Harnstoff
HNO-...	Hals-Nasen-Ohren-...
H$_2$O$_2$	Wasserstoffperoxid
HUS	hämolytisch urämisches Syndrom
HWI	Harnwegsinfekt
HWS	Halswirbelsäule
HZV	Herzzeitvolumen/Herzminutenvolumen
IADH	inadäquate ADH-Sekretion
ICH	intrakranielle Hämorrhagien
ICP	intrakranieller Druck
ICR	Interkostalraum
ID	Innendurchmesser

IE	internationale Einheit
I:E	Verhältnis von Inspirations- zu Exspirationszeit
Ig	Immunglobuline
i.m.	intramuskulär
IMV	„intermittent mandatory ventilation"/intermittierende kontrollierte Beatmung
insp.	inspiratorisch
IPPB	„intermittent positiv pressure breathing"/intermittierende positive Druckbeatmung
ISTA	Aortenisthmusstenose
i.t.	intratracheal
i.v.	intravenös
IZR	Intrazellulärraum
J	Jahre
KG	Körpergewicht
KI	Kurzinfusion
KK	Kleinkind
KU	Kopfumfang
LA	linker Vorhof
LAP	linksatrialer Druck (Druck im linken Vorhof)
LP	Lumbalpunktion
MAD	mittlerer arterieller Druck
MedGV	Medizinische Geräteverordnung
met.	metabolisch
min	Minute
mind.	mindestens
MM	Muttermilch
MMC	Myelomeningozele
MOV	Multiorganversagen
MZ	Mahlzeiten
Na^+	Natrium
$NaHCO_3$	Natriumbikarbonat
NAK	Nabelarterienkatheter
NAW	Notarztwagen
NBP	„non blood pressure"/nichtblutiger Blutdruck
NEC	nekrotisierende Enterokolitis
NG	Neugeborenes
NMR	Kernspintomographie
NNR	Nebennierenrinde
NRR	Nasen-Rachen-Raum
NVK	Nabelvenenkatheter
NW	Nebenwirkung
O_2	Sauerstoff
OP	Operation
p	Druck
PA	Pulmonalarterie
PAP	Pulmonalarteriendruck

pCO$_2$	Kohlendioxidpartialdruck
PD	Peritonealdialyse
PDA	persistierender Ductus arteriosus
PEEP	positiver endexspiratorischer Atemwegsdruck
pO$_2$	Sauerstoffpartialdruck
PPHN	persistierende pulmonale Hypertension des Neugeborenen
PS	Pulmonalstenose
pSVT	paroxysmale supraventrikuläre Tachykardie
RDS	„respiratory distress syndrome"
resp.	respiratorisch
Rö	Röntgen
RR	Blutdruck
RTW	Rettungswagen
s	Sekunde
s.	siehe
SaO$_2$	arterielle O$_2$-Sättigung
SBH	Säure-Basen-Haushalt
Sgl.	Säugling
SHT	Schädel-Hirn-Trauma
SIDS	„sudden infant death syndrome", plötzlicher Kindstod
SIMV	synchronisiertes IMV
SK	Schulkind
s.l.	sublingual
SSW	Schwangerschaftswoche
SVT	supraventrikuläre Tachykardie
t	Zeit
tcpCO$_2$	transkutaner Kohlendioxidpartialdruck
tcpO$_2$	transkutaner Sauerstoffpartialdruck
TGA	Transposition der großen Gefäße
TOF	Fallot-Tetralogie
Tr.	Tropfen
TSH	„thyroid stimulating hormone"
V	Vena
VES	ventrikuläre Extrasystole
VSD	Ventrikelseptumdefekt
VW	Verbandwechsel
ZNS	zentrales Nervensystem
ZVD	zentraler Venendruck
ZVK	zentraler Venenkatheter

Medikamentenüberblick

Herz-Kreislauf-Medikamente

Adrenalin/z. B. *Suprarenin:* endogenes Katecholamin

Wirkung:
- vor allem β_1- u. β_2- und dann a-Stimulation = positiv-inotrop,
- positiv-chronotrop,
- Erhöhung des peripheren Widerstands mit Blutdruckerhöhung,
- Bronchodilatation.

Anwendungsgebiet:
- Kreislaufkollaps,
- Schockzustände,
- allergische Reaktionen.

Nebenwirkung:
- Tachyarrhythmien,
- paroxysmale Tachykardie,
- Extrasystolen,
- Anstieg des O_2-Bedarfs des Herzens,
- schwere Nierenfunktionsstörungen,
- bei Asthmatikern mit Sulfit-Überempfindlichkeit: Erbrechen und akuter Asthmaanfall.

Verabreichung:
- s.c. und i.m. unverdünnt,
- i.v. (intrakardial),
- endotracheal in Verdünnung 1:9 mit NaCl 0,9 %ig (2- bis 3fache Dosis),
- Dauerinfusion.

Atropin: Alkaloid; Parasympatholytikum

Wirkung:
- Hemmung des Parasympathikus = Verbesserung der AV-Überleitung mit HF-Anstieg,
- Hemmung der Sekretion des Magens und der Bauchspeicheldrüse.

Anwendungsgebiet:

▶ bradykarde Rhythmusstörungen,
▶ Spasmen und Koliken des Magen-Darm-Bereichs und der Gallen- und Harnwege,
▶ Antidot bei Vergiftungen mit bestimmten Insektiziden.

Nebenwirkung:

▶ Verminderung der Speichel-, Schweiß- und Magensaftsekretion und der Darm-motorik,
▶ Mydriasis,
▶ Blasenentleerungsstörungen → Harnwegsinfektionen.

Verabreichung:

▶ unverdünnt s.c. und i.v.,
▶ s.l.,
▶ verdünnt endotracheal (2- bis 3fache Dosis),
▶ *nicht* zusammen mit Adrenalin und Noradrenalin.

Digitalis: Digoxin/z. B. *Lanicor, Lenoxin; Herzglykosid*

Wirkung:

▶ Hemmung des Kalziumaustritts im Herzmuskel, so daß es vermehrt in den Zellen vorhanden und damit eine bessere Herzleistung möglich ist,
▶ Hemmung der ATPase für die Natrium-Kalium-Pumpe.

Anwendungsgebiet:

▶ fast alle Formen der Herzmuskelinsuffizienz,
▶ paroxysmale supraventrikuläre Tachykardien.

Nebenwirkung:

▶ Magen-Darm-Beschwerden,
▶ Extrasystolen,
▶ AV-Block 1.–3.Grades,
▶ Kammerflattern, Kammerflimmern, Dysrhythmien.

Gegenanzeigen:

▶ Hyperkalzämie,
▶ Hypokaliämie,
▶ WPW-Syndrom (Extraüberleitung).

Wechselwirkung:

▶ Verstärkung von Kalium- und Magnesium-Mangelzuständen bei gleichzeitiger Therapie mit Diuretika, Glukokortikoiden, Amphotericin B, Penicillin und Salicylaten,
▶ keine Kalzium-Gaben i.v. verabreichen,
▶ Anstieg des Digoxinspiegels durch Erythromycin.

Antidot: Digitalis-Antitoxin

Verabreichung:

▶ *Lanicor* i.v. nur vom Arzt,
▶ *Lenoxin* oral,
▶ Dosierungsschema: Sättigungdosis, Erhaltungsdosis.

Dobutamin/z. B. *Dobutrex:* synthetisches Katecholamin

Wirkung:
- fast selektive β_1-Stimulation am Herzen, positiv-inotrop = Herzkraftsteigerung mit Erhöhung des Herzzeitvolumens, keine Herzfrequenzsteigerung, (keine Mobilisation von körpereigenen Katecholaminen, keine Erhöhung des peripheren Widerstands und daher keine Blutdruckerhöhung).

Anwendungsgebiet:
- chronische Herzmuskelschwäche,
- eingeschränkte Herzleistung mit ausreichendem Blutdruck.

Gegenanzeigen:
- nicht bei mechanischer Behinderung der Füllung oder des Ausflusses der Herzkammer, z. B. Aortenstenose,
- Volumenmangelzustände.

Nebenwirkung:
- ventrikuläre Rhythmusstörungen,
- Desensibilisierung nach 2–3 Tagen.

Verabreichung:
- als Dauerinfusion in Glukose 5- oder 10 %ig,
  - Halbwertszeit 2–3 min,
  - Trockensubstanz in 50 ml Glukose 5- oder 10 %ig auflösen,
  - bis 24 h im Kühlschrank lagerbar, leichte rosa Färbung möglich.

Dopamin: köpereigenes Katecholamin

Wirkung:
- wirkt auf die Dopaminrezeptoren, bei höheren Dosen auf β_1- und α-Rezeptoren,
  - bis 5 μ/kg/min = Vasodilatation von Nieren-, Mesenterial- und Hirnarterien, mit Stimulation renaler Rezeptoren, Aldosteron fällt ab, es kommt zur vermehrten Natriumausscheidung,
  - bis 10 μ/kg/min = Vasodilatation der Koronararterien mit Noradrenalinfreisetzung, die Vorlast wird gesenkt oder bleibt gleich, periphere Gefäßkonstriktion mit Erhöhung vor allem des MAD, Erhöhung der Herzfrequenz.

Anwendungsgebiet:
- alle Schockzustände.

Nebenwirkung:
- ventrikuläre Tachyarrhythmien, ventrikuläre Extrasystolen,
- Senkung des pulmonalen Drucks bei PPHN,
- Hemmung der TSH- und Prolaktinfreisetzung (evtl. Gabe von T_3/T_4 oder L-Thyroxin),
- bei Bronchoasthmatikern mit Sulfit-Überempfindlichkeit: Übelkeit und akuter Asthmaanfall.

Verabreichung:
- als Dauerinfusion in Glukose 5 %ig oder NaCl 0,9 %ig,
- möglichst zentral,
- *nicht* mit alkalischen Lösungen, z. B. $NaHCO_3$ 8,4 %ig.

Lidocain/z. B. *Xylocain:*

Wirkung:
▶ Antiarrhythmikum durch Stabilisierung des Membranpotentials.

Anwendungsgebiet:
▶ ventrikuläre hämodynamisch wirksame Extrasystolen,
▶ ventrikuläre Tachykardie,
▶ Kammerflimmern nach Defibrillation.

Gegenanzeigen:
▶ Hypokaliämie,
▶ Herzinsuffizienz.

Nebenwirkung:
▶ Abfall des HZV, Blutdruckabfall,
▶ Abnahme des systemischen Widerstands,
▶ Atemdepression,
▶ Krampfanfälle, Parästhesien (Kribbeln), Psychosen.

Verabreichung:
▶ i.v. verdünnt mit Glukose 5 %ig,
▶ Dauerinfusion.

Tolazolin/z. B. *Priscol:* α-Rezeptorenblocker

Wirkung:
▶ Histaminfreisetzung,
▶ wirkt direkt vasodilatativ.

Anwendungsgebiet:
▶ PPHN.

Nebenwirkung:
▶ Blutdruckabfall,
▶ Hautflush,
▶ Magenblutung,
▶ Hirnblutung,
▶ Thrombozytopenie.

Verabreichung:
▶ i.v.-Einzelgabe als Testdosis verdünnt mit Glukose 5 %ig, bei positiver Wirkung Dauerinfusion über extra peripheren Zugang.

Verapamil/z. B. *Isoptin:* Kalziumantagonist

Wirkung:
▶ hemmt die Wirkung des Kalziums am Herzen und im Muskelgewebe der Blutgefäße → HF-Senkung.

Anwendungsgebiet:
▶ Sinus- und Vorhoftachykardien mit schneller AV-Überleitung, z. B. paroxysmale Tachykardie.

Nebenwirkung:
- Hypotonie,
- Sinusbradykardie,
- AV-Block und Asystolie,
- Atemstillstand.

Verabreichung:
- langsam i.v., eine Ampulle auf 10 ml mit NaCl 0,9 %ig verdünnen, fraktioniert dosieren,
- Vorgabe von Kalzium-Glukonat 10 % zur Vermeidung der Nebenwirkungen,
- *nicht* zusammen mit $NaHCO_3$ geben.

Respiratorisch wirksame Medikamente

Acetylcystein/z. B. *Fluimucil, Bromuc:* Mukolytikum

Wirkung:
- Spaltung der Moleküle, die im Schleim enthalten sind.

Anwendungsgebiet:
- Infektionen mit starker Schleimsekretion,
- Mukoviszidose,
- Antidot bei Paracetamol-Intoxikation.

Nebenwirkung:
- Bronchospasmus.

Verabreichung:
- oral als Granulat oder i.v.-Lösung oral (Verdünnung 1:9),
- zum rektalen Anspülen i.v.-Lösung (Verdünnung 2:8 mit Glukose 5 %ig) bei zähem Mekonium,
- endotracheal als i.v.-Lösung (Verdünnung 1:9 mit NaCl 0,9 %ig),
- i.v.,
- als Inhalation mit NaCl 0,9 %ig verdünnt.

Ipratropiumbromid/z. B. *Atrovent:* Atropinabkömmling

Wirkung:
- parasympathikolytisch,
- bronchodilatierend.

Anwendungsgebiet:
- obstruktive Bronchitis,
- Bronchospasmus,
- Asthma.

Nebenwirkung:
- Mundtrockenheit,
- Tachykardie.

Wechselwirkung:
- β-Adrenergika und Theophyllin verstärken die Wirkung.

Verabreichung:
- ▶ als Aerosolspray,
- ▶ als Tropfen mit NaCl 0,9 %ig verdünnt zum Inhalieren, häufig in Kombination z. B. mit *Sultanol*-Tropfen (Salbutamol).

Salbutamol/z. B. *Sultanol, Salbulair:* β-Sympathomimetikum

Wirkung:
- ▶ Bronchodilatation,
- ▶ Verbesserung der mukoziliären Clearance.

Anwendungsgebiet:
- ▶ Asthma und andere Bronchialerkrankungen.

Gegenanzeigen:
- ▶ Hyperthyreose,
- ▶ Tachykardie, Tachyarrhythmien.

Nebenwirkung:
- ▶ Hypokaliämie (Vorsicht bei Dauerbehandlung),
- ▶ Tachykardie.

Wechselwirkung:
- ▶ Theophyllin verstärkt die Bronchodilatation.

Verabreichung:
- ▶ z. B. *Salbulair* als Dauerinfusion mit Glukose 5 %ig oder NaCl 0,9 %ig,
- ▶ z. B. *Sultanol* zum Inhalieren mit NaCl 0,9 %ig.

Theophyllin/z. B. *Euphyllin, Solosin:* Methylxanthin (wie Coffein)

Wirkung:
- ▶ Auflösung von bronchialer Obstruktion und Spasmen,
- ▶ positiv-inotrope Wirkung,
- ▶ Förderung der Diurese und der zerebralen Durchblutung.

Anwendungsgebiet:
- ▶ bronchiale Obstruktion, Asthma, Bronchospasmus,
- ▶ zentrale Atemregulationsstörung,
- ▶ Rechtsherzüberlastung aufgrund pulmonaler Ursache.

Gegenanzeigen:
- ▶ Hypertonie,
- ▶ Tachykardie,
- ▶ Arrhythmien,
- ▶ Hyperthyreose.

Nebenwirkung:
- ▶ Tachykardie,
- ▶ Hypertonie,
- ▶ Arrhythmie,
- ▶ zentrale Erregung, Schlafstörung,
- ▶ Magenbeschwerden,
- ▶ senkt die Krampfschwelle.

Wechselwirkung:
▶ Wirkungsverstärkung durch Furosemid, koffeinhaltige Medikamenten und β_2-Adrenergika,
▶ schnellerer Abbau und verminderte Wirksamkeit bei Phenobarbital- und Phenytoin-Gaben,
▶ verzögerter Abbau bei Erythromycin, Cimetidin (z. B. *Tagamet*) und Gyrasehemmern und damit erhöhte Toxizität.
Verabreichung:
▶ i.v. (*cave*: nur sehr langsam),
▶ Dauerinfusion verdünnt mit Glukose 5%ig,
▶ s.l. unverdünnt.

Sedativa, Analgetika, Antikonvulsiva, Muskelrelaxanzien

Acetylsalicylsäure/z. B. *Aspirin, Aspisol:* Analgetikum

Wirkung:
▶ Hemmung der Synthese von Prostaglandinen,
▶ schmerzstillend, fiebersenkend, entzündungshemmend,
▶ Hemmung der Verklebung der Thrombozyten (Infarktvorbeugung).
Anwendungsgebiet:
▶ Fiebersenkung,
▶ Rheumabehandlung,
▶ Schmerzbehandlung,
▶ Prophylaxe bei thromboembolischen Erkrankungen im arteriellen Gefäßgebiet.
Nebenwirkung:
▶ Übelkeit, Brechreiz, Magenbluten, erosive Gastritis,
▶ Hepatopathie,
▶ bei Virusinfektionen (z. B. Windpocken) Gefahr des Reye-Syndroms (bei Intoxikation),
▶ erhöhte Blutungsneigung.
Verabreichung:
▶ oral als Tabletten,
▶ i.v. als Einzeldosis.

Chloralhydrat: Sedativum

Wirkung:
▶ sedierend, bei hoher Dosis hypnotisch.
Anwendungsgebiet:
▶ Sedierung,
▶ Erregungs- und Krampfzustände.

Nebenwirkung:
- ▶ bei Herzerkrankungen → Sensibilisierung gegenüber Katecholaminen, Extrasystolen,
- ▶ bei Lebererkrankungen = verzögerter Abbau.

Verabreichung:
- ▶ oral (schlecht schmeckend),
- ▶ rektal.

Clonazepam /z. B. *Rivotril:* Benzodiazepin

Wirkung:
- ▶ Dämpfung der Erregungsausbreitung in den Hirnzellen und Unterdrückung der Krampfbereitschaft.

Anwendungsgebiet:
- ▶ Status epilepticus, alle Epilepsieformen.

Nebenwirkung:
- ▶ Atemdepression,
- ▶ vermehrter Speichelfluß oder Bronchialhypersekretion (besonders bei Säuglingen),
- ▶ Reizbarkeit.

Verabreichung:
- ▶ 1 mg mit 1 ml Lösung kurz vor Injektion verdünnen, langsam i.v. als Einzeldosis oder Dauerinfusion,
- ▶ i.m. nur in Ausnahmefällen.

Diazepam/z. B. *Stesolid, Valium:* Benzodiazepin, Tranquilizer

Wirkung:
- ▶ angstlösende, antiaggressive und krampflösende Wirkung durch Wirkung auf das limbische System im Stammhirn,
- ▶ leichte Muskelschwäche durch Hemmung von Impulsen im Rückenmark,
- ▶ Dämpfung der vegetativen Zentren des Sympathikus.

Anwendungsgebiet:
- ▶ Prämedikation,
- ▶ epileptische Anfälle,
- ▶ Tetanus,
- ▶ Erregungs-, Angst- und Spannungszustände.

Nebenwirkung:
- ▶ Müdigkeit, Schläfrigkeit,
- ▶ Schwindelgefühl,
- ▶ Verwirrtheit,
- ▶ paradoxe Wirkung,
- ▶ Suchtgefahr.

Wechselwirkung:
- ▶ die Wirkung von Relaxanzien kann verstärkt werden,
- ▶ durch Cimetidin wird die Wirkung von Diazepam verstärkt.

Antidot: Flumazenil (*Anexate*)
Verabreichung:
▶ i.v. als Einzelgabe, i.m; oral eher selten.
▶ rektal.

Fentanyl: synthetisches Opiat (unterliegt dem Betäubungsmittelgesetz = BTMG)

Wirkung:
▶ hemmt die Schmerzempfindung in den subkortikalen Schmerzzentren (Thalamus, sensible Großhirnrinde),
▶ Wirkungsdauer: 0,5–1 h,
▶ 70mal stärker als Morphin.
Anwendungsgebiet:
▶ Prämedikation, Anästhesie, Neuroleptanalgesie (in Verbindung mit DHB) → Intubation und Beatmung erforderlich.
Nebenwirkung:
▶ Atemdepression,
▶ Singultus,
▶ Miosis,
▶ Bradykardie,
▶ Bronchospasmus,
▶ Miktionsstörungen, Obstipation,
▶ Suchtgefahr.
Antidot: Naloxon
Verabreichung:
▶ i.v. als Einzelgabe oder Dauerinfusion mit Glukose.

Methohexital/z. B. *Brevimytal:* Barbiturat

Wirkung:
▶ Senkung der Aktivität in der Formatio reticularis → Bewußtlosigkeit,
▶ geringe muskelerschlaffende Wirkung,
▶ Wirkungsdauer 2–3 min.
Anwendungsgebiet:
▶ Narkoseeinleitung, Kurznarkose bei wenig schmerzhaften Eingriffen.
Nebenwirkung:
▶ Hypotonie, peripherer Gefäßkollaps,
▶ Atemdepression,
▶ Bradykardie, Asystolie,
▶ Singultus, Krampfanfälle,
▶ Stimmritzenkrampf, Krampf der Bronchialmuskulatur (Vorsicht bei Asthmatikern und Patienten mit Herzinsuffizienz),
▶ Übelkeit, Erbrechen,
▶ Hauterscheinungen,
▶ Thrombophlebitis,
▶ Injektion ist schmerzhaft.

Wechselwirkung:
- ▶ mit Phenytoin, Antikoagulanzien, NNR-Hormonen (Cortisoleffekt wird herabgesetzt),
- ▶ Barbiturate beschleunigen den Metabolismus der Leber.

Verabreichung:
- ▶ i.v. als Einzeldosis, 1 Ampulle = 100 mg mit 10 ml Aqua auflösen (10 %ige Lösung),
- ▶ i.m. als 5 %ige Lösung,
- ▶ rektal,
- ▶ oral (eher selten).

Midazolam/z. B. *Dormicum:* Benzodiazepinderivat

Wirkung:
- ▶ sedierend, keine schmerzstillende Eigenschaft.

Anwendungsgebiet:
- ▶ Prämedikation, Sedierung.

Nebenwirkung:
- ▶ Atemdepression (selten),
- ▶ Muskelschmerzen, Kopfschmerzen,
- ▶ paradoxe Reaktionen – akute Erregungszustände, Wutanfälle,
- ▶ Frühgeborene → zerebrale Krampfanfälle.

Wechselwirkung:
- ▶ Wirkungsverstärkung bei Gabe von Ranitidin, Cimetidin, Erythromycin,
- ▶ verstärkte und verlängerte Wirkung bei Herzinsuffizienz, chronischem Nierenversagen und verminderter Leberdurchblutung,
- ▶ Muskelrelaxanzien werden verstärkt.

Antidot: Flumazenil (*Anexate*)

Verabreichung:
- ▶ i.v. – langsame Injektion, wiederholte Gaben niedrig dosieren,
- ▶ als Dauerinfusion mit NaCl 0,9 %ig oder Glukose 5 %ig (Mischung ist 24 h haltbar),
- ▶ i.m.,
- ▶ rektal,
- ▶ oral.

Morphin: Opiat (unterliegt BTMG)

Wirkung:
- ▶ am zentralen Nervensystem Hemmung der Schmerzempfindung im Bereich des Thalamus und des Stammhirns,
- ▶ antitussiv,
- ▶ Wirkungsdauer: 2–4 h.

Anwendungsgebiet:
- ▶ starke Schmerzen, Narkose; nicht bei Gallenkoliken, da Gallenabfluß gehemmt wird.

Nebenwirkung:
- ▶ Atemdepression,
- ▶ Miosis,
- ▶ Hypotonie,
- ▶ Übelkeit, Erbrechen,
- ▶ Bronchokonstriktion,
- ▶ Miktionsstörung, Obstipation, Magenentleerungsstörung,
- ▶ euphorisierend, Suchtgefahr.

Verabreichung:
- ▶ oral als Morphinsulfat,
- ▶ s.c., (i.m.) und langsam i.v.,
- ▶ rektal.

Pethidin/z. B. *Dolantin:* morphinartig wirkendes Analgetikum (unterliegt BTMG)

Wirkung:
- ▶ am zentralen Nervensystem,
- ▶ erhöht den Tonus der glatten Muskulatur,
- ▶ Wirkungsdauer: 2–4 h.

Anwendungsgebiet:
- ▶ Prämedikation, Unterstützung von Narkosen,
- ▶ postoperative Schmerzen.

Nebenwirkung:
- ▶ Atemdepression,
- ▶ Tachykardie,
- ▶ Hypotonie,
- ▶ Miosis,
- ▶ Suchtgefahr,
- ▶ Spasmen der glatten Muskulatur des Magen-Darm-Trakts und des Urogenital-bereichs,
- ▶ bei i.v.-Gabe: Schmerzen und Rötung des Venenverlaufs,
- ▶ *nicht* geben bei erhöhtem Hirndruck.

Antidot: Naloxon/z. B. *Narcanti*

Verabreichung:
- ▶ oral als Tropfen,
- ▶ i.m., s.c.,
- ▶ i.v. verdünnt mit Glukose 5 %ig oder NaCl 0,9 %ig, häufig in Kombination mit Promethazin (Dolantin-Atosil-Gemisch = 50 mg + 50 mg),
- ▶ rektal als Zäpfchen.

Phenobarbital/z. B. *Luminal:* Barbiturat.

Wirkung:
- ▶ Hemmung der Erregungsüberleitung an den Synapsen der Nervenendungen, an der Formatio reticularis und des Thalamus,
- ▶ Halbwertzeit: 2 Tage (altersabhängig).

Anwendungsgebiet:
- Schlaflosigkeit,
- Prämedikation,
- Anfallsleiden, Erregungszustände,
  nicht bei schweren Nieren- und Leberfunktionsstörungen, Myokardschäden.

Nebenwirkung:
- Hautreaktionen,
- paradoxe Reaktion,
- Abhängigkeit,
- bei Dauertherapie kann es zu einer vermehrten Aktivierung von Enzymen kommen, die den Abbau einiger Medikamente beschleunigen und damit zu einer Wirkungsverminderung führen (z. B. Antikoagulanzien, Antiepileptika),
- Glukokortikoidwirkung erniedrigt.

Verabreichung:
- oral,
- i.m., langsam i.v.

Phenytoin /z. B. *Phenhydan*: Antiepileptikum, Antiarrhytmikum

Wirkung:
- erhöht das Membranpotential der Nervenzellen und hemmt pathologische Erregungsabläufe im zentralen Nervensystem,
- am Herzen Stabilisierung des Ruhepotentials.

Anwendungsgebiet:
- digitalisintoxikationsbedingte ventrikuläre Extrasystolen,
- Arrhythmien,
- epileptische Anfälle, persistierende Krampfanfälle.

Gegenanzeigen:
- Leukopenie,
- AV-Block 2.–3.Grades,
- Leberzellschäden.

Nebenwirkung:
- Hypotonie,
- Asystolie,
- Atemdepression,
- Erbrechen,
- Tremor, Schwindel,
- Zahnfleischwucherungen,
- Beeinträchtigung blutbildender Zellen im Knochenmark.

Wechselwirkung:
- erhöhter Spiegel bei oralen Antikoagulanzien, Chloramphenicol, Cimetidin und Sulfonamiden,
- Wirkung von Glukokortikoiden wird vermindert.

Verabreichung:
- Infusionskonzentrat verdünnen mit Glukose 5 %ig, als Kurzinfusion oder Dauerinfusion,

▶ immer extra laufen lassen,
▶ 3-Wege-Hähne aus Kunststoff (z. B. Polycarbonat) können durch das Lösungs-
   mittel des Infusionskonzentrats angegriffen werden,
▶ Gabe unter EKG- und Blutdruckkontrolle.

Piritramid/z. B. *Dipidolor:* synthetisches Opiat (unterliegt BTMG)

Wirkung:
▶ am zentralen Nervensystem,
▶ Wirkungsdauer: 6–8 h.
Anwendungsgebiet:
▶ schwere und schwerste Schmerzzustände.
Nebenwirkung:
▶ Atemdepression,
▶ Miosis,
▶ Bradykardie,
▶ Hypotonie,
▶ Bronchospasmen,
▶ Miktionsbeschwerden, Obstipation,
▶ Suchtgefahr.
Antidot: Naloxon
Verabreichung:
▶ i.m., i.v. als Einzelgabe.

Promethazin/z. B. *Atosil:* Neuroleptikum

Wirkung:
▶ psychische, motorische und vegetative Wirkung,
▶ Hemmung des Antriebs und des Interesses,
▶ Müdigkeit und Ausgeglichenheit ohne Einschränkung des Bewußtseins.
Anwendungsgebiet:
▶ Prämedikation, postoperative Behandlung, Erregungs- und Unruhezustände,
▶ Einschlaf- und Durchschlafstörungen,
▶ (obstruktive Lungenerkrankungen).
Nebenwirkung:
▶ Hautreaktionen,
▶ paradoxe Reaktionen.
Verabreichung:
▶ oral als Tropfen,
▶ i.m., i.v. (verdünnt).

Thiopental/z. B. *Trapanal:* Barbiturat

Wirkung:
▶ hypnotisch,
▶ sedierend,

▶ antikonvulsiv,
▶ Wirkungsdauer: 5–15 min.

Anwendungsgebiet:
▶ Kurz- und Basisnarkose.

Nebenwirkung:
▶ Blutdrucksenkung (bei zu schneller Verabreichung),
▶ Broncho- oder Laryngospasmus,
▶ Hypoventilation mit Apnoen.

Gegenanzeigen:
▶ Schock,
▶ Status asthmaticus,
▶ obstruktive Atemwegserkrankungen,
▶ Hypovolämie.

Verabreichung:
▶ i.v.,
▶ rektal.

Vecuronium/z. B. *Norcuron:* nicht depolarisierendes Relaxans

Wirkung:
▶ Rezeptoren der Muskelendplatte werden blockiert, der nervale Impuls kann nicht auf den Muskel übertragen werden → Paralyse der quergestreiften Muskulatur,
▶ Wirkungsdauer: 20–30 min.

Anwendungsgebiet:
▶ Intubation, Narkose,
▶ Dauerrelaxierung bei bestimmten Krankheitsbildern (z. B. Zwerchfellhernie).

Nebenwirkung:
▶ Hypotonie,
▶ Atemdepression,
▶ intestinale Motilität vermindert.

Antidot: Neostigmin, z. B. *Mestinon*

Bradykardien können ausgelöst werden, daher vorher Atropin-Gabe.

Verabreichung:

> **Keine Relaxierung ohne Sedierung.**

▶ i.v. als Einzelgabe oder DT mit Glukose 5 %ig.

Antiinfektiöse Medikamente

Aminoglykoside: z. B. Tobramycin/*Gernebcin*, Amikacin/*Biklin*, Gentamicin/*Refobacin*

Wirkungsspektrum:
▶ E.-coli, Pseudomonas, Klebsiellen, Enterobacter, Staphylokokken.

Wirkung:
▶ gut wasserlöslich, dringen schlecht in die Zelle ein; bakterizid, in niedriger Dosis bakteriostatisch.

Nebenwirkung:
▶ ototoxisch (irreversibel), nephrotoxisch,
▶ Blockade neuromuskulärer Erregungsübertragung vor allem bei schneller Injektion,
▶ der Körper braucht bis zu 4 Wochen, um die Aminoglykoside auszuscheiden.

Gegenanzeigen:
▶ Asthmatiker mit Sulfit-Überempfindlichkeit.

Wechselwirkung:
▶ bei gleichzeitiger Gabe von schnell wirkenden Diuretika (Furosemid) wird das oto- und nephrotoxische Risiko verstärkt,
▶ die neuromuskulär blockierenden Eigenschaften von Muskelrelaxanzien werden verstärkt.

Verabreichung:
▶ i.m.,
▶ als KI über 20–60 min, verdünnt,
▶ Spiegel- und Kreatininkontrollen, Abnahme vom Bergspiegel 1 h nach Infusionsende, Talspiegel vor Infusionsbeginn,
▶ sind nicht im Magen-Darm-Trakt resorbierbar.

Antimykotika:

Zum Beispiel Amphotericin B, *Ambisome*, Flucytosin/*Ancotil*, Nystatin/*Candio Hermal-Suspension*.

Wirkungsspektrum:
▶ alle Hefe- und Schimmelpilze.

Wirkung:
▶ fungistatisch.

Nebenwirkung:
▶ nephrotoxisch,
▶ Anämie,
▶ Hypokaliämie,
▶ Magen-Darm-Störungen,
▶ Leberschäden,
▶ generalisierte Schmerzzustände,
▶ Thrombophlebitiden.

Wechselwirkung:
▶ bei gleichzeitiger Gabe von Furosemid und Aminoglykosiden wird die Wahrscheinlichkeit einer Nierenschädigung und eine Hypokaliämie erhöht.

Verabreichung:
▶ Nystatin oral oder lokal,
▶ Amphotericin B über extra Zugang:
  ▷ Ampulle + 10 ml Aqua, weitere Verdünnung mit Glukose 5 %ig; darf nicht in Kontakt mit NaCl kommen, sonst Ausfällung,
  ▷ Zugang auch nur mit Glukose 5 %ig vor- und nachspülen,
  ▷ Aufbewahrung der Stammlösung bis zu 1 Woche im Kühlschrank,
  ▷ Infusionsdauer: 2–6 h, alle 30 min Blutdruck-, Puls-, Temperatur- und Atemkontrollen bis 2–4 h nach Infusionsende,
▶ *Ancotil*: Lagerung der Lösung zwischen 18–25°C, bei Temperaturen darunter kommt es zur Ausfällung, eine Wiedererwärmung ist möglich, bei Temperaturen darüber wird *Ancotil* in ein Zytostatikum umgewandelt (nicht sichtbar):
  ▷ nach steriler Entnahme Aufbewahrung für 48 h möglich,
▶ *Ambisome*: Wirkstoff ist Amphotericin B in anderer Trägerlösung, dadurch bessere Verträglichkeit:
  ▷ Verabreichung mit Glukose 5 %ig (*kein NaCl!*) als KI über 1 h,
  ▷ wird in der eigenen Apotheke frisch zubereitet und geliefert, ist bei steriler Entnahme 72 h verwendbar.

Cephalosporine: z. B. Cefuroxin/*Zinacef*, Cefotaxim/*Claforan*, Cephaclor/*Panoralsaft*

Wirkungsspektrum:
▶ Streptokokken, Staphylokokken, Haemophilus, E.-coli, Klebsiellen, Proteus und Meningokokken,
▶ Laktamase bildende Keime können erfaßt werden.

Wirkung:
▶ bakterizid.

Nebenwirkung:
▶ evtl. Kreuzallergie mit Penicillinen,
▶ allergische Hautreaktionen,
▶ Magen-Darm-Beschwerden,
▶ Blutbildveränderungen,
▶ Leber- und Nierenfunktionsstörungen.

Wechselwirkung:
▶ Erhöhung der Nephrotoxizität durch Furosemid und Aminoglykoside.

Verabreichung:
▶ i.m.,
▶ langsam i.v. über 3–5 min oder als Kurzinfusion,
▶ oral.

Chloramphenicol: z. B. *Paraxin*

Wirkungsspektrum:
- ▶ nur anwenden wenn risikoärmere Antibiotika unwirksam sind,
- ▶ Typhus, Paratyphus, Salmonellen, Haemophilus, E.-coli, Klebsiellen, Meningokokken, Streptokokken, Chlamydien, Mykoplasmen, Anaerobier.

Wirkung:
- ▶ bakteriostatisch,
- ▶ durchdringt gut die Blut-Liquor-Schranke.

Nebenwirkung:
- ▶ Knochenmarksdepression mit Anämie und Agranulozytose auch Wochen bis Monate nach Absetzen,
- ▶ bei Neugeborenen das Grey-Syndrom = Graufärbung der Haut, Kreislaufkollaps, Hypothermie und Atemstörung durch ungenügende Entgiftung durch die noch unreife Leber,
- ▶ Magen-Darm-Beschwerden.

Wechselwirkung:
- ▶ Barbiturate führen zu einer Erniedrigung des Spiegels,
- ▶ Phenytoin und Paracetamol verlängern die Halbwertszeit.

Verabreichung:
- ▶ oral,
- ▶ i.v. als Kurzinfusion, verdünnt,
- ▶ regelmäßige Spiegel- und Blutbildkontrollen.

Makrolide: z. B. Erythromycin/*Monomycinsaft, Erythrocin*

Wirkungsspektrum:
- ▶ Staphylokokken, Streptokokken, Mykoplasmen, Haemophilus, Chlamydien, Bordetella pertussis, Legionellen,
- ▶ Alternative bei Penicillin-Allergien.

Wirkung:
- ▶ bakteriostatisch.

Nebenwirkung:
- ▶ Magen-Darm-Beschwerden,
- ▶ Hautreaktionen, Allergien.

Wechselwirkung:
- ▶ Theophyllin-Spiegel und Digoxin-Plasmaspiegel werden bei gleichzeitiger Gabe erhöht.

Verabreichung:
- ▶ oral,
- ▶ i.v.-Ampulle + 20 ml Aqua, weitere Verdünnung mit NaCl 0,9 %ig, über 1 h als Kurzinfusion allein laufen lassen,
  - ▶ Stammlösung ist 24 h haltbar.

Mitronidazol: z. B. *Clont*

Wirkungsspektrum:
▶ nur anwenden, wenn eine schwere Infektion vorliegt und andere Präparate wirkungslos sind,
▶ Anaerobier wie Bakteroide und Klostridien.

Wirkung:
▶ bakterizid.

Nebenwirkung:
▶ Blutbildungsstörung,
▶ Magen-Darm-Beschwerden,
▶ allergische Reaktionen,
▶ zentralnervöse Störungen.

Verabreichung:
▶ als Kurzinfusion über 1 h, bei kleinen Mengen verdünnt, Lösung nur 6 h haltbar,
▶ oral.

Penicilline: z. B. Ampicillin/*Binotal,* Azlocillin/*Securopen*, Flucloxacillin/*Staphylex,* Piperacillin/*Pipril*

Wirkungsspektrum:
▶ Staphylokokken, Streptokokken, E.-coli, Haemophilus, Pneumokokken (z. B. *Staphylex*).

Wirkung:
▶ bakterizide Wirkung, die Zellwände werden zerstört,
▶ sind gut wasserlöslich, gehen gut in den Extrazellulärraum, aber schlecht in den Liquor.

Nebenwirkung:
▶ Kreuzallergie mit Cephalosporinen,
▶ allergische Reaktionen,
▶ Magen-Darm-Beschwerden,
▶ Blutbildungsstörungen,
▶ Erhöhung der Leberwerte,
▶ Hauterscheinungen bis Lyell-Syndrom.

Verabreichung:
▶ oral,
▶ langsam i.v. als Einzeldosis.

Sulfonamide: TMP/SMZ (= Trimethoprim und Sulfamethoxazol, z. B. *Cotrim, Bactrim, Eusaprim, Supracombinsaft*)

Wirkungsspektrum:
▶ Pneumocystis carinii, Typhus und Paratyphus.

Wirkung:
▶ bakterizid, greift in den Folsäurehaushalt des Bakteriums ein.

Nebenwirkung:
- Allergien,
- Hauterscheinungen bis Lyell-Syndrom,
- Nieren und Leberfunktionsschäden,
- Magen-Darm-Beschwerden,
- Knochenmarksschäden,
- bei Dauerbehandlung Folsäuremangel.

Verabreichung:
- oral,
- als Kurzinfusion verdünnt über 30–60 min, darf nur allein laufen.

Virustatika: z.B. Aciclovir/*Zovirax*

Wirkungsspektrum:
- Herpes simplex Viren.

Wirkung:
- virustatisch, Hemmung der Synthese der Viren durch Einbau in die DNS.

Nebenwirkung:
- Magen-Darm-Beschwerden,
- Erhöhung der Leberwerte,
- Hauterscheinungen,
- Nierenfuktionsstörungen.

Verabreichung:
- als Kurzinfusion über 1 h mit NaCl 0,9 %ig verdünnt, muß allein laufen, Lösung 12 h aufbewahrbar,
- oral.

Diuretika

Furosemid/z.B. *Lasix:* Schleifendiuretikum

Wirkung:
- vermindert die Rückresorption von Natrium und Chlor, besonders in der Henle-Schleife; die Durchblutung der Niere wird um ca. 30 % gesteigert.

Anwendungsgebiet:
- Ödeme aufgrund von Herzinsuffizienz, Erkrankungen von Leber und Nieren,
- Hypertonie,
- Unterstützung der forcierten Diurese bei Vergiftungen,
- akutes Nierenversagen (nicht bei Schock und Versagen auf Grund veränderter Blutosmolarität).

Nebenwirkung:
- Elektrolytverschiebungen (Na, K, Ca),
- Magen-Darm-Beschwerden,
- allergische Reaktionen mit Hauterscheinungen,
- Hypotonie,
- Blutbildveränderungen.

Wechselwirkung:
▶ Verstärkung der Wirkung von Glykosiden bei Kaliummangel,
▶ Verstärkung der Wirkung von Theophyllin, Salicylaten und blutdrucksenkenden Medikamenten,
▶ Verstärkung der Oto- und Nephrotoxizität von entsprechend toxischen Medikamenten (z. B. Aminoglykoside).

Verabreichung:
▶ langsam i.v., evtl. als DT,
▶ i.m.,
▶ oral,
▶ bis zu 4mal/Tag geben.

Spironolacton/z. B. *Aldactone*

Wirkung:
▶ Aldosteron-Antagonist,
▶ kaliumsparendes Diuretikum.

Anwendungsgebiet:
▶ Unterstützung von Diuretika und Antihypertonika,
▶ primärer Hyperaldosteronismus, sekundärer Hyperaldosteronismus bei Leberzirrhose mit Aszitis,
▶ chronisch dekompensierende Herzerkrankungen,
▶ nephrotisches Syndrom.

Nebenwirkung:
▶ Magen-Darm-Beschwerden,
▶ Hautreaktionen,
▶ Hypotonie,
▶ Elektrolytstörungen mit Hyperkaliämie und Hyponatriämie.

Verabreichung:
▶ langsam i.v. nur mit NaCl 0,9 %ig oder Glukose (mit anderen Lösungen kann es zu Ausfällungen kommen),
▶ oral,
▶ Gabe einmal täglich (lange Halbwertzeit).

Übrige Arzneimittel

Glukokortikoide: Hydrocortison, Prednisolon/z. B. *Solu-Decortin H,* Dexamethason/z. B. *Fortecortin*

Wirkung:
▶ wie Nebennierenrindenhormon Kortison,
▶ Stabilisierung der Zellmembran, die zelleigenen Lysosomen werden vor Zerstörung geschützt, Entzündungsreaktionen und die bindegewebige Proliferation werden unterdrückt.

Anwendungsgebiet:
- anaphylaktischer Schock,
- Hirnödem,
- rheumatische Erkrankungen,
- schwere Dermatosen,
- akute sekundäre NNR-Insuffizienz,
- akute Bluterkrankungen,
- bronchopulmonale Dysplasie.

Nebenwirkung:
- bei Dauerbehandlung → Abwehrbereitschaft reduziert,
- Cushing-Syndrom: Hyperglykämien, Hypertonie, Ödeme durch Natrium-Retention, Stammfettsucht, Knochenentkalkung, Magenulzera, Wachstumsverzögerung, psychische Veränderung, Katarakt.

Verabreichung:
- oral,
- i.v.,
- Inhalation.

Hydergin: Mutterkornpräparat

Wirkung:
- Ökonomisierung des gestörten Stoffwechsels der Nervenzellen,
- Durchblutungssteigerung.

Anwendungsgebiet:
- zerebrovaskuläre Insuffizienz, Migräne und gefäßbedingte Kopfschmerzen (besonders bei Hypertonie),
- periphere Durchblutungsstörungen.

Nebenwirkung:
- Magen-Darm-Beschwerden,
- Hypotonie.

Wechselwirkung:
- Verstärkung von Antikoagulanzien.

Verabreichung:
- i.m., i.v. als Einzelgabe,
- bei lytischer Mischung: 2 ml *Hydergin* (0,6 mg) + 2 ml Pethidin/z. B. *Dolantin* (100 mg) + 2 ml Promethazin/z. B. *Atosil* (50 mg).

Kalzium-Glukonat

Wirkung:
- kapillarabdichtender Effekt,
- Antagonist zum kapillarerweiternden Histamin,
- Membranstabilisierung, z. B. an den Muskelendplatten, stark positiv inotrop.

Anwendungsgebiet:
▶ Hypokalzämie,
▶ Hyperkaliämie,
▶ Hypermagnesiämie,
▶ Intoxikation mit Kalzium-Antagonisten,
▶ akute allergische Reaktionen.
Nebenwirkung:
▶ bei zu schneller i.v.-Gabe: Übelkeit, Erbrechen, Hypotonie bis zu Herzrhythmusstörungen, Herzstillstand.
Wechselwirkung:
▶ Verstärkung von Herzglykosiden (Toxizität),
  ▶ bei Patienten, die Herzglykoside erhalten, ist die i.v.-Gabe kontraindiziert.
Verabreichung:
▶ langsam i.v.,
▶ oral,
▶ *nicht* gleichzeitig mit $NaHCO_3$.

Naloxon/z. B. *Narcanti* Neonatal: Morphinantagonist

Wirkung:
▶ völlige oder teilweise Aufhebung opioidinduzierter zentralnervöser Dämpfungszustände.
Anwendungsgebiet:
▶ Atemdepression des Neugeborenen durch Opioide wie natürliche oder synthetische Narkotika (z. B. Fentanyl),
▶ zur Diagnose bei Verdacht auf opioidbedingte Atemdepression.
Nebenwirkung:
▶ bei zu plötzlicher Antagonisierung opioidbedingter Dämpfung: Schwindel, Erbrechen, Schwitzen, Tachykardie, Hypertonie, Tremor, epileptische Anfälle,
▶ allergische Reaktionen wie Urtikaria, Rhinitis, Dyspnoe,
▶ Lungenödem.
Gegenanzeigen:
▶ Naloxon-Überempfindlichkeit,
▶ bei Neugeborenen von Müttern, die opioidabhängig sind, kann es bei plötzlicher oder vollständiger Antagonisierung der Opioid-Wirkung zu einem akuten Entzugssyndrom kommen.
Verabreichung:
▶ i.v., i.m., s.c. als Einzeldosis,
▶ bei unzureichender Wirkung Wiederholungsgabe nach 2–3 min,
▶ Wirkungsdauer von Naloxon kann kürzer sein als die der Opioide → cave: erneute Atemdepression.

Ranitidin/z. B. *Zantic:* H$_2$-Rezeptorenblocker

Wirkung:
▶ Histaminrezeptoren, die sich hauptsächlich in der Magenschleimhaut befinden und für die Säurebildung in den Belegzellen zuständig sind, werden blockiert.

Anwendungsgebiet:
▶ zur Verhütung und Behandlung von streßbedingten Schleimhautläsionen,
▶ Verhütung von Säureaspiration während der Narkosen,
▶ Refluxösophagitis.

Nebenwirkung:
▶ starke Kopfschmerzen, Übelkeit, Erbrechen und Hautausschläge,
▶ bei beatmeten Patienten häufig Pneumonien durch gramnegative Erreger.

Verabreichung:
▶ i.v. als Einzeldosis alle 6 h.

Vitamin K/z. B. *Konakion:* fettlösliches Vitamin

Wirkung:
▶ ist nötig für die Bildung der Gerinnungsfaktoren II, V, IX u. X.

Anwendungsgebiet:
▶ Vitamin-K-Mangelzustände,
▶ Prophylaxe von Hämorrhagien des Neugeborenen.

Nebenwirkung:
▶ bei i.v.-Gabe selten anaphylaktische Reaktionen.

Verabreichung:
▶ oral als Tropfen,
▶ s.c., i.v.

Abbildungsnachweis

Abb. 8 und 9 aus: Obladen M (1989) Neugeborenenintensivpflege, 4. Aufl. Springer, Berlin Heidelberg New York Tokyo

Abb. 12, 18 und 19 aus: Dorsch, A.: Pädiatrische Notfallsituationen. MMV, Medizin Verlag München, 1991

Abb. 13 aus: Schumpelck, V.; Bleese; N. Mommsen, U.: Chirurgie. Ferdinand Enke Verlag, Stuttgart 1986

Abb. 16, 25 und 26 aus: Larsen, R.: Anästhesie und Intensivmedizin für Schwestern und Pfleger. 3. Auflage; Springer Verlag, Heidelberg 1992.

Literatur

Borst RH (1985) Anästhesie und Intensivmedizin, Teil 2, 4. Aufl. Fresenius Stiftung

Dorsch A (1991) Pädiatrische Notfallsituationen. MMV, Medizin Verlag, München

Hossli G; Baumann P; Frey P; Jenny R (1984) Grundlagen 2 der Intensivbehandlung. Huber, München

Illing S; Spranger S (1995) Klinikleitfaden Pädiatrie, 3. erw. Auflage. Jungjohann, Neckarsulm

Intensiv (1993) Heft 1. Thieme, Stuttgart

Kinderkrankenschwester: Heft 4 und 11/1992; Heft 6/1993; Heft 12/1994; Heft 1, 3, 4/1995; Heft 6/1996. Schmidt-Römhild Verlag, Lübeck

Kretz F-J; Kretz A; Schroedl P (1982) Medikamentöse Therapie. Thieme, Stuttgart

Larsen R (1994) Anästhesie und Intensivmedizin für Schwestern und Pfleger. 4. Aufl. Springer, Berlin Heidelberg New York Tokyo

Lawin P (1989) Praxis der Intensivbehandlung, 5. Aufl. Thieme, Stuttgart

Lewin M (1994) Herzfehler bei Kindern. Spektrum, Akademischer Verlag, Heidelberg

Lotz P; Siegel E; Spilker D (1984) Grundbegriffe der Beatmung. GIT, Darmstadt

Niemer M; Nemes C (1979) Datenbuch Intensivmedizin, 1. Aufl. Gustav Fischer, Stuttgart

Obladen M (1995) Neugeborenenintensivpflege, 5. Aufl. Springer, Berlin Heidelberg New York Tokyo

Rickham P; Soper R; Stauffer U (1983) Kinderchirurgie, 2.Aufl. Thieme, Stuttgart

Schranz D (1990) Pädiatrische Intensivtherapie, 1. Aufl. Gustav Fischer, Stuttgart

Seefeld H von; Wolff F (1987) Das Atemnotsyndrom des Neugeborenen. pmi-Verlag, Frankfurt am Main

Sefrin P; Blumenberg D (1988) Kompendium der Intensivmedizin, 2. Aufl. Zuckschwerdt, Germering

Stopfkuchen H (1991) Pädiatrische Intensivpflege, 1. Aufl. Wissenschaftliche Verlagsgesellschaft, Stuttgart

Tammeling G; Quanjer P (1980) Physiologie der Atmung I. Dr. Karl Thomae GmbH

Thomas J (1992) Probleme der Beatmung auf Intensivstationen, 1. Aufl. pmi Verlag, Frankfurt am Main

Weber W; Hell D (1991) Praxisanleitung, Intensivmedizin für Schwestern und Pfleger, 2. Aufl. Weber, Augsburg

Sachverzeichnis

Springer
und
Umwelt

Als internationaler wissenschaftlicher
Verlag sind wir uns unserer besonderen
Verpflichtung der Umwelt gegenüber
bewußt und beziehen umweltorientierte
Grundsätze in Unternehmens-
entscheidungen mit ein. Von unseren
Geschäftspartnern (Druckereien,
Papierfabriken, Verpackungsherstellern
usw.) verlangen wir, daß sie sowohl
beim Herstellungsprozess selbst als
auch beim Einsatz der zur Verwendung
kommenden Materialien ökologische
Gesichtspunkte berücksichtigen.
Das für dieses Buch verwendete Papier
ist aus chlorfrei bzw. chlorarm
hergestelltem Zellstoff gefertigt und im
pH-Wert neutral.

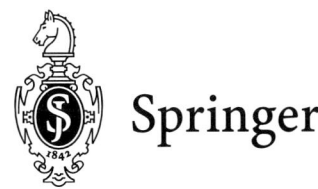